FASCIA

What it is and why it matters

David Lesondak BCSI

피츠버그 대학 의료센터(UPMC) 가정의학 및 지역사회의학에 대한 건강 관련 부서의 일원으로 구조통합 치료, 내장기 도수치료, 근막스트레치 및 근막 관련 도수치료를 피츠버그 대학 의료센터에서 통합의료를 위해 적용하고 있습니다.

Forewords

Thomas W Myers LMT, BCSI

Director, Anatomy Trains
Walpole, ME

Robert Schleip MA, PhD

Director, Fascia Research Project
Neurosurgical Clinic Guenzburg
Ulm University, Germany
Research Director, European Rolfing Association e.V.
Munich, Germany
Visiting Professor(IUCS Barcelo)

Afterword

Thomas W Findley MD, PhD

Associate II Member, Cancer Institute of New Jersey
Professor, Physical Medicine
New Jersey Medical School
Rutgers, the State University of New Jersey
Newark, NJ

'나는 근막과 같은 복잡한 주제에 필요한 사실과 이론을 처음으로 관련시켜서 이야기하는 데이비드의 방식을 좋아합니다. 게다가 그는 지루하지 않으면서 참신한 상태에 당신이 놓여질 수 있도록 만드는 방식으로 광범위하지만 필수적인 내용들을 다루고 있습니다. 거기에서 그는 근막에 대해 숙련된 임상가로서, 근막에 대한 전문 촬영가로서, 진정으로 사려 깊은 감정을 가진 사람으로서, 글을 쓰는 것에 깊이 관심을 갖는 사람으로서의 독특한 경험과 관점들을 엮어 나갑니다. 나는 이러한 부분을 기쁘게 즐겼고 당신도 그럴 것입니다.'

Chris Frederick, PT, Co-Director Stretch to Win Institute, Creators of Fascial Stretch Therapy™ www.StretchToWin.com

'나는 지금까지 나의 고객과 학생들을 위해 많은 근막 책의 챕터들을 번역해야 했습니다. 이 복잡한 주제를 단순화시키면서도 가장 재밌는 방식으로 풀어준 데이비드에게 감사드립니다. 근막의 핵심에 대해선 이 책이 가장 최고입니다.'

PJ O'Clair, Master Instructor Trainer at Merrithew, Senior Master Instructor TRXTM, Owner of ClubXcel and Northeast Pilates

'데이비드는 기적을 만들었습니다! 그는 정말 흥미진진한 근막에 관한 책을 썼습니다. 이 재미있고 교육적인 책은 당신의 신체와 삶에서 근막에 대한 의미를 조명합니다. 데이비드는 움직임에 대한 교육 전문가, 임상의사, 도수치료사 그리고 해부학자의 상상력을 사로잡을 수 있는 로큰롤적 감성으로 과학적인 돌파구를 솜씨 좋게 다룹니다.'

Jill Miller, author of 'The Roll Model, A Step by Step Guide to Erase Pain, Improve Mobility and Live Better in your Body'

'근막의 임상적 중요성과 복잡한 기능에 대해 충분한 이해를 할 수 있도록 세밀하게 쓰여진 이 중요한 책은 근막에 대한 잘못된 이해를 없애 주고 명확성을 제공합니다.'

Leon Chaitow ND DO, Honorary Fellow, University of Westminster, London, Editor-in-Chief, Journal of Bodywork & Movement Therapies

'나는 레손닥의 글쓰는 스타일이 매우 풍부하고, 통찰력이 있으며, 매력적이라는 것을 느꼈습니다. 나는 모든 근막 도서관이 그의 책을 소장하고 있어야 한다고 높이 권장합니다.'

Eric Franklin www.franklinmethod.com

'이 책은 근막 운동을 더 많이 이해하기를 원하는 모든 사람들에게 훌륭한 로드맵이 될 것입니다.'

Prof. Dr. Andry Vleeming, Program Chairman, World Congress Lumbopelvic Pain, Medical Osteopathic College of the University of New England, Maine USA, Department of Rehabilitation Sciences and Physiotherapy, Faculty of Medicine and Health Sciences, Ghent University

근막의 구조와 기능에 대한
최고의 지침서!

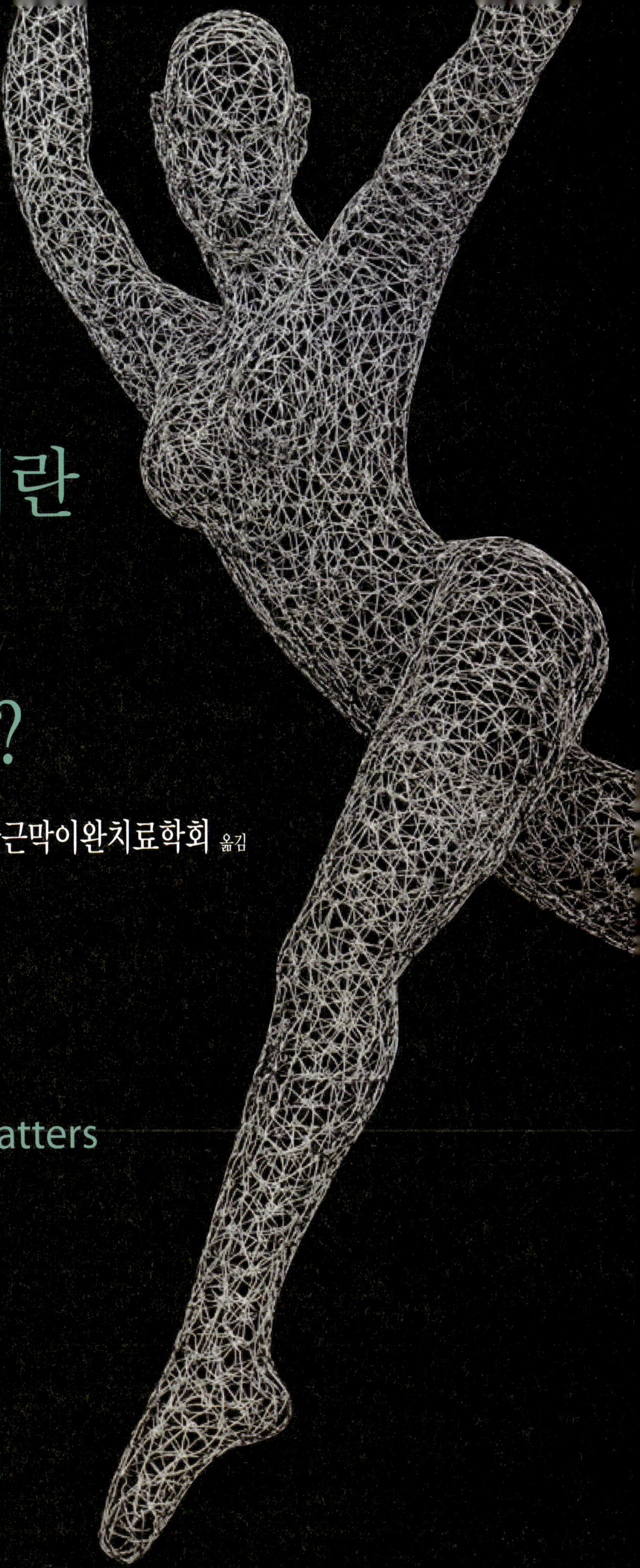

근막이란 무엇이며? 왜 중요한가?

한국근막이완치료학회 옮김

David Lesondak

FASCIA
What it is and why it matters

Forewords
Thomas W Myers
Robert Schleip

Afterword
Thomas W Findley

영 문 출 판 사

■ 역자대표

최종원
한국근막이완치료학회 MFR KOREA 학회장
한국 MFR KOREA Instructor
미국 John F. Barnes 학회 MFR Therapist
독일 DGMR 학회 MFR Therapist
영국 MFR UK 학회 MFR Therapist
이탈리아 Fascial Manipulation® Level 1, 2, 3 Therapist

■ 역자

김희남
한국 MFR KOREA Instructor
독일 DGMR 학회 MFR Therapist
영국 MFR UK 학회 MFR Therapist
이탈리아 Fascial Manipulation® Level 1, 2, 3 Therapist

양진성
한국 MFR KOREA Instructor
독일 DGMR 학회 MFR Therapist
영국 MFR UK 학회 MFR Therapist

근막이란 무엇이며? 왜 중요한가?
2019년 5월 24일 초판인쇄
2019년 5월 31일 초판발행

지은이 : David Lesondak
옮긴이 : 한국근막이완치료학회
발행인 : 박 병 조
발행처 : 도서출판 영문출판사
등 록 : 1987년 12월21일 제2-419호
주 소 : 서울시 강남구 삼성동 69-1
전 화 : (02) 514-5590, 776-5590
팩 스 : (02) 756-8943
홈페이지 : www.ymsbook.net
E-mail : yeongmunsa@empal.com
정 가 : 20,000원
ISBN 978-89-7224-460-8 93510

※ 파본은 교환해 드립니다.

목차
CONTENTS

목차

CONTENTS

머리말
FOREWORD

나는 1970년에 저명한 미디어 전문가인 마르쉘 맥루한(Marshall McLuhan)의 아들인 에릭 맥루한(Eric McLuhan)에게 속독법(지금까지도 감사하게 생각하는 재능이다)을 배웠다. 그는 수업을 시작하기 전 첫 질문으로 '당신은 45분 만에 한권의 책을 읽고 요약하는 것이 좋은가? 아니면 45분 동안 그 책을 쓴 작가와 대화를 하는 것이 더 좋은가?'라는 질문을 했다. 그 질문에 대다수가 '작가와의 대화' 라고 대답했다.

나는 개인적으로 데이비드 레손닥(David Lesondak)이 좌담의 명인이라 확신한다. 이 책은 마치 그와 이야기를 하고 있는 것 같이 쓰였다. 그의 기발한 문체와 유머가 빛나고, 폭넓고 다양한 관심사가 도처에 담겨있다. 데이비드는 논점의 가치를 낮추거나, 과학적인 명확성을 흐리지 않고 복잡한 내용을 이해하기 쉬운 용어를 사용하여 설명했다.

당신은 이 책을 통해 마음에 꼭 드는 맛과 영양가를 가진 아주 훌륭한 식사와 간식 모두를 즐기는 것 같은 느낌을 받을 수 있으며, 근막에 있어 과학적 최신정보라는 신선함 또한 얻을 수 있을 것이다.

학생, 동료, 선생님으로서 데이비드를 10년 이상 알게 되어 기쁘며, 이 책은 정확하게 그의 헌신과 폭넓은 시야, 그리고 인간의 신체 구조에 대한 그의 절대적이고 전형적인 열정의 표현이다.

Tom Myers
Clarks Cove, Maine
June 2017

머리말
FOREWORD

2010년 첫 근막 하계강좌 내용을 녹화하는 작업을 위해 데이비드를 초대했을 때였다. 나는 별 생각없이 있었지만, 내 생각에 그는 그렇지 않았다.

우리는 전에 수년 동안 마주쳤다, 내가 중요한 컨퍼런스에 참석했을 때 마다 데이비드는 7년 동안 줄 곧 그곳에 있었다. 그는 카메라 뒤에서, 강의내용을 최대한 명확하고 꼼꼼하게 편집하기 위해 모든 순간을 카메라에 담고 있었다.

나는 그 카메라 뒤에 우리가 공유해 온 많은 대화나 교육 내용들이 담긴 이론과 개념들을 아주 독특한 방식으로 수집하는 예리한 사람이 있다는 것을 깨닫게 되었다. 이것은 많은 강연의 주요 발표자들의 인터뷰와 실질적인 과학적 토론들 속에서 그가 적극적으로 얻은 수 많은 지식적인 질문들을 통해 매우 분명해졌다.

사실 나는 데이비드의 근막 연구 분야에 대한 개인적인 지식과 개념에 깊은 인상을 받아 그에게 울름 대학에서 2년에 한번씩 열리는 근막 하계 연구 강좌에서 강의할 기회를 주었다. 하지만 그는 강의에서 내가 기대한 것 이상의 탁월함과 지배력을 보여 나를 감동시켰다.

그래서, 나는 그가 이 책을 통해 당신을 놀라게 할 것이라고 생각한다. 당신이 이 놀라운 근막세계의 새로움을 좋아하거나 나처럼 오래된 것을 좋아하든 간에, 당신이 기억하기 쉽게 이해를 돕는 개념과, 사진들 그리고 군더더기 없는 과학을 보게 될 것이다. 동시에, 이 책은 당신이 근막을 치료하게 될때 귀중한 참고서가 될 것이다.

이 책은 정말이지 걸작이다. 임상가로서의 관점 뿐만 아니라 일반인의 관점에서도 독자들을 '근막 세상' 속으로 재미있는 여행을 선사한다. 나는 나중에 데이비드에게 우아하고 인상적인 삽화, 그리고 창의적인 개념과 비유를 나의 강의와 글에 사용할 수 있게 허락해 달라고 꼭 부탁할 것이다. 우리는 또한 데이비드가 더 이상 국제 행사에서 단지 '카메라 뒤'에 있을 것이 아니라 청중들 앞에 서 있게 할 것이다. 그가 정말 우리에게 나눠야 하는 것들을 놓치기엔 너무 아깝다.

아마도 내가 연구자로서의 인생을 살아가고 있기 때문인지는 몰라도, 내가 좋아하는 것 중 하나는 임상가가 '치료의 세계'에서 '과학의 세계'로 전환하는 것을 보는 것이다. 처음 데이비드를 만났을 때, 나는 그가 그런 임상가 중에 한명이라고 생각했다. 하지만 10년 후에 이런 책을 읽게 되리라고는 전혀 예상하지 못 했다.

앞으로 그가 다음 10년 동안 무엇을 할 것인지 보고 싶어 견딜 수가 없다.

나는 그것을 보기 위해 제일 앞에 줄을 설 것이다.

Robert Schleip

Munich, Germany

June 2017

서문
PREFACE

얼마나 많은 사람들이 스스로에게 내기하듯 '나는 언젠가 책을 써야 한다'는 생각을 할까?

실제로 내가 책을 썼다는 것에 대해 많은 사람들이 아주 큰 성취라고 말하지만 나는 솔직히 말해 큰 성취라는 느낌이 들지 않는다.

책을 쓴다는 것은 아주 큰 즐거움이었다. 물론, 어떤 순간에는 내 머리속에 있는 것 보다 말하고 싶은 내용이 더 많다고 느껴졌던 순간들도 있었다. 하지만 그러한 순간에도 나는 내 머리에서 손으로 글을 써 내려 가야 했다. 글을 쓰는 것은 기계적인 과정이고 머리에서는 사고의 과정이 필요하다. 이것은 마치 근막처럼 동시에 그리고 함께 이뤄진다.

그래서 나는 이 책을 통해 특별한 한가지를 돌아보고, 비난하고 싶은 세 사람을 생각해 본다.

그럼 그 특별한 한가지는 무엇인가? 나는 그 곳에 있었다.

만성적인 고통에서 벗어나기 위해 나를 관리자, 안내자로 믿고 따라와준 나의 환자들을 위해 더 신뢰할 만한 결과들을 찾으려는 욕구가 나를 근막의 세계로 이끌었다. – 그리고 그 세계는 내면에 존재하는 우주 전체로 드러났다.

나는 운 좋게도 타당하고 임상적인 결과로 창조되고 확고해지는 과학이 있는 곳에 있었다. 우리 모두는 연구원과 임상가들로서 첫 단계를 밟고 있었고, 단지 머리를 수면 위로 내 놓고 있었을 뿐이었지만 너무나도 기분이 좋았다. 정말이지 그랬다.

때때로 그 과학은 감질나는 답을 제시했고, 종종 우리를 더 애태우게 하는 많은 연관성 있는 질문들을 쏟아 냈다. 하지만, 대체로, 우리는 무언가를 하고 있다는 생각과 특별하다는 생각에 들떠 있었다. 물과 물고기, 공기와 포유류의 관계처럼 간과될 만큼 너무나 흔하고 당연하지만 특별한 것. 그것은 근막(결합조직)이다.

2007년부터 나는 여러 컨퍼런스를 상세히 기록해 왔고, 영상을 편집하고, 기술을 탐구하고, 잠재적인 과학의 임상 응용 분야에서 벗어나 환자들의 개선과 치료의 속도 향상을 위한 새로운 접근 방식을 만들어 냈다.

나는 이 책을 통해 당신을 내가 있던 그곳으로 데려올 수 있어 정말로 기쁘다.

이제 비난하고 싶은 것이 있다.

내가 5학년 때 인간은 단지 두뇌의 10퍼센트만 사용한다고 말해준 과학 선생님을 비난하고 싶다. 이 사실은 그때 당시 내게 전혀 이치에 맞지 않았고, 나는 그 순간에 내 두뇌를 10퍼센트 이상 사용하기로 결심했다. 내 두뇌의 가능한 한 많은 부분을 사용하겠다고 말이다.
(더 많은 내용은 5장에서 볼 수 있다.)

다음으로 2학년 때 나의 재단사를 비난하고 싶다. 첫 성찬식이었고 나는 이 특별한 날을 위해 바지단을 맞추고 있었다. 재단사가 치수를 재기 위해 내 허리를 잡고서는 내 두다리의 길이가 서로 다르다고 말했다. 이 말이 나를 아주 혼란스럽게 했는데, 그는 "걱정마."하며, "다들 그래, 그게 정상이야." 라고 무심하게 말했다.

재단사의 말을 나는 또 이해할 수가 없었다. 그리고 그 사실은 나를 불안하게 했다. 어떻게 그게 정상이지? 그 의문에 대한 나의 해답은 1장, 2장, 3장, 7장에 나누어져 있다.

그리고 마지막으로 우리 부모님을 비난하려고 한다. 그건 늘 우리가 하는 일이니까.

나의 아버지는 피츠버그에 있는 제철소에서 일하셨다. 아버지는 리벳공이었고 아주 힘든 일을 매우 열심히 했다. 그리고 종종 제 시간에 일을 끝내기 위해 양손에 리벳 건을 들고 다녔다. 아버지는 본인이 조립한 다리들을 자랑스러워 했고, 일요일이면 드라이브를 하며 자기가 만든 다리들이 있는 곳으로 자주 나를 데려 갔다. 그는 또한 마권업자였다.

나는 아버지가 제철소에서 힘든 하루를 보내고 돌아오면 어머니가 알콜 솜으로 아버지의 등에서 모래와 먼지를 두드리며 닦는 것을 보곤 했다. 어머니는 또한 가끔 아버지의 신경계에 다른 종류의 자극을 주고 조직을 마사지해 주었다.그러한 것들이 아버지를 기분 좋게 만들었고, 나는 터치가 행복과 연관이 있다고 생각하기 시작했다.

어머니는 내가 잠을 못 자고 있을 때면, 알콜 솜 없이 아버지의 등에 했던 것처럼 나를 가볍게 토닥거려 주었다. 어머니는 자신이 어릴 때 노래를 듣던 것처럼 내게 자주 불러 주곤 했는데, 대부분 이 노래를 불러 주었다.

'오~ 발 뼈는 발목 뼈와 연결되어 있습니다'
발목 뼈는 다리 뼈와 연결되어 있어요~
다리 뼈는 대퇴 뼈와 연결되어 있고
대퇴 뼈는 엉덩이 뼈와 연결되어 있어요.'

내 몸 전체를 따라 올라가며 노래를 부르곤 했다. 나는 그 노래가 한번도 지루하지 않았고, 지금 돌아보면 내가 그 노래를 너무 좋아했기 때문에 가끔씩 잠을 못 자는 척을 한 것이 아닐까 하는 생각이 든다.

그래서 나는 어릴 적 부터 이 모든 것이 연관되어 있다는 것을 깨달았다. 그리고 지금, 더 나이가 들어, 여러분에게 이 모든 것이 어떻게 연관되어 있는지 보여주려고 한다.

우리의 여행은 다음 페이지에서 시작된다…

David Lesondak
Pittsburgh, PA, USA
March, 2007

역자 서문

TRANSLATOR PREFACE

근막에 대한 관점은 단순히 전통적으로 인체를 이해하려던 기존의 틀을 벗어나 새로운 관점을 제시하는 수준에 머무는 것이 아니라, 이제 인체의 시스템 전반을 설명하고 연결 지으며, 서로 나누어져서 설명되어졌던 개념들을 하나로 합치는 수준에 있다고 해도 과언이 아닐 것입니다. 그런 의미에서 이 책은 근막을 공부하고자 하는 사람들에게 정말 선물과도 같은 책이라고 할 수 있습니다. 이책의 첫 페이지에서 근막에 대한 기초적인 개념과 누구나 공통적으로 궁금해할 수 있는 부분에 질문을 던지는 것을 시작으로 이 책의 거의 후반부에 도달할 때 쯤엔 어느새 근막에 대한, 인체의 위대한 생체 메커니즘에 대한 근본적인 지식을 충분히 얻게 된 자신을 발견할 것입니다.

근막 시스템을 이해하기 위한 방대한 분량의 의학적, 생리학적 지식을 너무나 쉽게 풀어 쓴 이 책은 신체를 치료하는 사람들에게는 통증과 관절문제를 치료하기 위해 무엇에 초점을 맞추어야 하는지, 신체의 움직임을 회복시키고자 하는 사람들에게는 무엇을 관련지어야 하는지에 대해 폭넓은 사고를 제공할 것입니다.

이 책이 번역되기까지 수많은 작업들이 수월히 진행될 수 있도록 아낌없이 도와주신 영문출판사 박병조 대표님과 직원분들에게 감사를 드립니다.

또한 이 책의 내용이 독자들에게 더 쉽게 전달될 수 있도록 수많은 교정작업의 힘든 수고로움에도 애써주신 한국근막이완치료학회 강사분들에게 감사드립니다.

한국근막이완치료학회장

최 종 원

감사의 글

ACKNOWLEDGEMENTS

Jean-Claude Guimberteau는 책을 쓴다는 것은 항상 '나의 경험과 그 경험을 다른 이들과 나누고 싶은 욕구의 성취' 라며, 개인적인 모험이라고 내게 말했다. 진심으로, 당신의 넓은 아량에 감사드립니다.

더욱 확실한 것은 어떠한 경험이나 모험도 나를 도와준 놀라운 사람들이 없었다면 일어나지 않았을 거라는 것입니다.

우선 저에게 치료받는 모든 사람들, 환자분들, 그리고 의뢰인들에게 감사드립니다.

그들의 몸에 무슨 일이 일어나고 있는지를 이해하고 싶어 하는 욕구가 나에게 더 깊은 통찰력에 대한 호기심을 불러 일으켰습니다. 가르치는 것이 나의 특권이었던 모든 학생들에게도 마찬가지입니다. 학생들의 질문에 자극을 받고 나는 좀 더 명확하게 이해를 해야만 했습니다.

나의 첫번째 바디워크의 선생님인 Kerma Stanton, Earl Timberlake에게 감사드리며, 나와 함께 공부해 온 모든 훌륭한 요가 선생님들('Black Belt' Kate(in 1985), Joyce Tillotson, Donna Dyer, Kim Phillips, Monique Richards, Max Strom, and Kendell Romanelli)께도 감사드립니다. 당신들은 나의 몸에 도움이 되어 주었고 내게 당신들이 아는 것보다 더 많은 걸 주었습니다.

학교를 꾸준히 다닐 수 있게 격려해주고 시체해부교육에 좋은 동료가 되어준 Brenda Weisner에게 감사하며 훌륭한 공부 친구가 되어준 Philp Newstead에게 감사합니다. Kana Moll에게도 감사해요(헤이! 오디완!)이라는 별명은 그녀의 우아함과 놀라운 말투 때문이죠.

나에게 처음으로 일을 준 Gary Vlachos에게 감사합니다, 나의 연구를 위해 많은 사람들에게 언급해주고 나를 진심 어리게 대해 준 Betty Kargocos 감사합니다(그리고 나에게 Anatomy Trains! 카피를 주셨죠). Phil Harris가 여러 해 동안 공범이 되어준 것과 정말 좋고 너그러운 친구가 되어 준 것에 대해 진심으로 감사하며, 또 감사합니다.

신사이자 학자이며 나의 수석 선생님인 Richard Finn – 저를 받아주시고 정기적으로 해부학 용어를 말할 수 있는 기회를 주셔서 감사합니다. 당신의 친절함으로 인해 나의 말은 유창해졌습니다. 그리고 항상 번뜩이게 성가진 질문들로 나를 항상 웃게 만드는 Carol Finn, 사랑합니다.

항상 나를 지지해 준 Simone Lindner와 공간을 만들어 준 Carrie Gayno에게는 많은 사랑과 감사를 표합니다. 여러 위험한 순간에도 사다리와 카메라를 잡아주고 훌륭한 비디오 조수가 되어 준 Jenny Otto 고맙습니다.

통합의학센터인 UPMC의 놀라운 팀에게 찬사를 보냅니다. 제가 팀의 일원이 된 것은 영광입니다. 모든 지원, 특히 제가 이 글을 쓰고 있을 때인 2016년에 마치 나에게는 집처럼 느껴지게 통합 의학의 넓은 세계로 문을 열어 주신 것에 대해 감사드립니다. 아울러 Bern Bernacke 박사님의 모든 멘토링에 감사드립니다. 박사님의 가이드와 주장이 없었다면 이 책은 존재하지 않을지도 모릅니다. GaryChimes, Neilly Buckalew, EricHelme 박사님들 여러 해 동안 당신들과 공동 작업하는 동안 정말 즐거웠습니다.

나를 아름다운 베니카심에 데려다 준 Biliana Badenes에게도 감사를 표합니다. 나는 그 경험에서 가장 좋은 것을 얻었습니다.

Vielen Dank! Werner Klingler에게 따뜻함과 보살핌이 있기를. Ann, Chris Frederick와 함께 한 독일에서의 운명적인 기차 여행과 영국에 있는 나의 동생 Gary Carter에게도 감사를 전합니다. 다음을 기약하며, 친애하는 내 친구!

PJ O'Clair에게 있어 첫째도 놀랍고, 두번째도 세번째도 놀라움이었습니다. 난 우리가 더 많은 모험을 함께 하기를 희망해. 당신이 최고예요!

내가 선택한 소명에 대해 전적으로 사랑과 지지와 열정을 준 나의 동생 Leslie에게 감사합니다. 그리고 이 책을 만들기 위해 전체적인 윤곽을 구성하는데 도움을 주고 내용을 받아쓰느라 고생 많았습니다.

Handspring Publishing 팀원들에게 감사드립니다: 운명적 초대를 해 준 Andrew, 인내심과 신념을 보여준 Sarena, 세부 사항에 세심한 주의를 살펴 준 Sally, Mary, Hilary, Martin, Morven 그리고 Bruce, 모두 최고의 전문가들이었어요 - 이들과 함께하면 처음 글을 쓰는 사람도 다 잘 할 수밖에 없을 겁니다.

탁월한 사서 연구원이며, 좋은 친구인 Chandler Bung이라고 알려진 Heidi Patterson에게 감사를 표합니다. Neil Gaiman의 말에 의하면 당신은 살아있는 통합체 입니다: '구글은 여러분에게 10만개의 답을 가져다 줄 수 있지만. 사서는 당신에게 딱 맞는 정답 하나를 가져다 줄 수 있습니다.'

그리고 구글에 감사드립니다. 내가 Heidi에게 전화를 할 수 없었던 새벽 2시에도 내 옆에 있어 준 것에 감사드립니다. 구글은 아무리 늦은 시간에도 싫은 내색을 하지 않았습니다.

23년 동안 나에게 'both/and'에 대해 가르쳐 준 나의 평생 파트너인 Coletta Perry에게 믿기 힘들 정도로 감사함을 전합니다. 그녀는 또한 '근막에 대해 책을 쓸 것이라면, 근막이란 무엇이며? 왜 중요한가?를 말해야 한다.' 라고 조언한 사람이기도 합니다.

마지막으로, 나에게 길을 알려주신 Tom Myers께 감사 드리며, Robert Schleip은 나를 산으로 데려다 주었고 Tom Findley는 산에서 스키 타고 내려오는 법을 가르쳐 주었습니다.

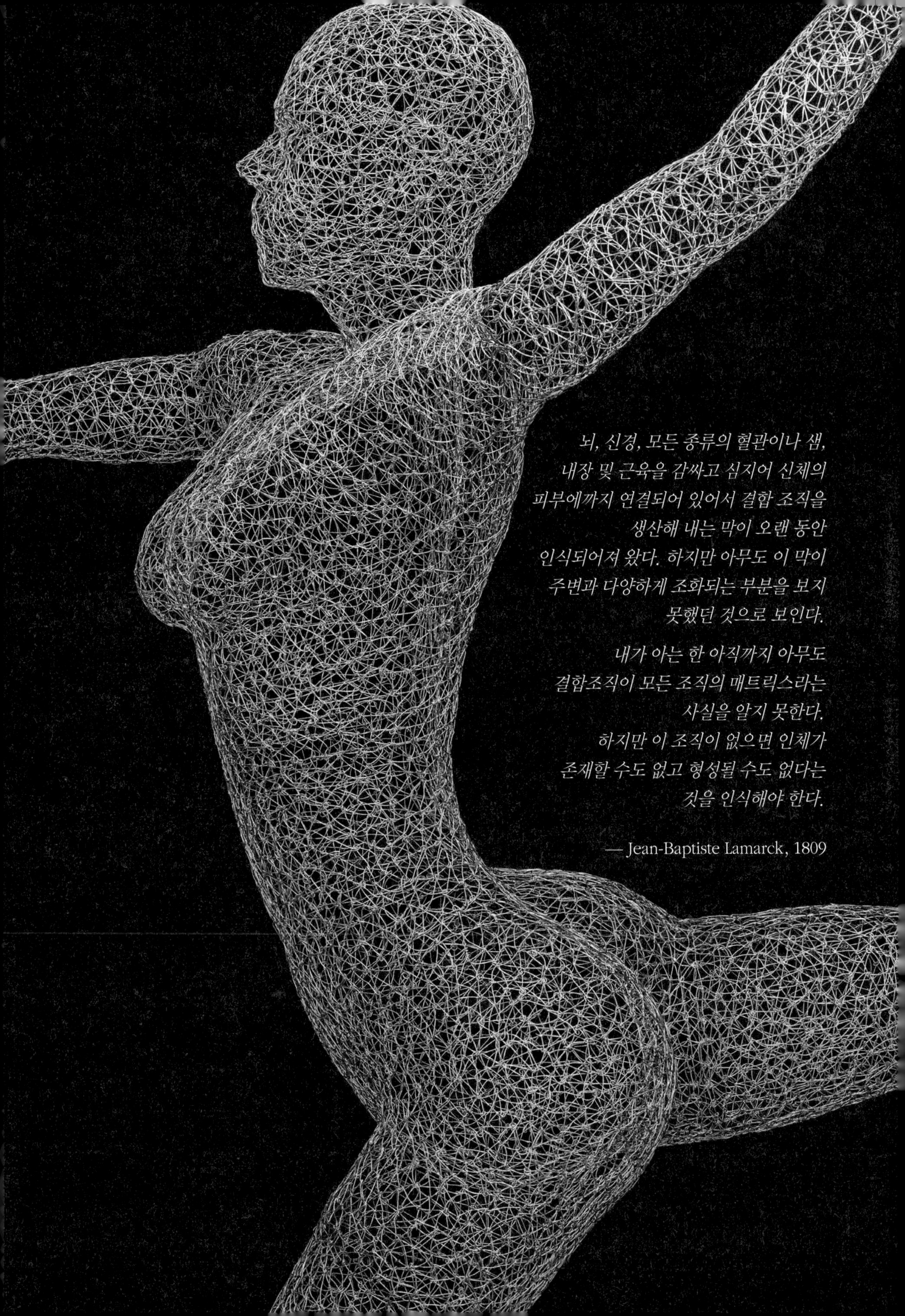

뇌, 신경, 모든 종류의 혈관이나 샘,
내장 및 근육을 감싸고 심지어 신체의
피부에까지 연결되어 있어서 결합 조직을
생산해 내는 막이 오랜 동안
인식되어져 왔다. 하지만 아무도 이 막이
주변과 다양하게 조화되는 부분을 보지
못했던 것으로 보인다.

내가 아는 한 아직까지 아무도
결합조직이 모든 조직의 매트릭스라는
사실을 알지 못한다.
하지만 이 조직이 없으면 인체가
존재할 수도 없고 형성될 수도 없다는
것을 인식해야 한다.

— Jean-Baptiste Lamarck, 1809

근막: 살아있는 조직과 시스템

(Fascia: the living tissue and system)

1 장

Chapter 1

경험에 의하면, 의학분야에서 새로운 개념이 의사들 사이에 공통된 지식이 되기 위해선 수년에서 십 수년이 걸릴 수 있다.
더구나 몸을 선형 또는 인과관계로 해석하려는 지식은 인체를 다차원적인 관계로 해석하려는 지식보다 더 쉽게 이해되고 분류되기 때문이다.

– 기셀라 드란체스키(Gisela Draczynski)

단순하지 않은 근막의 개념 (A not-so-simple definition of fascia)

2015년 9월 17일, 국제근막연구회는 근막의 해부학적 정의에 대해 합의하였다. 이것은 국제해부학회(IFAA)의 요청이었는데, 그것은 꽤나 큰 일이었다.

국제해부학회는 해부학 용어를 유지하는 데에 책임이 있는 기관으로 이곳에서 인간 해부학 용어에 대한 국제적인 기준을 선정한다. 분명한건, 5000개의 우리 몸 구조가 대략 50,000개의 다양한 용어로 불린다는 것이다(Adstrum 2014). 이러한 이유로 국제해부학회의 역할은 매우 중요하다고 할수 있다. 근막(Fascia)이라는 용어가 광범위하게 사용되어지면서, 국제해부학회는 용어 개념에 대한 새로운 기준 설정이 필요하다고 생각되었고, 그것을 정의하기 위해 임상 전문가들에게 요청했다.

2015년 9월 18일, 4번째 국제근막연구회에서 의사인 칼라 스테코(Carla Stecco)가 700명 이상의 참석자들에게 근막의 새로운 정의를 선보였다.

그녀가 정의하기로, 근막은 피부 밑에 형성되어 근육과 내부 장기를 둘러 싸고, 연결시키고, 분리하는 결합 조직으로, 이것은 하나 또는 그 이상의 어떠한 갯수로도 해부 될 수 있는 집합체이다.

어떤 이에게는 놀랍기도 하고, 다소 실망스럽기도 했다. 그리고 또 다른 이들에게는 논란을 낳기도 하였다. 칼라 스테코에 의해 발표된 근막에 대한 정의는 왜 모든 사람의 동의를 얻지못하였을까?

아마도 그건 2007년 최초의 국제근막연구회에서, 로버트 슐라입(Robert schleip)과 토마스 핀들리(Thomas Findley)가 아래와 같이 정의하였기 때문이다.

근막은 인체내 결합조직으로 이것은 인체의 구조를 지지하고 전신에 삼차원적 근막연결을 연속적으로 형성한다. 이것은 모든 장기, 근육, 뼈 그리고 신경 조직에 연결되고, 둘러싸고 있으며, 신체의 기능적인 시스템을 위해 특별한 환경을

조성한다. 우리가 정의하는 범위는 모든 섬유로 된 조직으로 확대되며, 널힘줄(Aponeurosis), 인대(Ligaments), 힘줄(Tendons), 지지대(Retinacular), 관절주머니(Joint Capsule), 장기(Organ), 그리고 혈관(Vessel)까지 포함한다.

자, 이제 우리는 왜 참석자들이 실망할 수 있었는지 알 수 있다. 어떻게 근막과 같은 통합된 조직이 이렇게 단순하게 해석될 수 있는 것인가?

근막에 관해 관심이 있는 자가 역사적 또는 형태상의 조직정도의 견해로 접근한다면, 이것은 단순하게 해석하는 것이 맞는 것이다. 하지만, 근막의 기능 또는 감각적인 부분에 관심이 있거나 또는 근막의 작용에 궁금한 사람이라면, 근막에 대한 더욱 폭넓은 정의가 필요하다. 근막은 조직이자 시스템으로서 특별한 성질과 기능을 가지고 있으며, 이것들은 심지어 국제해부학회의 새로운 정의에서도 암시되지 않았다.

근막에 대한 두번째 새로운 정의가 곧 있을 거라고 이미 발표되었다. 이 정의는 "근막(Fascia)"자체의 정의와 구분될 것이며, 이 정의는 2015년도 발표에 전혀 감흥이 없었던 자들에게 더욱 더 기분 좋은 정의가 되지 않을까 싶다.

자 이제부터 가장 보편적으로 알려져 있으나 아마 가장 잘못 알려진 조직인 근막에 대해 깊이 있게 이해해보자.

근막의 기초 1

우리가 염두 해야 할 가장 중요한 점은 근막네트(fascial net)는 몸 전체를 통해 연결되어 있는 하나의 구조라는 것이다. 해부학과 재활의학 교수인 앤드리 블래밍(Andry Vleeming)은 이야기했다 : 근막은 부드러운 골격이다(Vleeming 2011). 그러나 가장 중요하게 생각할 점은, 우리 몸 전체를 통해 연결되어 있는 하나의 구조라는 것이다.

나는 분명히 명확한 용어를 사용할 것이며 명확하게 구조를 구분할 것이다(예를 들면, 장간막, 어깨세모근 등) 그러나 나는 위치적으로도 설명할 것이며, 이것은 우리가 몸의 구조에서 그 부분이 어디에 있는지 생각해낼 수 있게 할 것이다. 우리의 몸을 고려 해 보았을 때, 근막은 하나이다–복잡하고, 전체적이며, 자기조절이 가능한 하나의 기관이다. 분명하게도 이것은 피부라고 알려진 기관처럼 연구를 위해 여러 조각으로 분리(절개)될 수 있는 하나의 조직(구성)이라고 할 수 있다. 피부는 얼마나 많은 조각과 일부분으로 나뉘어질 수 있는가? 근막도 마찬가지이다.

근막은 말그대로 우리 몸 어디에나 존재한다. 그렇기 때문에, 이것은 우리가 머릿속으로 우리 몸 어디에 있는지 생각해내기 어렵게 한다. 그러나 최근 3D 프린팅을 포함한 초음파와 컴퓨터 이미지로 도움을 주는 기술을 통해 아마도 훌륭하게 완성된 전체적인 근막네트의 이미지를 구현해 낼 수 있게 해줄지 모른다.

'어디에도 있다'라는 표현은 또한 사실 우리몸 내에 근막이 모두 연결되어 있다는 것을 의미하기도 한다. 그리고 이것은 '연결되어 있는 조직'이란 표현처럼 근막조직끼리 교차가 가능하기도 한 것이다. 물론 독일어 가운데 떠오르는 말로, bindgewebe(결합조직)라는 말이 있는데 이 말은

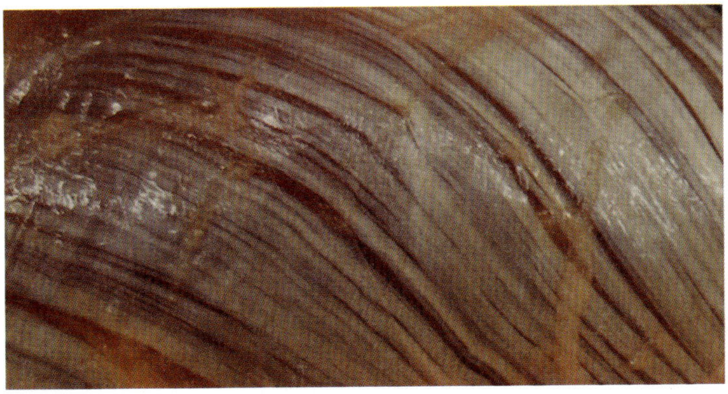

그림 1.1
방부처리하지 않은 사체에서 근육을 둘러싼 근막의 근접 사진.
Thomas Myers의 동의하에 재현됨.

나에게 '묶여있는망(bindingweb)'을 떠올리게 하고, 우리는 이 표현으로부터 '근막망'이란 표현을 가져오기도 했다. 우리는 '근막네트,' '근막망,' 그리고 '근막시스템'이란 표현으로 피로를 유발할 수 있는 전문용어의 반복을 피하기 위해 번갈아 가며 사용할 것이다.

자 이제, 은색처럼 하얗고 단단하지만 유연한 소재를 생각해보라(그림 1.1 처럼) – 그 소재는 모든 근육을 통과하고 둘러싸고 있으며, 모든 뼈를 감싸고, 모든 장기를 덮으며, 모든 신경을 뒤덮고 있다. 근막은 모든 것들을 분리시키기도 하지만 동시에 서로 연결시키기도 한다. 이것이 바로 최근까지 움직임이 없고, 생명력이 없는 조직이라고 생각되어져 온 근막 조직이다(Schleip 2005, Schleip 등. 2006).

근막 그리고 근막망의 세계에 온 것을 환영한다.

자 이제 우리는 전보다 조금 더 명확한 근막조직에 대한 이미지가 우리 머릿속에 그려져 있다. 그러면 이제 우리 인간들이 좋아하는 방식으로 하나씩 따로 떼어내 이것들이 어떻게 움직이고 어떤 역할을 하는지 알아보자. 우리는 하나씩 다 볼 것이며, 부디 어떠한 부분도 우리가 놓치지 않기를 바란다.

그동안 근막을 조금 더 넓은 의미로 해석하고 분류하려는 시도가 많았다. 일반적인 분류는 팔다리의 근막을 몸통과 등의 근막과 별개로 구분하는 것이었다. 또 다른 의미 있는 시도는 근막을 4가지 기능적인 측면으로 분리하는 것이다. 연결기능, 묶는기능, 압박기능 그리고 분리기능. 매우 흥미로운 아이디어이지만 너무나도 구분이 애매모호하게 복잡해서 다시 원점으로 돌아가고 싶게 만든다.

그러나, 모든 것들을 제대로 관련 짓기 위해서는, 위치를 기준으로 4가지 분류를 만드는 것이다.

얕은근막 (Superficial Fascia)

얕은근막은 종종 느슨한 결합 조직의 섬유층으로 설명된다. 조직에 특별히 규칙적인 패턴이 없기 때문에 느슨하다. 이 층은 종종 그물코 모양으로 묘사되는데, 이는 그물코 모양이 '열린 곳'이라는 의미의 라틴어 영역에서 유래한다는 것을 깨닫

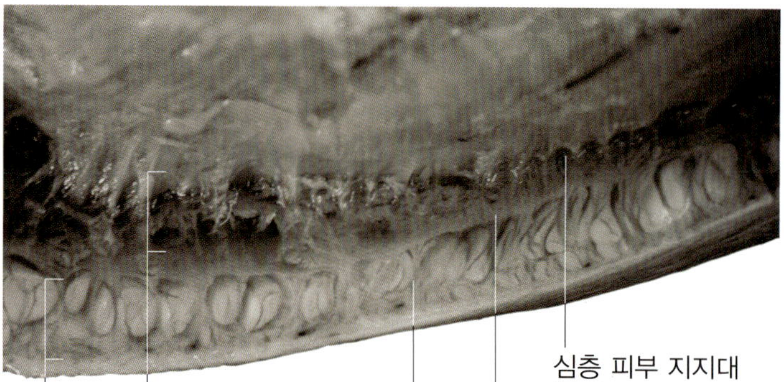

그림 1.2
얕은근막층.
칼라 스테코의 동의하에 재현됨

기 전까지 혼란스러울 수 있다. 표층 근막은 또한 지방층의 근막이라고도 불린다.

얕은근막(Superficial Fascia)은 피부 밑의 지방 조직보다 약간 더 아래에 있는 근막 층이다(그림 1.2). 이것은 섬유로 되어있지만 가변 지방을 포함하고 있어서 매우 탄성이 있다. 이것은 근육과 피부를 분리하여 서로 미끄러지는 동작이 정상적으로 발생되도록 만든다. 이 얕은근막(Superficial Fascia)은 체온조절, 순환, 그리고 림프액의 흐름과 연관이 있으며, 또한 이것은 깊은근막(Deep Fascia)과 연결되어 있다.

깊은근막 (Deep Fascia)

깊은근막(Deep Fascia)은 밀도가 높고, 잘 구성된 섬유 층으로 근육을 덮고 있다. 이 부분이 바로 도축업자 또는 사냥꾼들이 "실버스킨(silver skin)' 이라고 부르는 부분이다(그림 1.3). 깊은근막은 전신 바디 스타킹 같은 형태이며, 가장 안쪽면이 벌

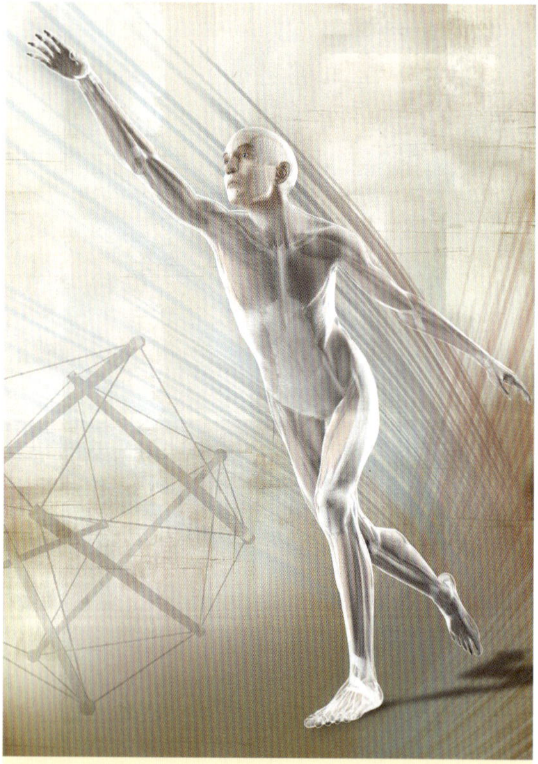

그림 1.3
몸 전체 근막 'catsuit' 의 그래픽 이미지.
fascialnet.com의 삽화.

어져서 각 근육 주위에 별개의 주머니를 형성한다. 건강한 근막에서는 각 주머니들이 서로 잘 미끄러지도록 유지하는 역할을 통해 모든 것들을 분리시키기도 하지만 동시에 연결시키기도 한다. 깊은근막(Deep Fascia)은 개별적인 근육 주머니인 근육바깥막(Epimysium)과 근육 그룹을 덮고 있는 널힘줄(Aponeurosis)이라고 하는 넓고 평평한 보호층을(그림 1.4) 포함하고 있다.

힘의 전달을 사용하라 (Use the force transmission)

이 층에서는 근막을 통한 힘의 전달(myofascial force transmission)이 일어난다(Huijing 2009). 잘 알려져 있다시피, 근육은 움직임을 만들어내기 위해 관절내 힘을 세로로 전달시킨다. 커피를 마시거나 차를 마실때, 항상 힘의 전달은 어깨, 팔꿈치, 손목 관절, 그리고 손가락으로 일어난다. 그리고 근막은 바로 그 상황에서 근육바깥막을 통해 힘을 전달한다(Maas & Sandercock 2010, Yucesoy 2010).

근육들 사이에 근막을 통한 힘 전달은 주변 근육들 뿐만아니라 심지어 대항근을 통해서 발생된다. 대략 30% 정도의 근육 긴장이 이런 형태로 전달되어진다고 추정된다(Huijing 등. 2003).

이러한 부분이 어떻게 작용되는지 더 많이 이해하면 만성적인 근육 문제, 반복 사용 증후군 등의 병리를 더 잘 이해할 수 있다. 또한 이 부분은 한

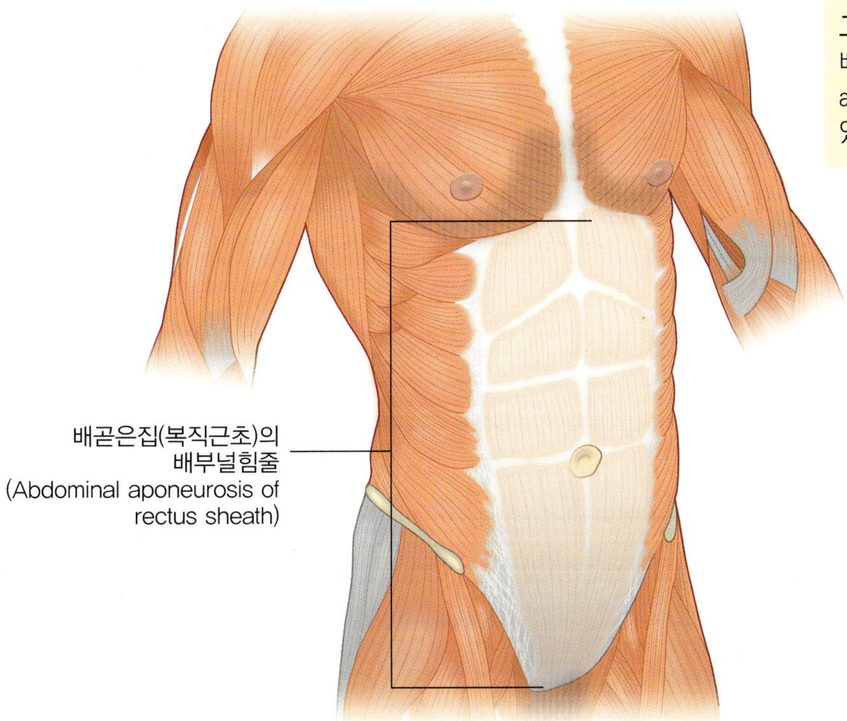

그림 1.4
배부 널힘줄(The abdominal aponeurosis) - 배곧은근을 덮고 있는 근막.

부분의 근육수축이 훨씬 멀리에서 느껴질수 있는 증상을 설명할 수도 있다. 예를 들면, 이 관계는 근육과 근막 사이의 긴장 수축/이완을 더 잘 조절하기 위해 상호간의 관계를 더욱 증폭시킨다고 주장 되기도 한다(Kwong & Findley 2014).

뇌막의 근막 (Meningeal Fascia)

뇌막 주위 근막은 신경계와 뇌를 감싸고 있다(더 자세한 부분은 챕터 4 와 5 에서 설명 되어진다)

내장 근막 (Visceral Fascia)

내장 근막은 폐, 심장 그리고 복부의 장기를 감싸는 근막을 포함한다. 내장 근막은 각 기관을 제 위치에 놓이게 하고, 장기를 신체 벽에 부착시키고 생리학적 운동을 허용하는 내장 인대를 포함한다.

점탄성 그리고/둘다의 개념 (Viscoelasticity and the concept of "both/and")

근막은 콜로이드(Colloid)이다. 겔(Gel)과 유화액은 콜로이드이다. 콜로이드는 액체에 떠다니는 고형 물질 입자를 포함하고 있는 물질이기 때문에 기본적으로 콜로이드는 섬유질과 유동성물질이다.

콜로이드인 근막의 특성은 점탄성으로 알려져 있고, 점탄성 물질은 압력 하에서 점성 및 탄성의 특성을 띤다.

탄성은 외력이 제거되면 원래 모양으로 돌아갈 수 있는 단단한 소재가 가지고 있는 특성이다. 이것은 마치 고무 밴드를 잡아 당겼다 놓는 것과 같다. 다른 예로 탄성 변형은 요가 스트레칭을 마친 후에 경험하는 느낌과 비슷하다.

점도는 흐르는 액체의 저항에 대한 척도이다. 벌꿀과 같은, 점도가 높은 물질은 물처럼 점성이 낮은 물질에 비해 매우 천천히 움직인다. 높은 점도를 가진 재료는 거의 원래 모양으로 돌아가지 않는데 이를 소성 변형이라고 부른다. 먹던 껌을 가지고 놀아 본 적이 있는가? 그것이 바로 소성 변형과 같은 것이다.

합성 점탄성 물질은 충격을 흡수하고 열을 분산시키기 때문에 산업 응용 분야에 사용된다. 열이 발생된 근막에는 점성이 감소되어 유동성과 이동성이 증가되는 것으로 나타났다(Matteini 등. 2009). 그래서 운동하기 전에 워밍업을 하거나 몸의 뻣뻣한 부위에 온열을 적용하는 것이 이와 같은 예이다.

하중에 따라 천천히 변형되는 근막의 기능을 크리프(creep)라고 한다. 제공된 부하가 컨트롤 가능한 경우, 근막은 점진적으로 적절한 방식으로 이에 적응한다. 하중이 제거되면 다시 서서히 원래의 모양으로 되돌아간다. 이것이 2시간짜리 영화를 보고 앉아 있다가 일어서도 엉덩이가 의자처럼 보이지 않는 이유이다. 그러나 이러한 조절력이 손상된 상태에서 하중이 과도해 지거나 지나치게 오랜 시간 동안 반복되면 근막이 손상 될 수 있다.

근막은 고체와 액체의 특성을 나타낸다. 근막의 성질을 더 잘 이해하기 위해 근막의 구성요소를 살펴보기에 앞서, 근막이 시작되는 곳인 자궁에서부터 시작해 보도록 하자

태생: 발생학 (In the beginning: embryology)

근막은 배아가 2~3주 사이가 되었을 때 형성되기 시작한다. 이 시점에서 배아는 배반(blastula)이라고 불리는 세포의 한 겹으로 된 공 형태이고, 이 공이 안쪽으로 접히는 것으로 부터 재구성되기 시작하여, 낭배형성이라고 불리는 과정으로 서로 다른 세개의 층을 형성한다(그림 1.5).

1. 외배엽(Ectoderm) : 신경계, 뇌, 피부, 치아 법랑질을 포함한 외층
2. 중배엽(Mesoderm) : 중간 계층이며, 근막이 시작되는 곳으로 체세포가 발생되는 부위이다. 이 부분은 특성화된 세포의 전구물로서 심장 및 골격근, 장간막, 뼈, 연골, 적혈구, 백혈구, 경질막 및 척삭과 미세아교세포를 만들어낸다.

   근막(Fascia)은 이 중배엽에서 배아 발달의 내재적인 움직임에 의해 끊임없이 접히고 다시 접히게 된다. 다르게 얘기하면, 우리는 종이 접기 형태의 가장 정교한 조각 같은 것이다.

3. 내배엽(Endoderm) : 내분비계의 땀샘과 기관뿐만 아니라 소화기관, 호흡기계통, 간, 췌장 및 기타 기관을 형성하는 가장 안쪽 층.

세층이 모두 중요하지만 우리가 연구하고자 하는 근막은 중배엽에서 만들어진다는 것이다. 그런데 몇몇 연구원들은 결합조직망이 외배엽 특히

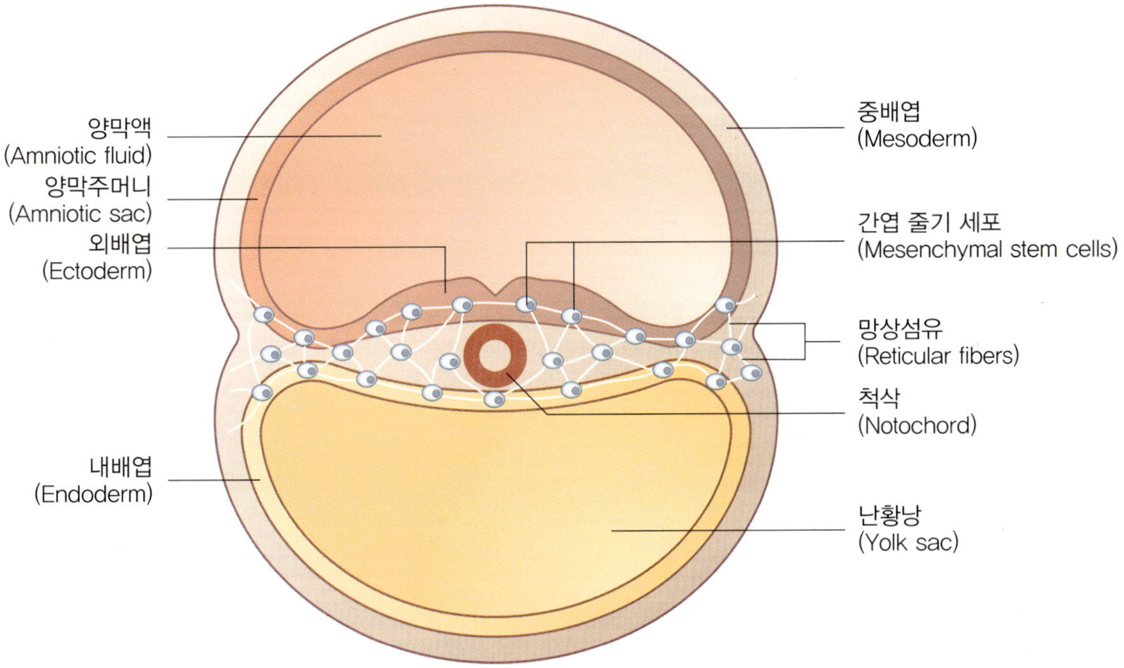

그림 1.5
배아의 세 층. 중간층인 중배엽은 내배엽과 외배엽의 중간에 형성된다. 근막은 망상 섬유(콜라겐 유형 3)로 시작하여 중배엽에서 발생한다.

목에서 발견될 수 있다고도 주장하였다(van der Wal 2009). 또한 최근에 발견 된 근관다리(Myodural Bridge)는 큰뒤머리곧은근 섬유와 감각신경 및 뇌의 경질막 사이를 직접적으로 연결한다. 자 이것을 시작으로 근막은 무엇으로 만들어졌는지 알아보자.

근막의 기초 2

세포바깥바탕질 (The extracellular matrix)

세포바깥바탕질(Extracellular matrix)은 결합조직 내 세포 외 물질의 총합이다(Williams 1995). 물론 좋은 정의이지만, 실제로 그 의미는 무엇인가?

양자 역학에서 과학자들은 전체 우주에 스며드는 에너지인 힉스 장(Higgs field) 에 대한 이론을 제시한다. 우주의 모든 물질이 이 힉스 장을 통해 이론화되며, 2012년에 밝혀진 힉스 보손(Higgs Boson)입자가 존재한다는 사실은 이 이론을 현실에 한 걸음 더 가까이 가게 한다.

당신이 밤하늘을 들여다 보며 우주, 별, 행성, 달, 성운, 은하 등 모든 우주의 광대한 것과 다양한 것을 고려하면, 당신은 힉스 장(Higgs Filed)을 우주의 검정색으로 상상해 볼 수 있다. 별, 행성, 달, 혜성, 성운, 은하 및 모든 다른 물질은 모두 힉스 장의 보이지 않는 에너지 메쉬(energy Mesh)에 의해 지지되고, 매달리고, 생성된다.

우리는 세포바깥바탕질이 신체의 힉스 장이라고 생각할 수 있다. 이 경우 세포바깥바탕질(ECM)은 정확하게 말하면 신체의 다른 모든 요소가 만들어지는 발판이다. 그 부분이 신체 내 세포 물질이 생산되는 곳이다. 이것은 우리 몸의 작은 내부 공간이지만 결코 우주 공간보다 더 간단하지는 않다.

물론, 힉스와는 달리, 우리는 세포바깥바탕질이 실제로 존재한다는 것을 알고 있었다. 그리고 다시 말하면, 콜로이드인 세포바깥바탕질(ECM)은 섬유와 유체 둘 다 이다(그림 1.6).

섬유 (The Fiber)

세포바깥바탕질의 섬유는 신체의 모든 배열에 구성을 만들고 도움을 준다. 그것은 신체가 만들어

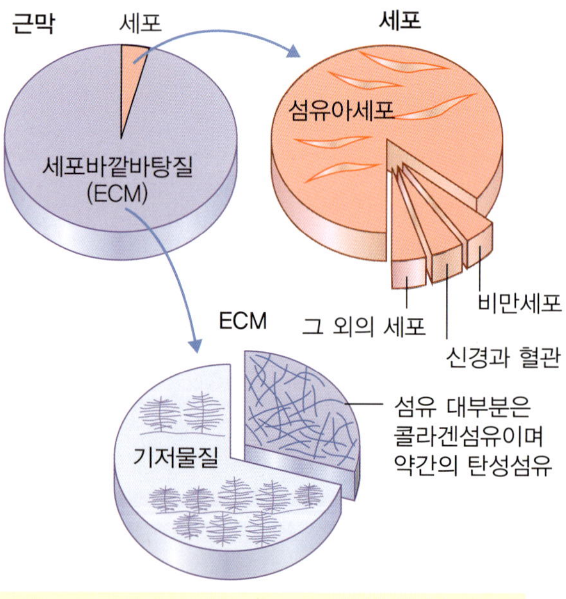

그림 1.6
근막의 구성 요소. 기본 구성물은 세포(주로 섬유아세포)와 세포바깥바탕질(extracellular matrix, ECM)이며, 세포바깥바탕질은 섬유질과 수분성 기저 물질로 구성된다.
fascialnet.com의 삽화.

지는 발판을 형성하고 또한 세포에서 세포로 기계적 연결을 제공한다.

콜라겐 (Collagen)

근막의 섬유질 부분은 신체에서 가장 풍부한 단백질인 콜라겐으로 대부분 구성되며 이것은 비수용성이다. 최소 15종류의 콜라겐이 있지만, 제1형, 2형 및 3형은 결합 조직에서 주로 발견되는 유형이다.

제1형이 가장 풍부하다. 그것은 피부, 뼈, 힘줄, 인대 등에서 발견되며 신체의 모든 콜라겐에서 약 90%를 차지한다.

제2형은 훨씬 더 얇아서 연골 및 추간판에서 발견된다. 두 유형 모두 장력에 견딜 수 있도록 설계되었으며 전체 길이의 약 10%에 해당하는 신장 범위를 가졌다.

제3형은 피부, 골막, 밋무늬근 조직, 동맥, 기관 및 슈반(Schwann) 세포에서도 발견된다. 제3형의 기능은 신장되는 기관의 구조적 유지와 상처 치유를 제공하고 힘줄, 인대, 뼈의 골막에 대한 부착물을 중재하기 위해 사용되며, 흔히 근육과 힘줄의 연결 부위(myotendinous junction)에서 발견된다.

이 삼중 나선 콜라겐은 근막에게 엄청난 강도를 주고, 거의 대부분의 경우 파손없이 늘어날 수 있다. 사실 제1형은 강철보다 더 강하다고 한다. 따라서 엄청난 힘을 견뎌 낼 수 있으며 바람에 의해 구부려질 수도 있다. 가소성과 탄성 변형을 허용하는 것이 바로 이 힘이며 이것은 인대와 같은 부분에 있어서 매우 유용하다.

이것은 또한 초고층 건물에서도 유용하다(그림 1.7). 고층 건물을 짓는 데 사용되는 강철 유형은 건축 업계에서 '연강(mild steel)'으로 알려져 있으며, 모든 건축 자재의 강도 대비 중량 비율이 가장 높다. 또한 매우 연한 성질(가소성)이기 때문에 큰 힘의 영향을 받을 때 갑자기 도자기나 유리처럼 부서지지 않는다. 대신, 그것은 점차 모양에서

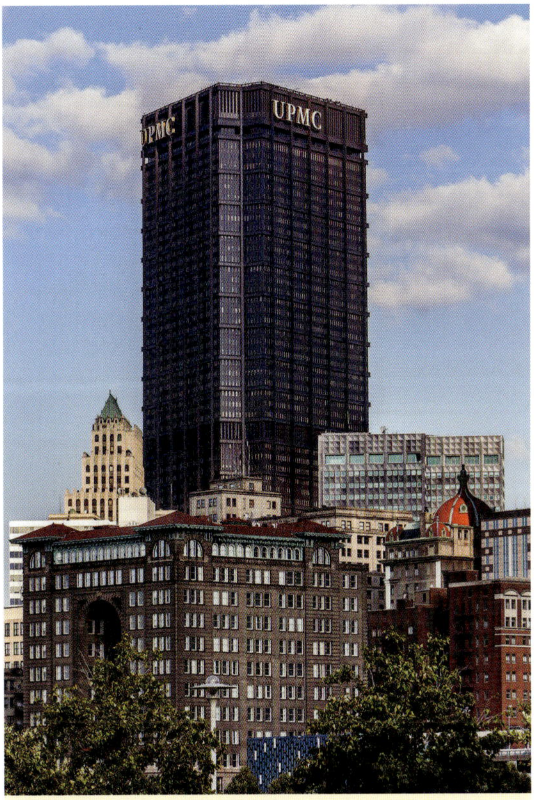

그림 1.7
펜실베니아 주 피츠버그에 있는 40,000 톤의 무게를 가진 256 미터 높이의 미국 철강 타워.
미국 철강의 본사, 이제는 UPMC(피츠버그 의료 센터 대학)의 기업 사무실.
Robert Strovers의 동의하에 게재,
www.robertstrovers.com

벗어나 그 방식으로 유지된다. 그래서 신체는 당신이 생각하는 것 이상으로 고층 건물과 유사점이 많다.

콜라겐, 뼈, 근막 (Collagen, bone, and fascia)

콜라겐은 울프의 법칙(Wolff's law)을 따르는 것으로 알려져 있다. 울프의 법칙에 따르면, 뼈는 일정한 무게에 적응하면서 시간이 지남에 따라 점차 강해진다. 이것은 평생동안 진행된다. 예를 들면, 테니스 선수의 라켓을 지지하는 팔뼈는 라켓을 지지하지 않는 팔의 뼈보다 강하고, 우주 비행사는 저항할 대상이나 환경이 없기 때문에 다시 웨이트 트레이닝을 받아야만 회복할 수 있다. 그래서 그들이 지구로 돌아왔을 때 골밀도가 적거나, 골다공증이 있는 사람들에게 체중부하 훈련이 유익 할 수 있는 이유는 이와 같은 특성 때문이다.

압전성(Piezoelectricity)은 특정 유기 물질이 기계적 힘에 반응하여 전하를 생성하는 능력이다. 이 경우 압전신호는 뼈를 없애는 파골 세포를 멀리 떨어져 있게 하고, 뼈를 만드는 골아 세포를 작동하게 하여 더 강한 뼈를 만들어낸다. 세포 변화를 일으키는 기계적 신호의 이러한 과정을 기계적 변환(mechanotransduction) 이라고 부른다 (12 페이지 참조).

내 임상 경험에 의하면, 근막은 확실히 울프의 법칙을 따르는 것 같다. 압전 특성을 나타내는 콜라겐의 특성은 꽤 설득력이 있으며, 이것은 이미 기정 사실이지만, 여전히 한쪽에서는 이 개념이 아직 확실치 않은 것으로 여겨지기도 한다(Ahn & Grodzinsky 2009).

엘라스틴 (Elastin)

엘라스틴은 이름에서 알 수 있듯이 결합 조직에 탄력을 추가하는 탄성 섬유이며 원래 길이의 230%까지 늘어났다가 원래 모양으로 돌아갈 수 있다. 당신의 귀를 한번 잡아당겨보면 엘라스틴의 특성을 이해하는데 도움이 될 것이다. 엘라스틴은 나이가 들거나 햇빛에 너무 많이 노출되면 섬유의 특성이 나빠질 수 있다.

레티큘린 (Reticulin)

레티큘린(Reticulin)은 훨씬 더 섬세한 제3형 콜라겐으로 형성되고, 기관의 콜라겐 네트워크의 대부분을 형성한다. 레티큘린은 각 근섬유의 근육속막(fascial covering)에서도 발견되나 우리는 아직 그 존재의 이유를 파악하지 못했다.

유체: 기저물질 (The Fluid: The ground substance)

세포바깥바탕질(ECM)의 유체 구성 요소는 기저물질(Ground substance)이다. 기저물질은 신체에서 화학적 교환이 일어나게 하고 혈액, 림프 및 조직 세포 사이의 분자 교환이 일어나는 점성이 있고 유동성을 갖는 환경이다. 이것은 우리 몸 모든 세포의 직접적인 환경이기도 하다(Juhan 2003).

기저물질은 형태가 일정하지 않으며 투명하고 젤라틴 성질을 갖는다. 그리고 점탄성이 비교적 적은 느슨하게 결합된 조직에서부터 더 단단하거나 치밀한 연골로도 변할 수 있다. 기저물질(Ground substance)은 섬유와 세포 사이의 공간을 채우며 때로는 섬유 외 매트릭스 라고도 부른다.

콜라겐과 엘라스틴 섬유를 제외한 모든 세포바깥바탕질내의 기저물질은 근막섬유를 둘러 싸서 미끄러질 수 있게 한다.

세포바깥바탕질과 물 (The ECM and Water)

세포바깥바탕질은 물로 가득 차 있다. 세포 사이의 간질액은 15리터 정도가 된다. 우리 몸은 최대 70%의 물로 구성되어 있다. 우리는 매일 마시는 것에 대해서만 생각하고, 우리가 소변을 보는 것이나 체외로 배출되는 양은 적게 생각하려는 경향이 있다. 표층 근막은 7.5리터의 간질액을 가지고 있고, 매일 7.5리터의 간질액이 혈관계 외부에서 우리 몸의 세포들을 씻어내고 그 후 대부분 림프로 가게 된다.

간질액의 흐름은 영양소를 세포로 운반하는 역할을 하며 염증반응이나 림프의 부종에도 영향을 미친다. 간질액의 흐름은 신호를 만들어 종양세포와 림프구를 림프절로 유도하기도 한다. 또한 이러한 흐름으로 인해 섬유아세포가 근육섬유아세포로 변형되기도 한다(Rutkowski & Swartz 2007).

간질액의 흐름은 조직을 건강하게 유지하는 데 필수적이지만, 도수치료 방법만으로는 이를 해결하지 못한다. 부항과 침술은 간질액의 흐름에 영향을 미친다는 추측이 있기도 하다(Yao W 등. 2012).

프로테오글리칸, 글루코사미노글리칸, 히알루론산 (PGs, GAGs, and HAs)

기저물질은 또한 친수성인 프로테오글리칸(PGs)으로 구성되어 있다. 프로테오글리칸은 물을 끌어 들이고 세포바깥바탕질의 콜라겐 구조를 보호하는 물을 좋아하는 펩티드(peptide)이다. 그것들은 겔과 같은 성질을 가지고 있다. 프로테오글리칸은 글루코사미노글리칸(GAGs)이라고 불리는 작은 분자의 조합으로 만들어진다.

글루코사미노글리칸은 스폰지처럼 물을 흡수할 수 있다. 세포바깥바탕질의 90%가 물로 구성되어 있다고 추정된다. 콜라겐 섬유의 강성과 함께 글루코사미노글리칸은 세포바깥바탕질이 압박에 매우 잘 저항하도록 도와준다.

지금까지 콘드로이틴(chondroitin)과 헤파린(heparin)을 포함하여 7가지 형태의 다른 글루코사미노글리칸이 밝혀졌다. 내가 강조하고자 하는 글루코사미노글리칸은 일반적으로 히알루론산(HAs)이며, 그것은 실제로 산(acid)이 아니지만 그 용어가 너무 보편적이어서 변화하기 쉽지 않으므로 이 용어들이 같다는 것을 알아야 한다.

히알루론산(HA, 일반적으로 hyaluronic acid 라고도 함)과 다른 글루코사미노글리칸 형제들과의 차이점으로 가장 임상적으로 관련이 있는 부분은 히알루론산이 콜라겐과 엘라스틴을 윤활시키는 역할을 하고 조직들이 서로 유착되지 않고 근육과 관절이 미끄러지게 유지시키는 유압유 역할을 한다는 것이다. 주로 히알루론산은 근막과 근육바깥막 사이의 층에서 '근막세포(fasciacytes)'(Stecco 등. 2011)라고 불리는 세포 군에 의해 생성되지만, 근육속막에서도 발견된다. 예를 들면, 만성 요통 환자의 경우 통증이 없는 그룹(Langevin 등. 2009)에 비해 근막이 25%정도 점진적으로 두꺼워지는 국소 변화로 인해 히알루론산의 고유 특성인 근육과 근막의 미끄러지는 행동을 손상시켜 근막 통증으로 알려진 증상이 발생될 수 있다.

기저물질은 고도로 특화된 세포 표면 수용체에 의해 각 세포의 반투막 세포 막을 통해 세포의 내부로 들어가게 된다.

세포 수용체 (Cell Receptors)

혀에서 특정한 맛을 찾는 각각의 미뢰처럼 세포 수용체는 세포막을 따라 배열되어 항상 매트릭스를 모니터링하는 당 단백질이다. 세포 수용체는 인체내 화학 물질, 호르몬 및 사이토 카인 중 세포바깥바탕질에 떠다니는 물질이 들어와서 대사를 일으키는 물질을 결정한다. 수용체는 특정 프로그래밍을 기반으로 하거나 각 수용체의 특성에 맞는 작업을 수행한다. 이러한 대사 과정은 세포의 건강과 활력에 필수적이다.

특히 인테그린이라는 매력적인 수용체가 있는데 인테그린의 독특한 점은 화학 자극에 반응하는 것이 아니라 기계적 자극에 반응한다는 것이며, 그것들은 신장 및 진동에 민감하게 반응한다. 이것은 점착성을 갖고 있어서 각 세포를 세포바깥바탕질에 붙인다. 몸 안의 각 셀이 세포바깥바탕질에 연결되어 있는 것과 같아서 세포가 세포바깥바탕질의 환경을 모니터링 할 수도 있다.

인테그린이 자극되면 세포 수준에서 전기 화학적 변화를 일으켜 반응한다. 세포 수준에서 기계적 압력과 진동을 통해 변화를 만드는 과정을 기계적 에너지 변환(mechanotransduction)이라고 부른다(그림 1.8)

거미줄망의 한 부분을 당기면 망 전체가 반응하는 것을 볼 수 있는데 근막도 거의 같은 방식으로 반응한다. 흔들리거나 당겨짐은 인테그린을 통해 세포에 정보를 전송한다. 이것은 차례로 화학적 변화와 감각인지에 대한 변화를 일으킨다. 우리는 이러한 내용을 이후 장에서 다룰 것이다.

가장 쉽게 말하면, 세포바깥바탕질은 신체의 모든 과정과 기능에 관여한다. 또한 각 기관과 내적인 소통을 하는 신체 전체의 네트워크를 통합하는 역할을 한다.

세포바깥바탕질은 인체의 모든 세포가 다른 세포들과 소통을 하고 있는지 확인하고 근막 망을 통해 전체 유기체에 변형 및 진동과 같은 기계 신호를 전달하는 신호 전달 네트워크를 만든다 (Oschman 2003, Langevin 2006).

긴 시간 동안, 지속적인 긴장은 조직에 스트레스를 만든다. 신체가 최적의 상태일 경우에는 이러한 스트레스가 조직을 강화시킨다. 하지만 최적의 상태가 아닐 때 스트레스는 근막의 기능을 손상시켜 보상패턴을 만들고 긴 시간 동안 서서히 보이지 않게 자세의 왜곡을 만들어간다 (7 및 8장 참조).

섬유아세포 (The fibroblast)

섬유아세포(그림 1.9)는 근막에서 가장 풍부한 세포이다. 그것은 전체 세포바깥바탕질 (Extracellular matrix)을 위해 일하는 건축업자, 관리인, 철거반 그리고 응급의료진이다. 사이토카인(Cytokines), 인터루킨(interleukins), 및 다른 면

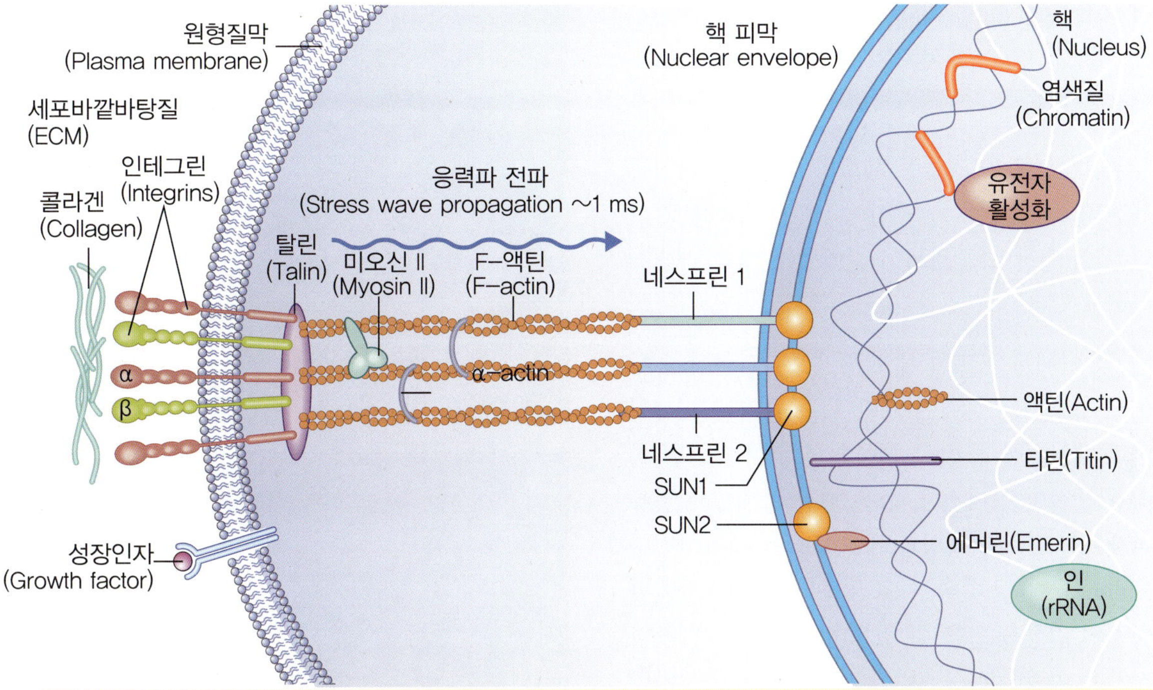

그림 1.8
기계적 에너지 변환. 콜라겐 섬유(제1형, 3, 5)에서 인테그린으로의 기계적 자극은 신경 세포를 통해 세포질, 세포 뼈대(talin)를 핵으로 연결시키는 서로 다른 유전자가 활성화되어 긴장의 변화에 대한 응답으로 나타나는 당겨지는 긴장인 응력파 전파(stress wave propagation)를 생성한다.

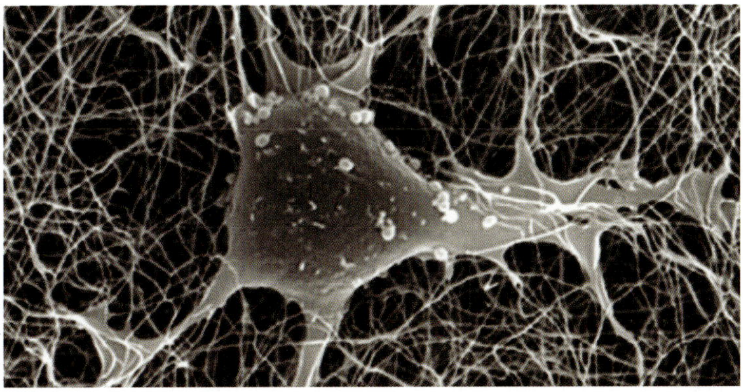

그림 1.9
근막 망 내에 존재하는 섬유아세포.
미국 세포 생물 학회(German Society for Cell Biology)의 허락을 받아 재현된 jiang & Grinnell의 2005년 양식. http://www.molbiolcell.org/content/16/11/5070 [2017년 3월 7일].

역 기능 세포를 생산하는 것과 함께 섬유아세포(Fibroblast)는 모든 기저물질의 복합 탄수화물을 만들어낸다.

본질적으로, 그것들은 세포바깥바탕질 전체를 생산하고 유지한다. 당신이 앉아서 글을 읽고 있는 이 순간에도 세포 수준에서는 계속 바쁘게 일하고 있다.

섬유아세포는 또한 세포와 세포바깥바탕질 사이에 발생되는 장력에 따라 모든 콜라겐을 합성하고 재구성한다. 세포 외부의 장력이 낮으면 콜라겐 생성이 적어진다. 높은 긴장 상태에서 섬유아세포는 콜라겐 생성과 세포 증식을 증가시킨다(Grinnell 2007). 수술, 사고 및 외상은 세포바깥바탕질의 긴장을 만들 수 있으며, 좋은 움직임이나 신체를 치료하는 움직임은 세포와 세포바깥바탕질의 긴장을 변화시킬 수 있다.

섬유아세포는 방향에 민감하며 근막망의 당겨지는 형태에 따라서 스스로를 조직화할 것이다(Kirkwood & Fuller 2009). 따라서 외상이나 반복적인 사용, 습관적인 운동 패턴 또는 치료를 진행할 때 근막이 당겨지는 방향이 실제로 중요하다. 우리 중 많은 사람들이 만성적으로 조직들이 단단해지고 어깨가 위로 올라가는 형태가 나타난다면 치료를 천골쪽으로 또는 아래쪽 방향으로 적용할 수 있을 것이다.

또한, 규칙적인 운동의 부족 또는 움직임의 부족은 섬유아세포에게 적절한 자극을 주지 못하고, 이것은 건강한 콜라겐 섬유망 형성에 부정적인 영향을 미친다(그림 1.10).

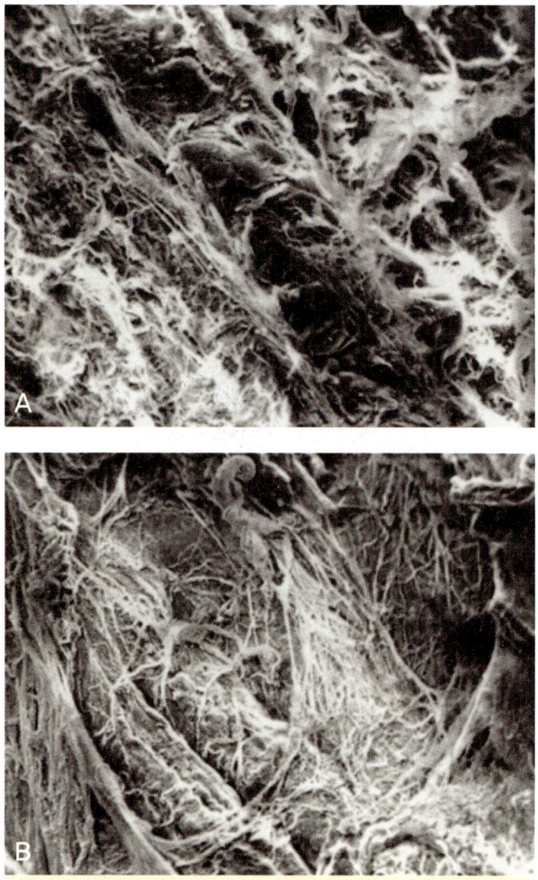

그림 1.10
(A) 초음파 사진은 근막 내에 있는 건강한 콜라겐 섬유망을 보여준다. (B) 고정된 지 3주가 지난 같은 구역. 섬유의 변화와 무질서해진 모습에 주목하라. 적절한 기계적 자극이 없으면 마치 콜라겐이 잘 관리된 정원이 아닌 잡초가 무성한 정원과 같아진다.
Järvinen으로 부터 재현된 사진. 2002년 허가.

따라서 근막은 기계적인 공급과 수요에 따라 반응하고 울프의 법칙을 따른다. 섬유아세포는 필요한 경우 콜라겐을 더 많이 만들어 내기도 하고 콜라겐을 먹어 없애는 효소인 콜라게나제

(collagenase)를 분비하기도 한다. 마치 세포 공공 사업부서처럼 콜라겐 매트릭스를 만들고, 없애고, 청소하는 형태의 활동은 조직에 주어지는 압력과 진동의 신호를 기반으로 한다.

특정 조건 하에서 섬유아세포는 근섬유아세포로 변형될 수 있다. 이것들은 구급차 역할을 한다. 당신이 다쳤을 때, 그들은 염증 반응을 증가시키는 사이토카인을 생산하는 손상 부위로 치밀해지는 형태를 만든다(Baum & Duffy 2011). 근섬유아세포는 또한 정상적인 섬유아세포보다 훨씬 수축성이 있다. 따라서 상처가 열려 있으면 세포 수준에서 상처를 닫을 수 있다.

더 놀라운 것은 섬유아세포가 별개의 세포가 아니라는 것이다. 그것들은 네트워크로 상호 연결되어 있다(Langevin 등. 2004).

그 외의 세포들 (Other Cells)

근막은 T 세포, 비만 세포, 대식세포, 림프구 및 지방 세포를 포함하고 또한 최근에 발견된 텔로사이트(Telocytes)를 포함한다(Bei 등. 2015, Cretoiu 등. 2016).

텔로사이트 (Telocytes)

새로운 세포가 이 시대에 발견될 수 있다고 상상하기는 어려울 것 같지만 사실 발견되었다. 그것은 텔로사이트(Telocytes)라고 불리며 이 책을 쓰는 동안 발표가 되었다. 근막 어디에서나 존재하는 텔로사이트는 줄기세포의 유지, 조직의 복구 및 면역기능과 같은 많은 생리적 과정에 필수적인 기계감수성세포이다. 텔로사이트는 커뮤니케이터(연결하는 자)이며, 텔로사이트에서 나오고 가까운 곳으로 정보를 운반하는 세포 외 소포체(EVs)를 통해 정보와 유전 물질을 공유한다.

이와 같이 텔로사이트의 주요역할은 세포들 사이의 신호 전달이며, 근막이 신체 전반의 세포 신호 네트워크를 형성한다는 아이디어에 대한 일부 신빙성을 부여한다(Langevin 2006, Oschman 2003).

세포 외 소포체는 암, 신경 퇴행성 및 심혈관 질환과 같은 질병에도 중요한 역할을 한다고 여겨진다. 또 다른 흥미로운 특징은 텔로사이트가 환경에 적응하고 위치에 따라 외적형질을 변화시키는 능력이다.

새로운 발견과 더불어 아직 수집해야 할 많은 정보와 관련성을 이해할 수 있는 새로운 데이터들이 필요하다. 텔로사이트 연구는 재생 의학 연구의 선구자가 될 것으로 보인다.

근막의 기초 3

지금까지 이 모든 것들에 대한 이해를 하였다. 예를 들면, 근막적인 관점에서는 모든 것이 분리되어 있으면서 상호 연결되어 있다. 그러나 피부 아래의 현실은 그렇게 간단하지 만은 않다. 사실 그것은 아주 복잡할 수도 있다.

내시경 아래에서 (Under the endoscope)

프랑스 보르도시 외곽에 아키텐 손 연구소(The Aquitaine Institute of the Hand)라는 건물이 있다.

그것은 평범하고 눈에 띄지 않는 건물이어서 처음에 내가 그곳에 있었을 때 나는 그곳을 아무 생각없이 지나쳤다-그리고 그 다음번에도 그곳을 계속 지나쳐서 운전했다 -이것은 나와 김베르토(Guimberteau) 박사의 만남을 늦게 만들었다.

나는 2007년 첫번째 근막 연구 회의에서 김베르토(Guimberteau)박사를 만났다. 그는 획기적인 근막에 대한 연구를 발표했다. 나는 김베르토(Guimberteau) 박사를 만난 후 그가 가는 방향과 내가 가고자 하는 방향이 서로 같음을 알게 되었다.

힘줄 이식을 전문으로 하는 외과의사인 김베르토(Guimberteau) 박사는 힘줄이 서로 어떻게 움직이는지 더 잘 이해하기 위한 연구를 시작하였다. 일반적인 내시경 카메라의 배율은 25배이지만 65배가 가능한 내시경 카메라를 사용하여 생체 근육 시스템의 첫 번째 생체 내 사진과 비디오를 제작했다(그림 1.11).

그는 처음으로 신체 내부의 살아있는 근막 시스템에 대한 사진과 비디오를 촬영했다(그림 1.11). 그는 그가 보고있는 것을 이해하지 못했다. 왜냐하면 해부학 서적과 사체 실험은 이를 매우 간단한 선으로 표현하였기 때문이다. 김베르토(Guimberteau) 박사는 선으로 이루어 지지 않은 것을 발견했다. 이것은 무질서하고 혼란스러워 보였다. 그의 데카르트식 사고로는 카오스와 효율성이 매우 완벽하게 공존할 수 있는것이 처음엔 논리적이지 않아 보였다. 그러나 그것에 기죽지 않고 김베르토(Guimberteau) 박사는 그것을 이해하고 탐구하는데 그의 삶을 헌신하였다.

무엇보다도 그는 그 모든 것의 연속성에 매료당했다.

근육, 힘줄, 또는 동맥과 정맥 구조물 주위와 지방 세포를 둘러싸고 있는 구조물 주위에서도 조직의 연속성은 깨지지 않는다. 이러한 구조는 모두 동일한 방식으로 형성되고 연속적으로 연결된다. 우리는 피하조직[표피, 진피, 근육]내에서 동일한 조직의 연속성을 발견했다.

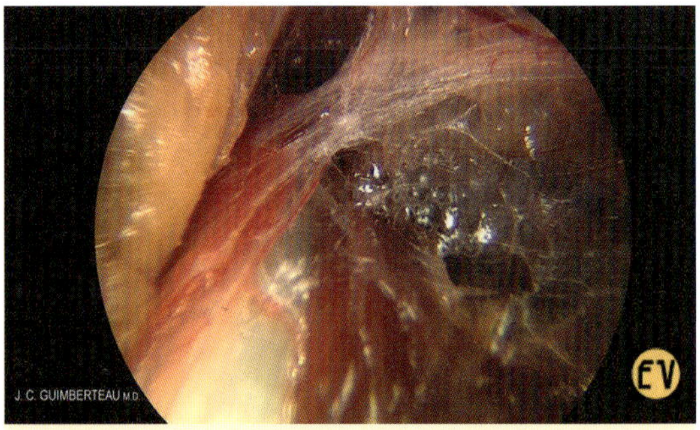

그림 1.11
몸에는 빈 공간이 없다. 가능한 모든 공간이 사용되어 진다(5 x).
Endovivo Productions와 J.-C. Guimberteau M.D. 의 허락 하에 재현함.

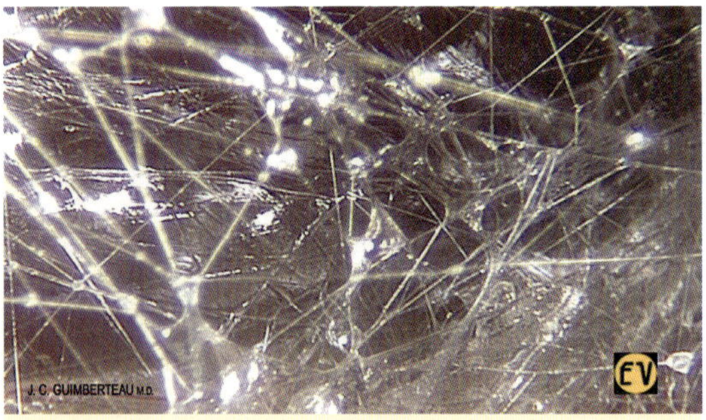

그림 1.12
온몸 구석구석에 섬유의 세계가 존재한다(65 x).
Endovivo Productions와 J.-C. Guimberteau M.D. 의 허락 하에 재현함.

중층(stratified layers), 시트 계층(hierarchical layers of sheaths,), 층판이나 지층(lamellae and strata)으로 생체의 물질이 구성된다는 개념은 초정밀 내시경 카메라로만 분류할 수 있기에 기능 해부학을 연구하는 해부학자들에겐 흥미로운 내용이 아닐 수 있다. 하지만 구조물들이 서로 다른 색깔, 모양일지라도 모두 연결되어 있다. 이것은 전체적인 조직에 대한 개념이다.

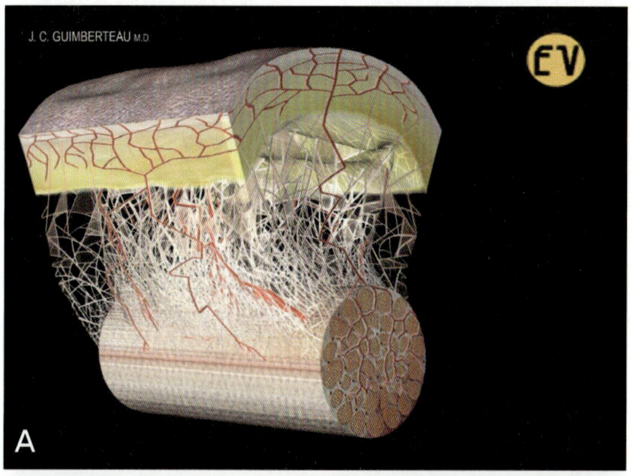

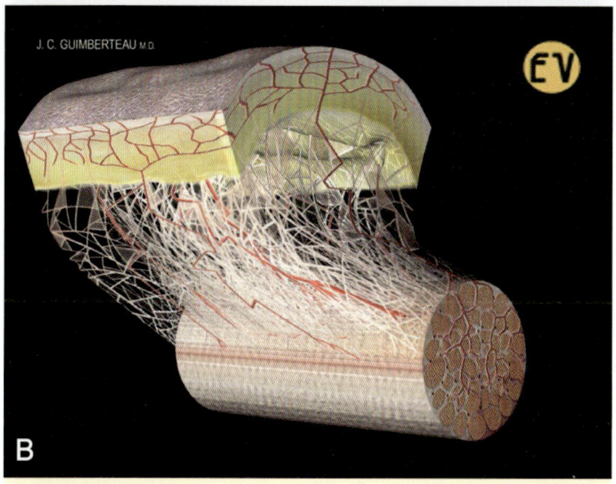

그림 1.13
슬라이딩 시스템의 컴퓨터 다이어그램은 끊김없는 연속성을 보여준다.
Endovivo Productions와 J.-C. Guimberteau M.D. 의 허락 하에 재현함.

여기에 화려하고 새로운 원섬유의 세계가 있다. 이는 순간에 발생되는 긴장을 토대로 맑은 빛을 내는 섬유가 지속적으로 변화하고 재형성되는 아주 아름다운 프랙탈(fractal) 영역이다(그림 1.12). 그러나 근막섬유의 일정한 패턴이 전혀 없는 상황에서도 인접 구조의 효율적인 이동과 활주를 허용한다는 것은 의심의 여지가 없다(그림 1.13).

김베르토 박사는 이 슬라이딩 시스템을 복합 미세액포 콜라겐 흡수 시스템(Multimicrovacuolar Collagenic Absorbing System) 이라고 이름지었다. 미세액포(Microvaculoes)는 10~100 마이크로 미터 길이의 미세섬유에 의해 형성된다(참고: 1 마이크로미터는 백만분의 1미터이다). 이 미세섬유는 주로 콜라겐 1형과 3형으로 미세액포를 둘러싸는 다면체 모양을 만든다(그림 1.14). 미세액포는 글루코사미노글리칸(GAG) 젤로 채워져 있다.

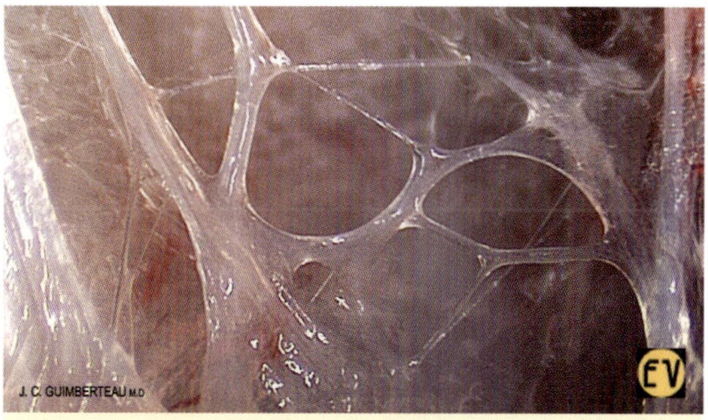

그림 1.14
미세액포(Microvaculoe): 불규칙한 다면체 단위 체적(130 x)을 형성하는 3차원적 원섬유의 부착점.
Endovivo Productions와 J.-C. Guimberteau M.D. 의 허락 하에 재현함.

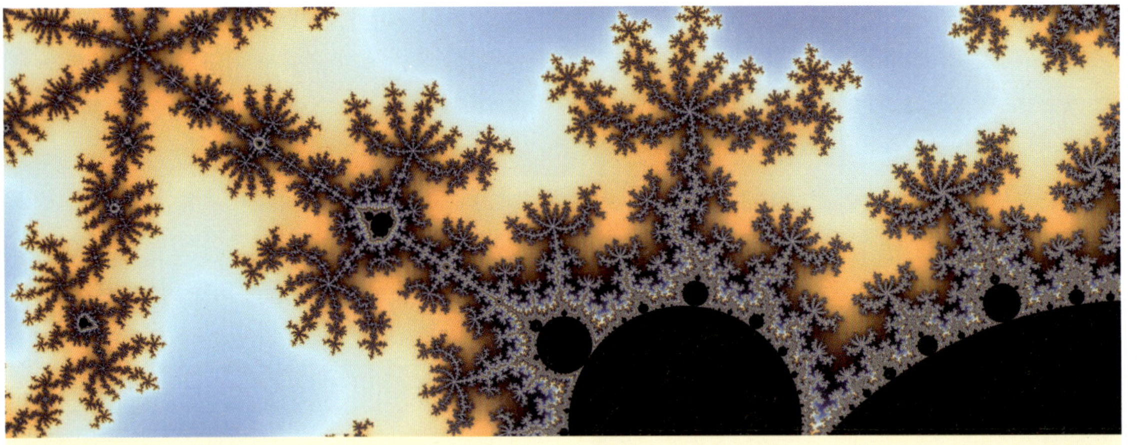

그림 1.15
작은 부분이 전체 이미지 패턴에 반영되는 일반적인 프랙탈.
Creative Co mmos(https://creativeco mmons.org/licenses/by-sa/4.0/)의 허락을 얻어 게재함.

눈송이와 마찬가지로 동일한 모양의 미세액포는 존재하지 않지만, 기하학적으로 그것들의 모양은 도형이다(그림 1.15). 프랙탈은 외형적으로 끝이 없는 패턴이며, 일반적으로 가장 작은 부분조차도 전체의 모양을 반영한다. 이 속성을 자기 유사성이라고 한다. 조개껍데기와 눈송이는 프랙탈이다. 기하학에 국한되지 않고 프랙탈 패턴은 소리에서도 발견되었으며, 일부 이론가들은 프랙탈이 시간에 따른 과정을 묘사한다고 제안한다.

프랙탈 수학은 무작위 패턴을 보이는 구조를 모델링하는데 아주 유용하다. 예를 들면, 해안선의 침식, 결정 성장, 유체의 난기류, 심지어 은하계의 형성처럼 이 모든 것에 고유의 내적인 질서가 있다.

우리는 세포를 둘러싸고 있는 환경을 완전히 무시한 채 세포를 연구하는데 많은 시간을 보냈다. 우리는 그동안 다양한 종류의 많은 나무들을 발견하고 각각의 이름을 지어왔지만, 마침내 이제 숲을 볼 수 있게 되었고 그 숲에는 전혀 다른 우주가 존재한다는 사실을 알게 되었다.

이제 우리는 인체가 구조화되어 있다고 생각하는 방식을 다시 생각해 볼 때이다.

References

Adstrum S(2014) Fascial eponyms may help elucidate terminological and nomenclatural development. J Bodywork Mov Ther. July; 19(3) 516-525.

Ahn A C and Grodzinsky A J(2009) Relevance of collagen piezoelectricity to "Wolff's Law": A critical review. Med Eng Phys. September; 31(7) 733–741.

Bei Y, Wang F, Yang C and Xiaoa J(2015) Telocytes

in regenerative medicine. J Cell Mol Med. July; 19(7) 1441–1454.

Baum J and Duffy H S(2011) Fibroblast and myofibroblasts: What are we talking about? J Cardiovasc Pharmacol. April; 57(4) 376–379.

Cretoiu D, Xu J, Xiao J and Cretoiu S M(2016) Telocytes and their extracellular vesicles—Evidence and hypotheses. Int J Mol Sci. August; 17 1322.

Findley T W and Schleip R(eds)(2007) Introduction. Fascia Research: Basic Science and Implications for Conventional and Complementary Health Care. Munich: Elsevier Urban and Fischer, p. 2.

Garfin S R, Tipton C M, Mubarak S J et al.(1981) Role of fascia in maintenance of muscle tension and pressure. J Appl Physiol Respir Environ Exerc Physiol. August; 51(2) 317-320.

Grinnell F(2007) Fibroblast mechanics in threedimensional collagen matrices(DVD recording). First International Fascia Research Congress, Boston, Mass. [Online] Available: http://www.fasciacongress.org [Mar 2, 2017].

Guimberteau J-C(2013) An interview with Dr. Jean-Claude Guimberteau [Online]. Available: http://true.massage-research.com/2013/01/an-interview-with-drjean-claude.html [June 19, 2017].

Huijing P A(2009) Epimuscular myofascial force transmission: A historical review and implications for new research. International Society of Biomechanics Muybridge Award Lecture, Taipei, 2007. J Biomech. January; 42(1) 9.

Huijing P A, Maas H and Baan G C(2003) Compartmental fasciotomy and isolating a muscle from neighboring muscles interfere with myofascial force transmission within the rat anterior crural compartment. J Morphol. March; 256(3) 306–321.

Järvinen TA, Józsa L, Kannus P et al.(2002) Organization and distribution of intramuscular connective tissue in normal and i mmobilized skeletal muscles. An i mmunohistochemical, polarization and scanning electron microscopic study. J Muscle Res Cell Motil. 23(3) 145–154.

Jiang H and Grinnell F(2005) Cell–matrix entanglement and mechanical anchorage of fibroblasts in three-dimensional collagen matrices. Mol Biol Cell. November; 16, 5070–5076.

Juhan D(2003) Job's Body, 3rd edn. Barrytown, New York: Barrytown/Station Hill Press Inc.

Kirkwood J E and Fuller G G(2009) Liquid crystal collagen: A self-assembled morphology for the orientation of ma mmalian cells. Langmuir(ACS Publications). February; 25(5) 3200–3206.

Kumka M and Bonar J(2012) Fascia: A morphological description and classification system based on literature review. J Can Chiropr Assoc. September; 56(3) 179–191.

Kwong E H and Findley T W(2014) Fascia—current knowledge and future directions in physiatry: Narrative review. J Rehabil Res Dev. 51(6) 875–884.

Langevin H M(2006) Connective tissue: A body-wide signaling network? Med Hypotheses February 66(6) 1074–1077.

Langevin H M, Cornbrooks C J and Taatjes D J (2004) Fibroblasts form a body-wide cellular network. Histochem Cell Biol. July; 122(1) 7–15.

Langevin H M, Stevens-Tuttle D, Fox J R et al.(2009) Ultrasound evidence of altered lumbar connective tissue structure in human subjects with chronic low back pain. BMC Musculoskelet Disord.December; 10, 151.

Lindsay M(2008) Fascia: Clinical Applications for Health and Human Performance. Clifton Park, New York: Delmar.

Lodish H, Berk A, Zipursky S L et al.(2000) Molecular Cell Biology, 4th edn. New York: W H Freeman.

Maas H and Sandercock T G(2010) Force transmission between synergistic skeletal muscles through connective tissue linkages. J Biomed Biotechnol February Volume 2010 ID 575672.

Matteini P, Dei L, Carretti E et al.(2009) Structural behavior of highly concentrated hyaluronan. Biomacromolecules. June; 10(6) 1516–1522.

Nelson M and Wernick S(2005) Strong Women Stay Young. Bantam Press.

Oschman J(2003) Connective tissue as an energetic and informational continuum. Structural Integration. August; 31(3) 5–15.

Rutkowski JM and Swartz M A(2007) A driving force for change: interstitial fluid flow as a morphoregulator. Trends Cell Biol. Ja; 17(1): 44–50.

Schleip R(2005) Active fascial contractility: Fascia may be able to contract in a smooth muscle-like manner and thereby influence musculoskeletal dynamics. Med Hypothesis. 65(2) 273–277.

Schleip R and Klingler W, Lehmann-Horn F(2006) Fascia is able to contract in a smooth muscle-like manner and thereby influence musculoskeletal mechanics. J Biomech. 39(Supplement 1) S488.

Stecco C(2015) Anatomy consensus in nomenclature. 2015 Fascia Research Congress Video Content. [Online] Available: http://www.fasciacongress.org/2015/conference/dvd-recordings-and-books/2015-videocontent/ [Mar 2, 2017].

Stecco C and Schleip R(2016) A fascia and the fascial system. J Bodywork Mov Ther. January; 20(1) 139–140.
Stecco C, Stern R, Porzionato A et al.(2011) Hyaluronan within fascia in the etiology of myofascial pain. Surg Radiol Anat. December; 33(10) 891–896.

Taylor R E, Zheng C, Jackson R P et al.(2009) The phenomenon of twisted growth: Humeral torsion in dominant arms of high performance tennis players. Comput Methods Biomech Biomed Engin. February; 12(1) 83–89.

van der Wal J(2009) The architecture of the connective tissue in the musculoskeletal system – an often overlooked functional parameter as to proprioception in the locomotor apparatus. Int J Ther Massage Bodywork. December; 2(4) 9–23.

Varela F J and Frenk S(1987) The organ of form: Towards a theory of biological shape. Journal of Social Biology and Structure. 10(1) 73–83.

Vleeming A(2011) Co mment made by Vleeming in symposia where this author was also presenting. September, 2011, Manchester, UK.

Vuokko K(2002) Intramuscular extracellular matrix: Complex environments of muscle cells. Exerc Sport Sci Rev. 30(1) 20–25.

Williams P(ed.)(1995) Gray's Anatomy: The Anatomical Basis of Medicine and Surgery, 38th edn. Edinburgh, UK: Churchill Livingstone, p. 75.

Yao W, Li Y, Ding G(2012) Interstitial Fluid Flow: The Mechanical Environment of Cells and Foundation of Meridians. Evid Based Complement and Alternat Med. 2012 853516.

Yucesoy C A(2010) Epimuscular myofascial force transmission implies novel principles for muscular mechanics. Exerc Sport Sci Rev. July; 38(3) 128–134.

Further reading

Blechschmidt E(2004) The Ontogenetic Basis of Human Anatomy: A Biodynamic Approach to Development from Conception to Birth. Berkeley, California: North Atlantic Books.

Chaitow L(ed.)(2014) Fascial Dysfunction. Edinburgh, UK: Handspring Publishing.
Chila A(Executive Editor)(2011) Foundations of Osteopathic Medicine. Baltimore & Philadelphia: Lippincott Williams & Wilkins.

Guimberteau J-C and Armstrong C(2015) Architecture of Human Living Fascia: The extracellular matrix and cells revealed through endoscopy. Edinburgh, UK: Handspring Publishing.

Kovanen V(2002) Intramuscular extracellular matrix: Complex environments of muscle cells. Exercise & Sport Science Reviews. January; 30(1) 20–25.

Krauss L(2012) A Universe From Nothing: Why There is Something Rather Than Nothing. New York, NY: Atria/Simon & Schuster.

Myers T W(2014) Anatomy Trains: Myofascial Meridians for Manual and Movement Therapists, 3rd edn. Edinburgh, UK: Elsevier.

Schleip R, Findley T W, Chaitow L and Huijing P A (eds)(2012) Fascia: The Tensional Network of the Human Body. Edinburgh, UK: Churchill Livingstone Elsevier.

Pischinger A(2007) The Extracellular Matrix and Ground Regulation: Basis for a Holistic Biological Medicine. Berkeley, California: North Atlantic Books.

Stecco C(2015) Functional Atlas of the Human Fascial System. Edinburgh, UK: Churchill Livingstone Elsevier.

근막, 텐세그리티, 세포

(Fascia, tensegrity and the cell)

2장

Chapter 2

"기능과 구조는 다른 것이 아니다. 기능과 구조는 동전의 양면과도 같다. 만약 구조가 기능적 부분을 설명하지 못한다면, 그것은 우리가 구조에 대해 잘못 이해하고 있는 것을 의미한다"

– 앤드류 테일러 스틸(Andrew Taylor Still, 1899)

서문 (Introduction)

왜 인체에 관한 모든 다큐멘터리는 "인체는 지금까지 만들어진 가장 복잡한 기계인가?" 라는 질문으로 시작할까? 인체는 아주 복잡하기는 하지만 기계가 아니다. 인체는 생물학적이며, 스스로 조절 가능한 유기체라는 것을 부인할 수 없다. 인체는 물질로 이루어져 있고, 단일세포에서 배아까지 성장한 다음 성체로 성장하는 시스템과 프로세스를 가지고 있다.

독일, 울름(Ulm)에 방문하면 1700년대의 놀랍도록 우아한 팔다리를 볼 수 있다(그림 2.1).

우리는 항상 본능적으로 잃어버린 것을 대체할 무언가가 필요했던 것 같다. 그리고 기술이 발전함에 따라 교체하는 부품의 정교함도 향상되었다. 하지만 인간의 몸을 대체되거나 업그레이드 될 수 있는 부속들의 집합체로 생각하는 것이 위험한 것은 아닐까?

차에 대해 잘 알지 못하거나 아님 재정적인 어려움으로 인해 자신의 차 수리를 미룬 적이 있는 사람이라면 내가 여기서 무슨 말을 하고자 하는지 알고 있을 것이다. 수리를 오래 미루다 보면 단순한 부품만 교체하면 해결될 문제가 더 복잡해지고 차량의 다른 부품의 손상이나 불안정한 시스템의 영향으로 더 많은 비용이 발생되는 수리 작업이 되기도 한다. 또 어쩌면 환자(자동차)가 이식을 거부할 수도 있다. 한번은 자동차에 필수적인 기관인 변속기를 교체한 적이 있었는데, 이는 내 차가 수술을 받아야 하는 것을 내가 자꾸 미루었기 때문이었다. 나의 외과 의사(그러니까 기술자)는 내게 이것은 조립된 변속기이며 6개월 이상 지속되지 않을 수도 있다고 경고했다. 그리고 얼마 지나지 않아 결국 차를 바꿔야 했다.

당신들과 마찬가지로, 나는 필요한 수술을 받았거나 곧 수술을 받을 예정인 환자들을 치료해 왔다. 또는 미래에 있을 수 있는 수술을 지연시키거나 현재의 기능을 개선하기 위해 일해 왔다. 이러한 일이 가치 있는 일이긴 하지만, 우리가 무릎관절과 엉덩관절을 인공관절로 대체가 가능하고, 간과 심장을 이식할 수 있고, 이런 일들을 상대적으로 효율적이고 합리적이면서 예측 가능한 결과를 가져오는 시대에 살고 있다는 것은 멋진 일이다.

나는 또한 '나이가 들면 어쩔 수 없다'는 이유로 결국, 무릎관절이나 엉덩관절을 인공관절로 대체

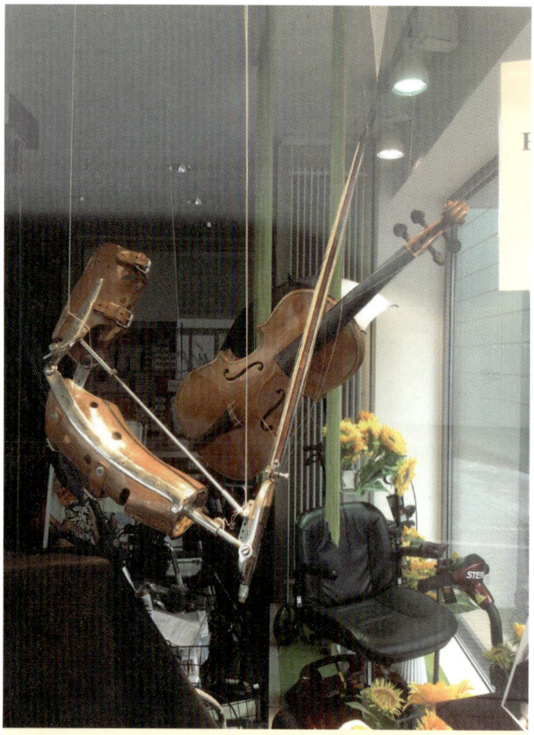

그림 2.1
1700년대의 의수모형.
(작가 사진)

해야 한다는 사실에 체념한 환자들을 치료해 왔다. 이상하게도 88세까지 건강하게 사시고 돌아가신 나의 할머니에게는 그런 일이 일어나지 않았다. 물론 나의 할머니가 젊어서 힘들거나, 강도 높은 일을 하지는 않으셨지만, 할머니는 어떠한 심각한 근골격계 질환도 앓지 않고 돌아가셨다.

또한, 나는 교체한 인공관절에 장애가 있거나, 제대로 작동하지 않거나, 보강을 위한 재수술을 받은 환자를 치료해 왔다. 이들에게는 의도하지 않은 통증 및 부작용이 있었고, 여러 번의 정형 외과 수술을 받아도 증상에 따른 통증이 완화되지 않는 환자들이 더 많았다. 그렇다면 이런 사람들에게는 무엇이 잘못된 것일까? 교체한 부품이 제대로 작동하지 않는 이유는 무엇일까? 이런 경우에 우리는 어떻게 해야 할까?

그리고 척추 유합술과 척추 감압술을 동시에 받은 환자가 척추 감압술을 받은 환자보다 임상적인 이득이 없다는 최근 연구(Försh 등, 2016)를 고려한다면 우리는 무엇을 해야 하나?

수술 후 적절한 시간 안에 무릎 인공관절을 110°까지 구부리는 것은 기계적으로 중요하지만, 어떻게 도달하는지, 신체가 전체적으로 어떻게 작용해야 하는지 또한 중요하다. 무릎을 110°까지 구부릴 수 있다는 것이 조직의 유연성 또는 다리 전체 회복력의 지표는 아니다. 나의 경험에 의하면, 흔히 인공관절의 윗부분(upstream) 또는 아랫부분(downstream)에 치료를 적용하는 것이 더 빠른 결과를 나타낸다.

우리가 치료 중에 자주 실패하는 이유는 회복과정에서 신체를 완전히 통합하지 않고, 몸이 마치 정확하게 선처럼 움직일 것을 기대하는 것이다. 이런 생각을 흔하게 하는데 그렇게 되지 않는 경우, 많은 치료사나 의사들은 합리적인 대안을 찾기보다 환자를 나무라기 시작한다.

우리는 어쩌다 이렇게 되었을까?

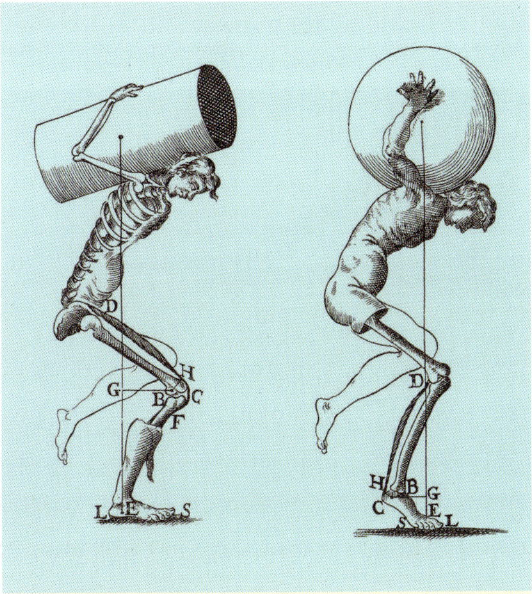

그림 2.2
보렐리의 레버맨, De Motu Animalium 삽화(동물의 움직임,1680).
알라미 스톡 포토로부터 사진을 허가받고 재구성.

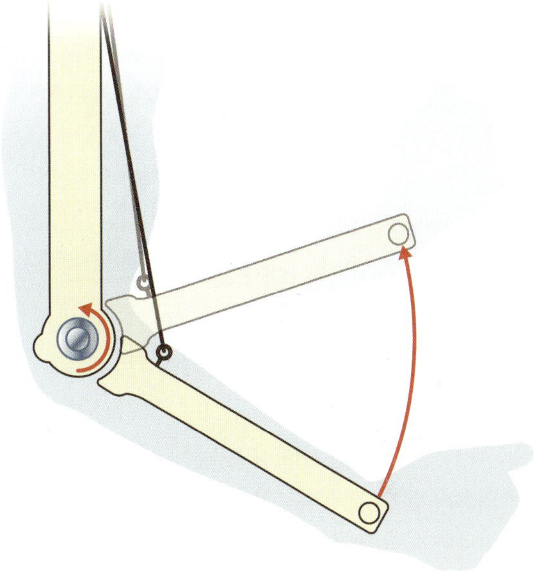

그림 2.3
간단한 레버와 도르래로 표현한 인간의 팔꿈치.

생체 역학의 기원
(The origins of biomechanics)

1680년도에 생체역학의 아버지인 조반니 알폰소 보렐리(Giovanni Alfonso Borelli)는 '동물운동에 관하여 1편(De Motu Animalium I)'을 출간했다. 이 책에서 보렐리는 인간과 동물의 몸을 빔, 도르래, 그리고 레버의 복잡한 시스템으로 작동하는 기계에 비유했고, 신체가 어떻게 기능하는지에 대한 그의 이론을 증명하기 위해 수학을 사용했다(그림 2.2). 여러 물리치료 교과서에서 사람의 팔꿈치를 단순한 지렛대와 도르래로 표현하여 설명하는 사진을 볼 수 있다(그림 2.3). 나는 표면적으로 단순하고 기능적인 디자인에 대해서는 논하지 않겠다. 하지만, 예를 들어 역도를 하는 동안 혹은 어린 아이를 들어올릴 때, 팔꿈치 관절에 하중이 걸리면 어떻게 될까?

먼저, 손가락이 하중을 잡기 위해 굽힘을 한다. 손목의 작은 뼈들은 고정되고, 팔꿈치 관절의 인대가 결합되며, 팔, 어깨, 그리고 목을 구성하는 다양한 근육과 근막이 연결된다. 그런 다음, 허리를 굽히고 하중 크기에 따라 무릎을 구부리거나 엉덩이를 구부리는 방법을 추가한다. 우리가 이 정도로 복잡한 움직임의 수준에 도달하면, 안정성과 움직임 사이의 관계는 여러 사람이 줄을 지어 춤을 추는 라인 댄스를 할 때 호흡을 맞추는 파트너들보다 더 빨리 반응하기 시작한다.

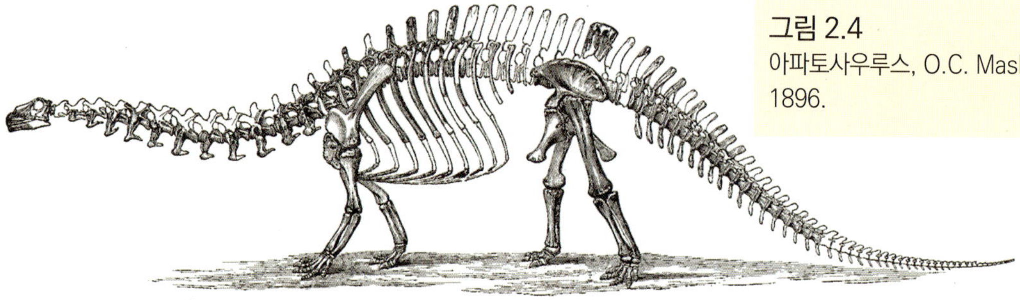

그림 2.4
아파토사우루스, O.C. Mash 삽화, 1896.

부하가 걸린 손목 관절의 상태를 두고 좀 더 간단하게 얘기해 보자. 일반적으로 생각할 때 손목에 더 이상 하중이 가해지지 않을 때까지 손목 관절의 8개 뼈가 일시적으로 융합된다. 무거운 것을 집어 들고, 확실히 그렇게 작용하고 있는지를 느낄 수 있다. 그러니 이것은 맞는 설명이다. 그렇지 않은가?

하지만, 사실 그건 틀린 얘기다. 쉽게 말하면, 위에서 언급한 일이 일어나기 위해 발생되는 필요한 힘은 인대와 근육을 찢어지게 하고, 손목뼈를 부수고, 에너지를 소모시킬 것이다(Levin 2011). 그리고 이로 인해 시스템 전체에 장애가 발생될 수 있다.

이러한 잘못된 추측을 하게 되는 이유는 신체가 마치 기계의 한 요소와 같은 기능을 할 것 이라는 생각 때문이다. 고전 물리학 법칙들이 물체를 이용한 실험을 통해 성립 되면서 우리는 이러한 법칙들을 살아있는 생명체의 시스템에 적용해 왔고, 물체들과 같은 방식으로 신체가 작용하기를 기대해 왔기 때문이다.

예를 들면, 응력–변형 곡선(Stress–strain curve)은 응력(물체에 가해지는 힘의 양)이 어떻게 변형률과 직접적이고 선형적인 관계를 갖는지, 즉 스트레스를 받는 물체가 얼마나 변형되는지를 보여준다. 카라멜 또는 비슷한 점성의 물질을 잡아당긴다고 생각해 보면 알 수 있다. 하지만, 우리 생물학적 유기체는 스트레스 또는 부하를 받을 때 더 강해질 수 있고, 유기체의 특정 부분이 부하를 받는 동안 경직될 수 있다는 것을 알고 있다. 뼈와 힘줄은 하중에 의해 스트레스를 받을 때 많은 양의 에너지를 저장할 수 있고 마치 스프링과 같이 훨씬 더 많은 힘으로 그것을 되돌려 줄 수도 있다(Biewener 1998, Kawakami 등. 2002).

마찬가지로, 갈릴레오의 제곱-세제곱 법칙(Square-Cube Law)은 고층건물이 무너지지 않게 하며, 건물이 커질수록 짓기 어려운 이유를 이해하는 데 도움을 준다.

제곱–세제곱 법칙(Square–Cube Law)은 어떤 모양이 크기가 커지면, 그것의 부피는 표면적보다 더 크게 증가하는 것인데, 이 동일한 원리가 브론토사우루스(Brontosaurus; 공룡)에 적용되면, 이 불쌍한 공룡은 스스로 체중을 지지하지 못하고 쓰러지게 된다.

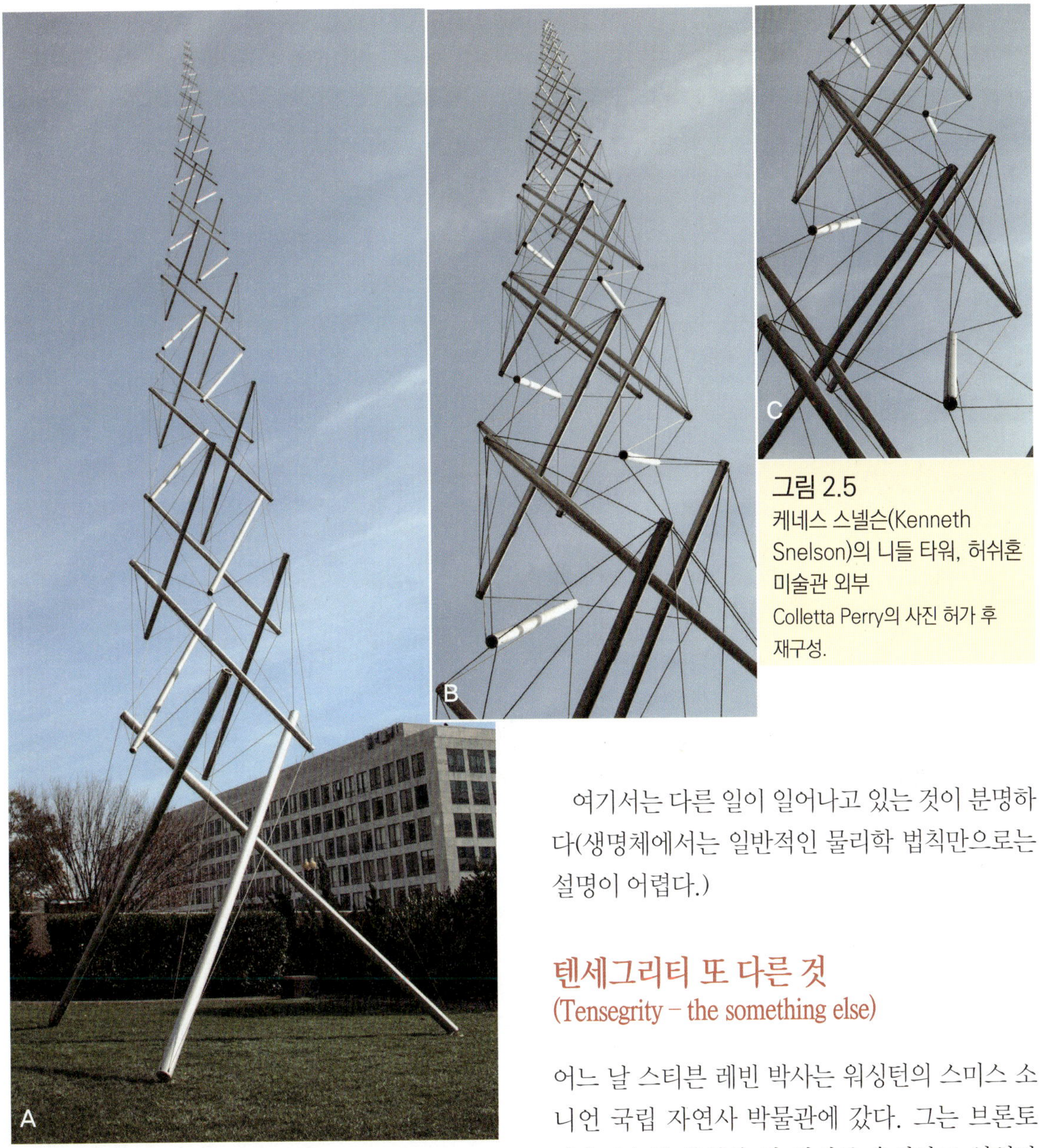

그림 2.5
케네스 스넬슨(Kenneth Snelson)의 니들 타워, 허쉬혼 미술관 외부
Colletta Perry의 사진 허가 후 재구성.

결국, 제곱-세제곱 법칙(Square-Cube Law)은 건축물을 짓는데 적용을 할 수 있지만, 생물학적 유기체를 설명하기에는 적절하지 않다고 여겨진다.

여기서는 다른 일이 일어나고 있는 것이 분명하다(생명체에서는 일반적인 물리학 법칙만으로는 설명이 어렵다.)

텐세그리티 또 다른 것 (Tensegrity – the something else)

어느 날 스티븐 레빈 박사는 워싱턴의 스미스 소니언 국립 자연사 박물관에 갔다. 그는 브론토 사우르스의 화석화 된 뼈대를 응시하고 있었다(그림 2.4). 아니면 아파토 사우루스였나? 과학은 여전히 이들에 대해 알아내려고 노력 중이다(Choi 2015).

어쨌든, 레빈 교수는 이 공룡의 15미터에 달하는 긴 목과, 경흉추부와 다리 뼈의 크기를 고려해 볼 때 이렇게 크고 복잡하고, 솔직히 말해서 터무니 없게 느껴지는 생물의 생체 역학이 빔, 도르래, 그리고 레버 모델과 같은 것들로 설명되는 고전적인 물리학만으로는 설명될 수 없다는 결론에 도달했다. 레빈 교수는 공룡의 골격에서 그것을 느꼈을 것이다.

성공적인 정형 외과 의사였던 레빈 박사는 갑작스런 발견으로 인해 크게 혼란스러웠다. 그것은 인간의 몸이 어떻게 구성되고 어떻게 작용하는지에 대해서 그가 배운 모든 것들에 대한 의구심을 가지게 했다. 만약 모든 것이 잘못되었거나, 지나치게 단순화되었다면, 더 이상 수술을 할 이유가 없는 것은 아닐까?

그는 망연자실하여 밖을 거닐었다. 그러나 우연히 그의 발길을 갑자기 멈추게 한 조각물이 있었다.

니들 타워(Needle tower, 그림 2.5)라고 알려진 조각물은 그의 머리를 혼란스럽게 한 공룡의 크

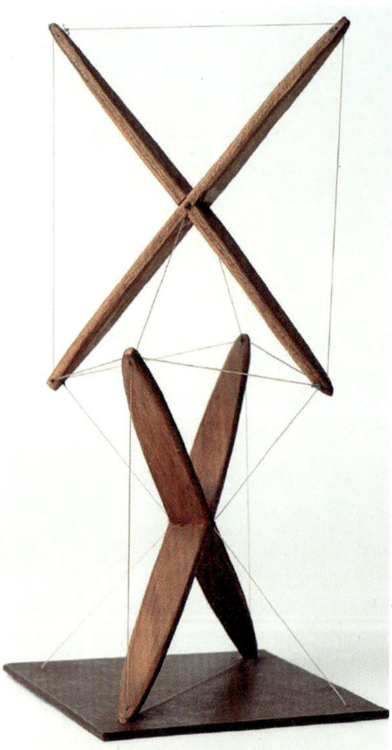

그림 2.6
초기 X-piece, 1948, 나무와 나일론, 케네스 스넬슨의 조각품.
Reproduced with permission.

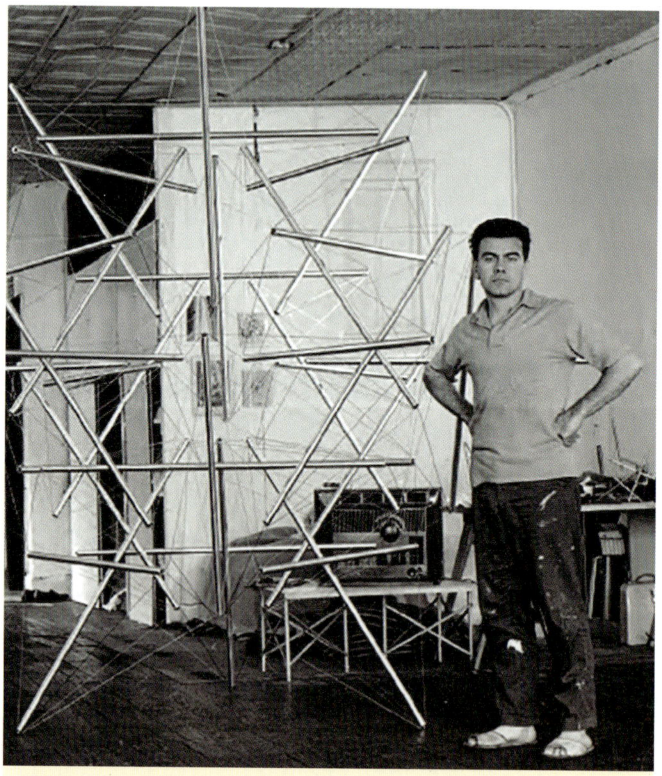

그림 2.7
케네스 스넬슨, 텐세그리티 조각물과 함께 그의 작업실에서, 1960.
Reproduced with permission.

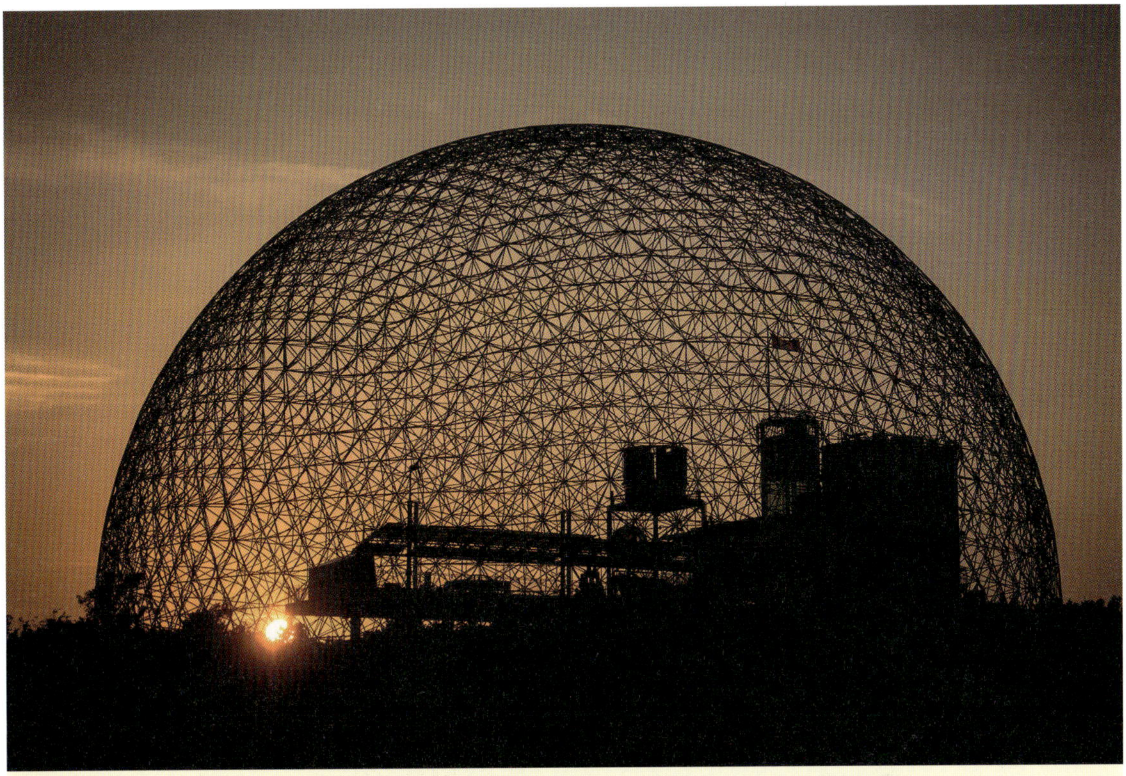

그림 2.8
벅민스터 풀러(Buckminster Fuller)가 1967년 몬트리올 엑스포 미국관 앞에 설계한 지오데식 돔.
Courtesy of Guilherme Garcia and Creative Co mmons(https://creativeco mmons.org/licenses/by-sa/3.0/deed.en).

기와 비슷한 18.2미터 높이의 매우 큰 조각물이었다. 이 조각물은 오후 해가 비칠 때 반짝반짝 빛나는 알루미늄 막대로 만들어졌지만 레빈 박사의 주의를 끈 것은 이 거대한 구성체들 중 어느 것도 직접적으로 서로 연결되지 않았다는 점이다. 그것들은 두꺼운 와이어들끼리 인접한 네트워크에 의해 발생된 장력에 의해 고정되어 있었다. 이 와이어들은 조각물의 형태를 만들어, 수많은 알루미늄 막대들이 서로 균형과 대칭을 우아하게 이루게 해 주었다.

공학 용어로 이러한 구성을 프리스트레스(Prestress: 강철선을 넣어서 압축 응력을 주다)라고 한다.

이러한 형태는 구조물 전체에 걸쳐 안정을 주는 힘의 균형이 존재한다. 예술계에 이러한 구조물 중 떠있는 압축 조각(그림 2.6)이라는 것이 있는데 이는 인간 형태에 대한 레빈 박사의 개념을 영원히 바꾸어 주었다.

떠있는 압축 조각 상은 아티스트인 케네스 스넬슨에 의해 발명되었다(그림 2.7).

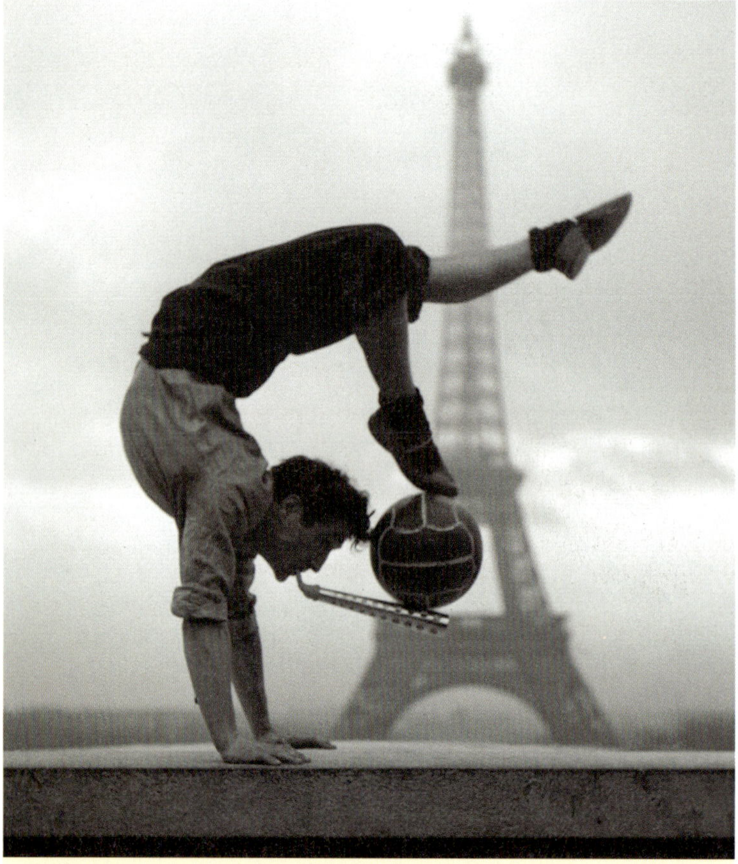

그림 2.9
1948년 1월 에펠탑 앞에서의 아크로벳.
Getty Images.

그는 학생이었을 때 처음으로 간단한 시제품을 만들어 자신이 가장 좋아하는 교수이면서 디자이너, 발명가, 작가 그리고 시스템 이론가인 버크민스터 풀러(Buckminster Fuller)에게 보여 주었다.

흥미롭게도, 그 시제품의 '떠있는 압축 조각' 이라는 용어는 사라졌다. 대신해서 생겨난 것이 '텐세그리티(Tensegrity)'라는 용어이며, 그것에서 유래된 것 중 가장 친숙한 풀러의 발명품은 지오데식돔(그림 2.8)이다.

유연하고, 인장 강도가 뛰어난 텐세그리티 구조는, 엄청난 힘을 견뎌 내고, 고유의 형태를 유지할 수 있다. '텐세그리티'는 '긴장(Tension)'과 '통합(Intergrity)'의 합성어이다. 풀러의 정의는 다음과 같다: '인접한 장력 요소와 불연속적인 압축 요소

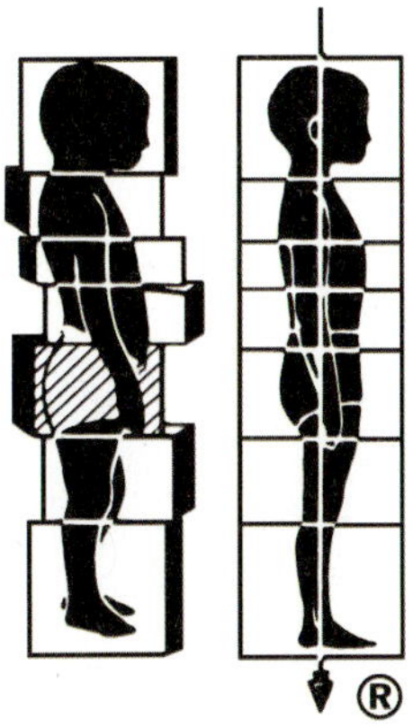

그림 2.10
롤핑연구소(Rolf Institute®) 구조통합의 모습.

를 사용해 각각의 요소들이 최대한의 효율로 경제적으로 작동할 수 있는 구조이다.'

텐세그리티의 정의는 엔지니어가 아닌 사람에게는 더 단순화될 수 있다. 스넬슨은 사실 이 용어에 대해 관심이 없어서 이것을 '아침 식사용 시리얼의 이름'에 비유했다(Snelson 2013). 텐세그리티에 대해 더 쉽게 생각할 수 있는 방법은 밀고 당기는 것이 서로 윈윈 관계를 맺고 있는 상태라고 이해하는 것이다(그림 2.9).

텐세그리티 구조의 또 다른 단순한 예는 풍선(풀러가 좋아하는 하나의 예)이다.

풍선을 보면, 풍선의 외부 표면은 풍선내부로 지속적으로 당겨지며 공기는 내부에서 불연속적으로 외부로 밀어낸다. 모든 힘이 풍선 전체에 분포되어 있으며, 이 때문에 풍선을 터뜨리기가 쉽지 않다는 것을 알고 있다(바늘 또는 갑작스러운 무거운 자극을 제외하고)

고전 물리학으로 다시 돌아가 보면 우리가 인간의 몸을 설명하기 위해 가지고 있는 모델들은 정사각형 모양의 디자인에 기초한 것을 알 수 있다. '손을 통한 근막 조절'에 기반을 둔 구조 통합치료인 롤핑연구소(Rolf Institute®)의 모델조차 그렇다(그림 2.10).

지금 당장, 여러분의 집이나 여러분이 있는 방을 보아라. 이것들은 정사각형 프레임 디자인의 예이다. 이러한 형태가 근본적으로 나쁜 설계는 아니지만, 중력에 저항하여 유지되기 위해서는 많은 지지대와 버팀목이 필요하다. 매우 딱딱한 정사각형 프레임 설계는 탄력성이 뛰어나지 않다(그림 2.11).

정사각형 프레임 디자인에는 스프링이 전혀 들어가지 않는다. 그러므로 되돌려 질 수 없다. 우리 인간의 부드러운 움직임에 대해 신께 감사 드린다.

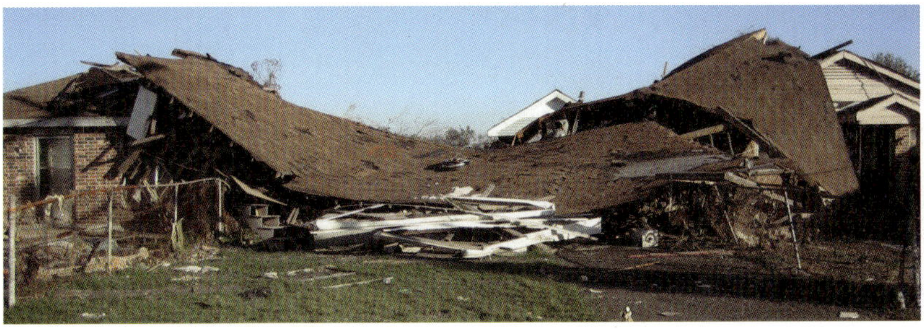

그림 2.11
카트리나 허리케인이 지나간 후 뉴 올리언스에 있는 한 주택.
Courtesy of Infrogmation and Creative Co mmons.(https://creativeco mmons.org/licenses/by/2.5/deed.en).

사각형의 형태들과 비교해 볼 때, 텐세그리티 구조의 본질적인 '구성 요소'는 전혀 블록이 아니다. 이것은 삼각형의 형태인데, 트러스(피라미드 모양을 생각해 보아라)라고 알려진 3차원 삼각형이다. 트러스 디자인의 독특한 점은, 사각형 틀과 달리, 전체 구조물에 걸쳐 고르게 변형을 분산시킨다는 것이다. 텐세그리티 구조가 압축되면 선형 응력–변형 곡선 없이, 구조물은 응력을 흡수한 다음 응력이 제거되면 원래의 형태로 돌아온다. 쉽게 말해 되돌려 지는 것이다.

세인트 루이스 아치(그림 2.12)를 설계한 건축가, 에로 사리넨(Eero Saarinen)은 텐세그리티 구조를 완전히 이해했다. 서반구에서 가장 높은 건축물이며, 정점이 192미터(630피트)로 솟아 있는데. 엄밀히 말해 텐세그리티 구조는 아니며, 외형적으로도 분명하지 않지만, 세인트 루이스 아치는 거대하고 속이 빈 트러스 구조물이다. 좀 더 구체적으로 말해서, 그것은 속이 빈 거대한 스테인리스 강철 트러스이며, 아치를 똑바로 세우기 위해 각각의 삼각형 조각이 서로 조금씩 다르게 맞물린 모습이다. 흥미롭게도, 이러한 트러스는 용접과 압축만이 아니라, '힘줄' 로써의 긴 강철 케

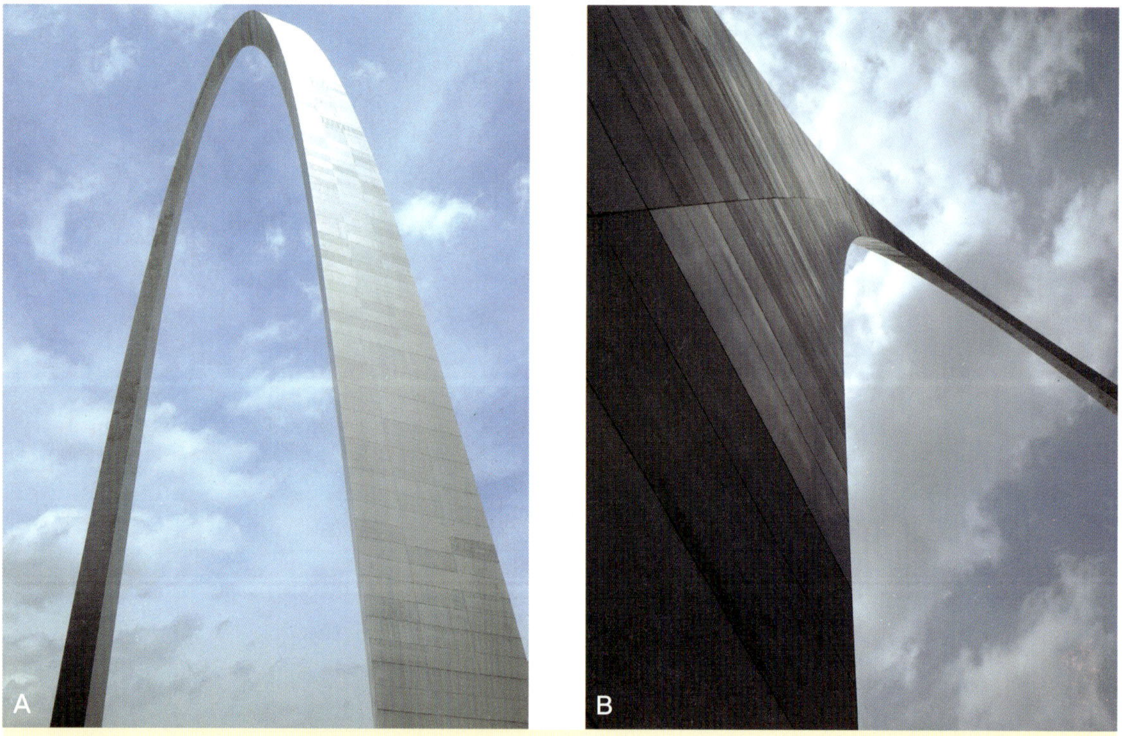

그림 2.12
세인트 루이스 아치.
(작가 사진)

이블의 장력에 의해서도 결합된다.

이 건축물은 놀랍게도 아치에 내진 설계가 되어 있다. 또한 어느 방향으로도 46cm 움직일 수 있는 탄성을 가지고 있고 초속 64m의 바람을 견더 낼 수 있다. 이 건축물은 우리가 생각 하는 것 보다 훨씬 더 많이 놀라울 정도로 탄성이 있어서, 탄력을 가지고 있는 우리의 몸과 비슷하다.

또 다른 예는 버크민스터 풀러에 의해 개발된 앞서 언급한 지오데식 돔이다(그림 2.8참조). 기술적으로 압축과 장력을 모두 견딜 수 있는 단단한 스트럿 프레임 워크를 사용하여 20개의 삼각형을 기반으로 설계되었고, 지오데식 돔의 스트럿은 서로 최대한 짧은 간격으로 연결되어 있다. 스트럿 또는 압축 부재 역시 삼각형(때로는 5각형 및 6각형)모양을 형성한다. 구조 요소들은 구조물의 각 '접합'이 고정된 위치에 유지되고 장력이 구조물 전체에 걸쳐 고르게 전달되어 안정성과 복원력을 높이도록 설계되어 있다.

엄밀히 말해서 '완전한' 텐세그리티는 아니지만, 그럼에도 불구하고 지오데식 돔은 텐세그리티 방식으로 회복력을 얻는다. 현대식 캠핑 텐트도 이런 종류의 설계를 사용하여 돔의 전체적인 안정성을 보장한다. 이 또한 하나의 텐세그리티 종류이다.

두번째 유형은 압력을 이겨낼 수 있는 구성요소가 긴장을 이겨내는 것과는 분리된 케네스 스넬슨의 떠있는 압축 조각의 순수한 형태로 돌아간다. 이러한 힘의 균형은 프리스트레스(prestress)라고 불리는 상태를 만들어 낸다. 프리스트레스는 구조물이나 몸에 내재된 기준 장력이다.

우리의 몸을 가장 근접하게 반영한 것은 프리스트레스 모델이다. 여기서 뼈는 불연속적인 압축을 견디는 스트럿이며, 결합 조직은 장력을 유지하는 케이블의 연결이다. 사실, 레빈 박사는 뼈와 뼈의 연결이 관절 표면에 압박을 주지 않고, 스넬슨의 조각 막대기처럼, 근막과 연관된 부드러운 조직 속에 떠 있다는 것을 발견했다.

다른 종류의 텐세그리티 구조물의 특징은 모든 구조물의 요소들을 통해 긴장이 지속적으로 연결된다는 것이다. 요컨대, 한 구역에서 긴장이 증가되면 그 증가된 긴장도가 전체로 전달된다는 것이다. 마찬가지로, 긴장이 감소되면 구조물의 전체적인 긴장도 줄어드는 것이다.

경험을 떠올려 보자. 당신은 어떤 특정 스트레스로 인해 몸 전체의 긴장이 올라가는 것을 느껴본적이 있는가? 그리고 그 스트레스가 감소되면 몸이 완전이 편안해 지는 것을 느껴 본적이 있는가? 이것은 과연 우연이었을까?

생물학적으로 언급하자면, 바이오텐세그리티(biotensegrity)는 신체의 206개의 뼈들(압축되고 있는 스트럿)이 근막, 인대, 힘줄의 장력(긴장성 요소)에 의해 중력의 힘에 반대하여 들어올려지고 있다고 말할 수 있다. 이러한 트러스 방식의 디자인은 고전 물리학의 형태보다 우리 인간의 신체 구조와 같이 끊임없이 복잡한 다각형의 형태를 반영한다(그림 2.13).

더욱이 탄소, 물분자, 단백질, 세포로 이루어진 원자들로 볼 때, 텐세그리티는 생물학적 구성의 기본적인 원리이다(Ingber 1998).

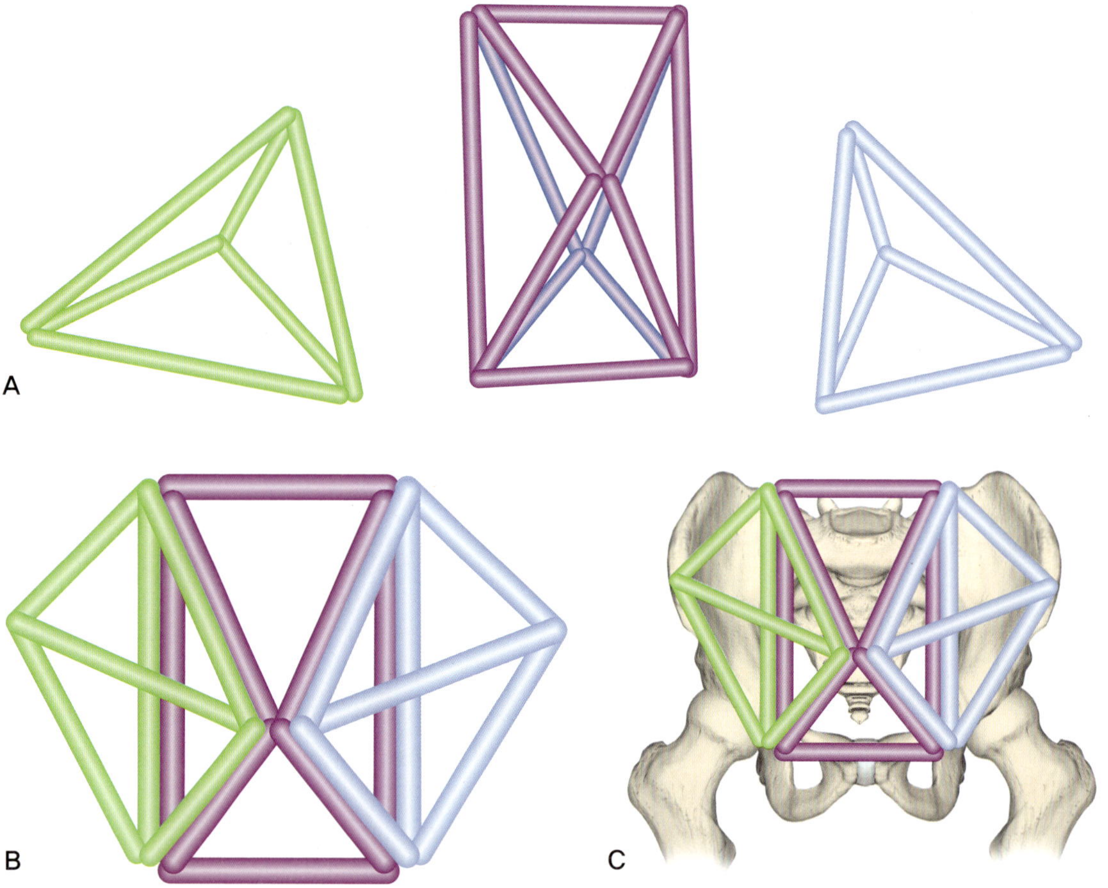

그림 2.13
4개의 트러스 또는 테트라헤론(A). 가운데 하나는 베이스에 연결된 2개의 진자 트러스로 구성된다.
이 부분이 함께 결합되면(B), 골반 위에서 인간 구조(C) 형태에 훨씬 더 가까운 형태가 만들어진다.
Carrie D. Gaynor and Jennifer Wideman으로부터 허가 받고 재구성됨.

미세현미경 아래에서 (Under the microscope)

세포 생물학자이자 생명 공학자인 도널드 잉버(Donald Ingber)는, 세포들의 기계적 상호 작용 방식에 매료되었다. 그 당시에 세포들은 구조적으로만 고려되어 비결정형 물분자 보다 좀 더 작은 것으로만 생각되어 왔다. 3D모델링 수업에서 스넬슨에 의해 이전에 만들어진 조각상에 대해 알게 되었고, 잉버는 막대와 줄로 텐세그리티 구조물을 만들었다(Ingber 1998). 이렇게 함으로써 그는 텐세그리티 구조가 세포와 매우 유사하게 작용한다는 것을 발견했다. 그가 그것을 밀면, 긴장이 풀리면서 다시 튀어 나왔다. 그가 그것을 잡아당겼을 때, 그것은 긴장이 없어질 때까지 휘어지고 왜곡되었다.

독립된 세포는 무언가의 위에 올려 졌을 때 그 표면의 성질에 따라 다양한 방식으로 반응하는 것으로 알려져 있다. 예를 들면, 페트리 접시에서 세포는 펴져 나가 평평해 질 것이다. 유연한 고무 위에 놓이면, 세포는 수축되어 더 둥글게 되고 또한 고무 기질을 당기고 변형시키게 된다(Harrisetal.1980).

참고: 이 실험은 섬유아세포로 수행되었다.

잉버는 탄성이 있는 줄, 나무 못, 천, 나무를 사용해 살아 있는 세포(핵이 완전한)와 기반 기질에 대한 텐세그리티 기반 모델을 구축했다. 간단히 말해, 잉버는 그의 모델이 독립된 세포와 매우 유사하게 작용한다는 것을 발견했다. 이 모델은 결국 그를 일련의 실험으로 이끌어 내고, 이 실험을 통해 그의 획기적인 논문 '텐세그리티 I' 와 '텐세그리티 II' 를 출간하게 되었다.

잉버는 자기구슬과 마이크로피펫을 사용하여 콜라겐 세포골격을 잡아당겨 세포의 모양을 바꾸는 일련의 독창적인 실험을 시작했다. 간단히 말해, 그는 적절하게 늘어난 세포들은 잘 자라는 반면에, 너무 둥글게 된 세포들은 세포자멸이 발생한다는 것을 발견했다. 단순히 세포의 모양을 바꾸어, 그와 그의 팀은 실제로 세포의 유전자 프로그래밍을 바꿀 수 있었다.

이 시점에서 직접 잉버의 말을 인용하는 것이 가장 좋을 듯 하다:

'평평하게 펴진 세포들은 분열될 가능성이 더 높았고, 반면에 퍼지지 못하게 한 둥근 세포들은 세포 자멸이라고 알려진 죽음의 프로그램이 활성화 되었다. 세포들이 너무 확장되거나 축소되지 않았을 때는 분열되거나 죽지도 않았다. 대신에 그들은 조직 고유의 방식으로 차별화되었다: 모세혈관 세포는 빈 모세 혈관을 형성하고, 간 세포는 간에서 정상적으로 혈액에 공급하는 단백질을 분비 했다. 등등

따라서 세포와 세포 골격의 기계적 구조 조정은 분명히 세포가 어떻게 해야 하는지를 말해 준다'

(Ingber 1998).

이것은 기계적 에너지변환이다(1장 참조). 빠른 분석을 위해, 기계적 에너지변환에 있어 주요 역할을 하는 것은 인테그린(integrin)이며, 이것은 콜라겐 매트릭스를 통해 세포를 세포 밖의 바탕질에 결합시키는 것을 돕는다. 압력과 진동에 의해 자극될 때, 인테그린은 세포핵으로 장력을 전달하고 그로 인한 화학적 변화가 유전자 발현을 변화시키며, 심지어 어떤 유전자가 켜지고 꺼지는지에 영향을 미치기도 한다(그림 1.8참조). 우리는 아직도 기계적 에너지변환 과정에 대해 많은 것을 배울 필요가 있고, 우리의 다양한 도수요법들이 실제로 유전자 발현을 변화시킨다는 것은 거의 의심의 여지가 없다(Banes 2012).

또한 여기에 세포의 전반에 걸친 텐세그리티의 작용이 있다. 다시 잉버의 말을 인용하면:

'분자에서 뼈, 근육, 힘줄에 이르기까지, 텐세그리티는 자연적으로 발생되는 시스템이다. 예를 들면, 우리가 매번 팔을 움직일 때마다, 피부가 늘어

나고, 세포 매트릭스가 확장되는 것은 텐세그리티로 인한 것이다. 이것은 세포들이 틀어지는 완전히 연속적인 당겨짐을 느끼는 세포의 내부 프레임워크를 형성하는 상호연결 된 분자 연결을 설명할 수 있다'(Ingber 1998).

실제 크기로 돌아와서 (Back to the macro)

우리는 세포 내의 텐세그리티에 대한 특징적인 삼각형 패턴을 명확하게 볼 수 있지만(그림 2.14), 그것이 실제로 인간의 전체 프레임으로 얼마나 잘 전달될까? 우리 몸의 한 부분에서 긴장을 줄이는 것 만으로도 나머지 신체의 부분에서 어떻게 긴장이 제거될 수 있는지, 그리고 역으로 어떻게 프리-텐셔닝(pre-tensioning)을 통해 특정부분을 단단하게 하여 신체에 안정성을 좀더 제공할 수 있는지 우리 스스로 몇가지 간단한 실험을 통해 알아 보자. 아마 직접 느낄 수 있을 것이다.

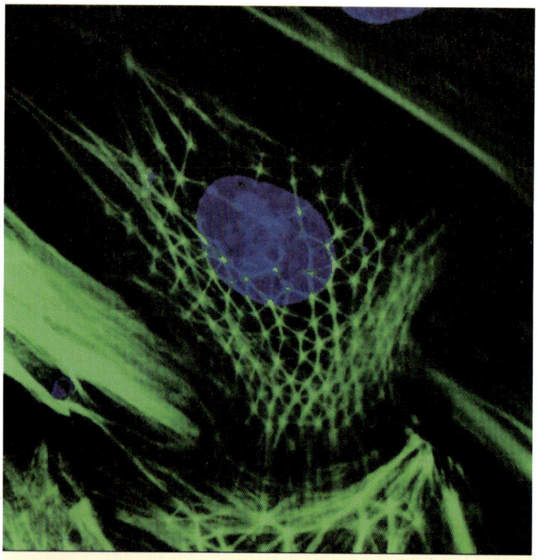

그림 2.14
신생아 섬유아세포의 세포 골격을 구성하는 액틴 모노필라멘트.
Professor Emilia Entcheva로부터 허가받고 재구성됨.

가벼운 마음으로 시작해보자.

실험 1

이미 다들 알고 있는 것일 수 있지만, 모두가 따라 해 보기를 권한다.

1. 먼저 가볍게 허리를 앞으로 굽힌다.

- 발에서 부터 종아리 근육을 따라 궁둥뼈결절에 붙어있는 넙다리뒤근육까지 긴장을 느껴본다, 유연한 사람이라면 이러한 느낌이 없을 수도 있다. 양쪽 다리의 긴장을 비교해본다.
- 그 다음, 등쪽으로 집중해서 허리와 등의 좌우를 비교해보고 어디에서 긴장이 더 느껴지는지 느껴본다.
- 이제는 목 뒤를 확인해 본다. 목이 느슨한가? 아님 타이트한가? 목이 굽혀져 있나? 만약 그렇다면, 아주 편안한 마음으로 목이 몸통에 대롱대롱 매달려 있게 힘을 빼 보아라.
- 마지막으로 양손을 쳐다본다. 양손이 바닥으로 부터 얼마나 떠 있는지 비교해보아라. 이 모든 감각을 잘 확인했다면, 다시 허리를 펴서 선다.

2. 테니스 공, 작은 폼 롤러 또는 다른 부드러운 공을 준비한다. 골프 공은 너무 딱딱해서 안된다!

- 의자의 가장자리에 앉아 공이나 롤러를 한쪽 발 아래에 놓는다.

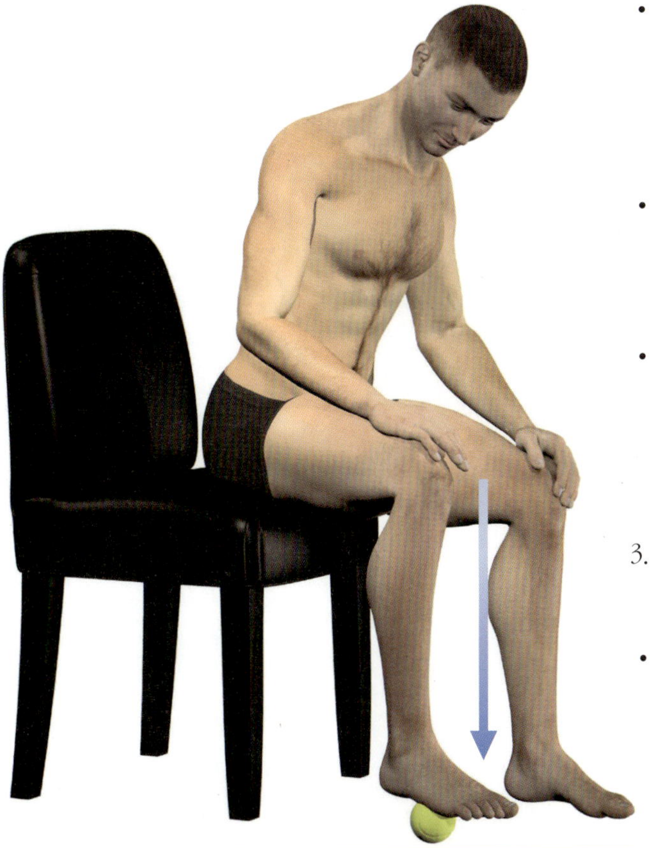

그림 2.15
몸통을 앞으로 기울여 다리와 발을 누르기 위한 의자에 앉은 자세.

- 발바닥 아래에 볼을 놓는데, 이때 다리를 아래로 누르지 말고, 몸을 약간 앞으로 기울여서 체중을 통해 발로 공을 누를 수 있도록 한다(그림 2.15).
- 적당한 양의 압력이 주어지면, 발 뒤꿈치 끝에서 발 볼까지 발의 발바닥 표면을 따라 공을 앞뒤로 매우 천천히 굴린다(그림 2.16).
- 충분히 느리게 진행하고 있다고 생각되더라도, 훨씬 더 천천히 해야한다. 3분에서 5분 정도 시행한다. 지루할 수 있으니, 간단하게 무언가를 읽거나, 음악을 들어도 된다.

3. 의자에서 일어나 발이 바닥에 닿는 느낌을 비교해 본다.

- 이제 다시 앞으로 허리를 굽혀 보아라. 양쪽의 긴장이 같은가? 등에서 무엇이 느껴지나? 양 손의 높이가 이제 같은가? 어떻게 이런일이 일어날 수 있나?

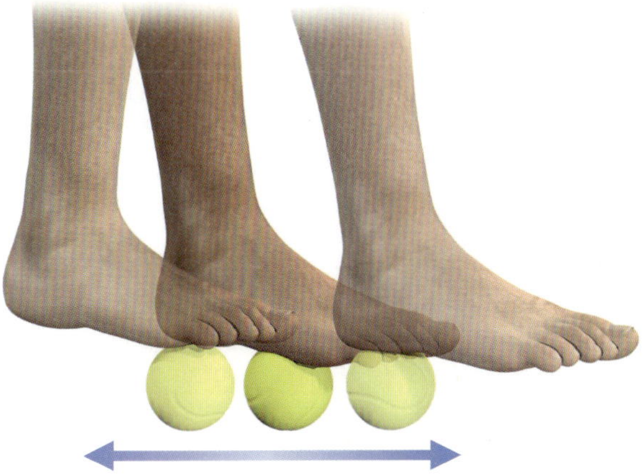

그림 2.16
천천히, 아주 천천히, 발 뒤꿈치 끝에서 앞으로 발을 따라 공을 굴리면서 발가락 바로 앞에서 멈춘다.
천천히 발바닥 구석구석 모든 곳을 풀어나간다.

• 이제 다른 발도 해본다.

자 이제, 안정성을 키워 보자.

실험 2

이 실험을 하려면 파트너가 필요하다. 그리고 파트너가 최근에 어깨를 다치지 않았는지 확인해야 한다. 이 실험으로 다치는 일은 없을테니 괜찮겠지만 되도록이면 이 실험으로 인해 아픈 어깨를 더 악화 시키는 일은 없도록 해야 한다.

1. 파트너에게 똑바로 서서 당신쪽 가까이 있는 팔의 팔꿈치를 90도로 굽힘한 채로 유지하게 한다.
2. 당신의 손을 파트너의 구부린 팔에 올려서 아래로 누르고, 파트너에게는 팔에 힘을 주어 누르는 힘에 저항하도록 한다. 아래로 압력을 더 가해 몸의 균형을 깨도록 한다. 비교적 단순한 행위여야 한다(그림 2.17).
3. 필라테스를 하는 사람이 이 책을 읽고 있는다면, 코어 근육을 활성화해서 다시 시도해 보아라. 그것이 어느 정도는 안정성을 줄 수는 있겠지만, 아마 생각하는 것만큼 많이 도움이 되지는 않을 것이다.
4. 이 순서대로 다시 한번 진행하는데, 이번에는, 당신의 파트너에게 혀로 입 천장을 강력하게 밀도록 해라.
5. 다시 굽힘된 팔을 아래로 눌러라.

자, 이제 굽힘된 팔을 누르면 거의 대부분의 파트너가 무게 중심을 유지하는 데 필요한 힘의 양이 크게 증가했다는 것을 발견하게 될 것이다. 너무 강하게 해서 손목에 무리를 주거나 파트너를 다치게 하기 전에 멈춰야 할 것이다.

어떻게 이러한 일이 일어날까?

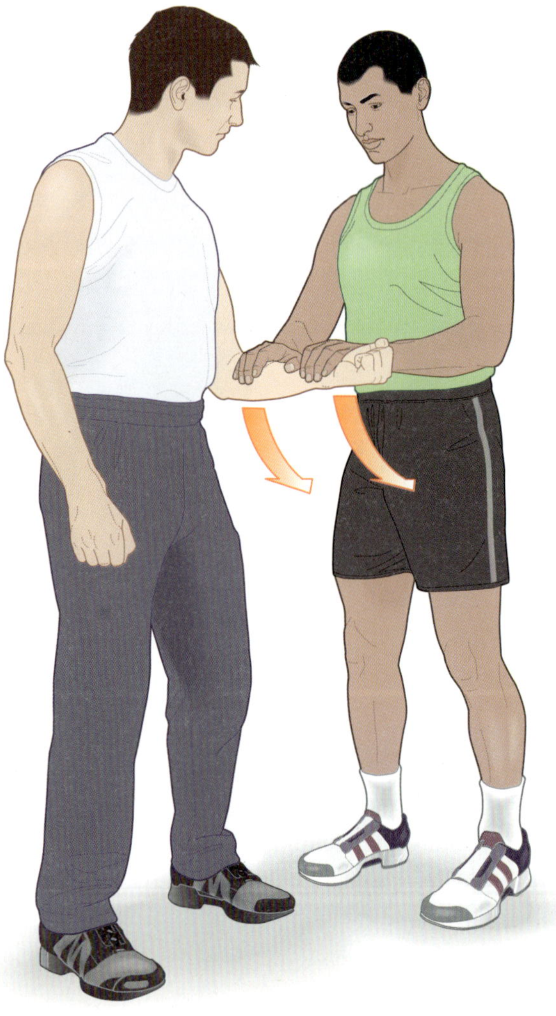

그림 2.17
누르는 힘에 저항해서 버티게 하고, 팔을 아래로 눌러 균형을 방해한다.

실험 1에서는 표면후방선(Superficial Back Line)이라고 알려진 긴장된 근막 연속성에 디텐셔닝(detensioning)(그림 3.19와 3.26)을 만들어 냈다. 자세한 내용은 3장을 참조하라.

실험 2에서는 표면후방상지선(Superficial Back Arm Line)이라고 알려진 부위에 힘을 전달시키고 근막 연속성의 프리텐셔닝(pre-tensioning)이 안정성을 증가시키도록(그림 2.18), 발가락에서부터 올라가 혀까지 이어지는 근육 근막의 연속성-심부전방선(Deep Front Line) (그림 2.19)의 활성화를 통해 안정성을 증대시킬 수 있었다.

두 실험을 통해 우리는 몸에 프리스트레스의 변화를 주었다. 첫 실험에서는 조직을 이완하기 위한 디텐셔닝(detensioning)을 두번째 실험에서는 동작 수행을 위한 안정성 증가를 위한 프리텐셔닝(pre-tensioning)을 제공하였다. 프리텐션(pre-tension)은 정확한 활쏘기 등과 같이 많은 신체 활동에 있어서 아주 중요하다.

폴란드에서는 신체에 텐세그리티의 원리를 적용하는 연구가 수행되었는데, 어깨 통증을 가진 사람들을 대상으로 텐세그리티 모델을 사용하여 마사지 치료한 그룹과 기본적인 접근방식으로 진행된 스웨덴식 정통 마사지 기법을 적용한 그룹의 변화를 비교하는 연구였다(Kassolik 등. 2013).

마사지기법의 종류, 발병위치, 발병기간 등을 고려한 대조군에게 오목위팔관절(GH joint)과 어깨세모근을 포함하는 어깨 주변에 20분 동안 마사지를 2주에 걸쳐 적용하는 매우 선택적이고 구체적인 방법을 적용하였다.

실험군에게도 한가지 중요한 차이점을 두고 같은 기간, 같은 부위에, 같은 횟수의 마사지 치료를 적용하였다; 이 실험군에는 텐세그리티 원리에 입각한 평가와 치료를 적용하였다. 주요 4부위에 14가지 구성요소를 추가하여 총 18부위에 적용하는 치료를 시행했다(그림 2.20).

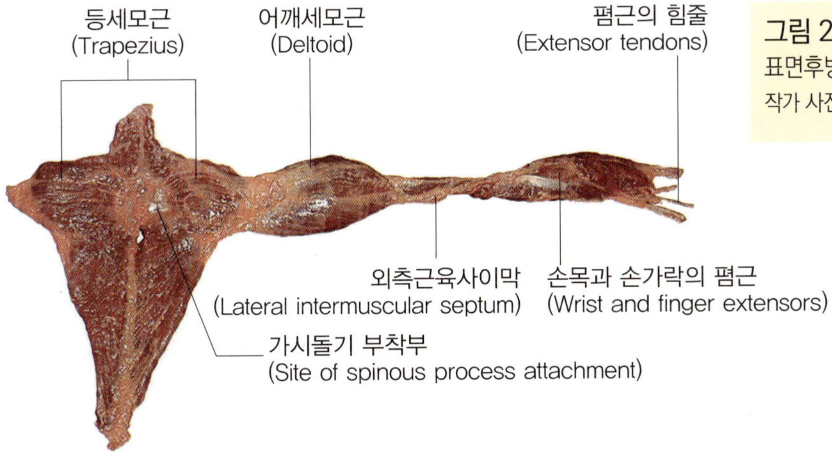

그림 2.18
표면후방상지선.
작가 사진. Thomas Myers에게 허락받음.

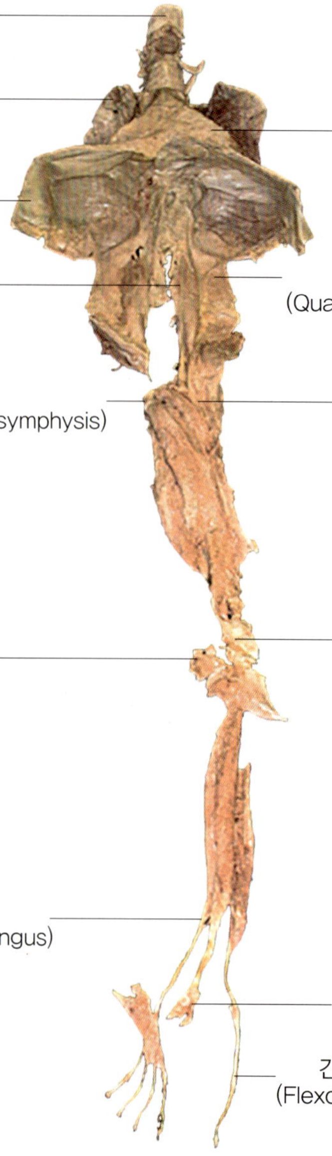

그림 2.19
심부전방선.
작가 사진. Thomas Myers에게 허락받음.

대조군은 어깨와 연관된 부분의 '근육–근막–인대 시스템'을 따라 촉지하고 그 결과에 입각하여 스웨덴식 마사지 치료를 시행하였다. 결과는 명확했다. 대조군의 경우에는 15명의 대상자중 소수의 대상자가 통증의 강도에서 개선을 보인 반면에, 텐세그리티 원리에 입각한 마사지 치료를 받은 실험군은 통증의 개선 뿐만 아니라 어깨의 굽힘과 벌림동작시 능동운동범위와 수동운동

왼쪽	검사위치	오른쪽
날짜		날짜
	넓은등근의 주행경로	
	엉덩뼈능선의 외음부 5-7번 흉추의 가시돌기 외측부 종아리근을 위한 상부 지지띠	
	큰가슴근의 주행경로	
	위팔뼈의 큰결절능 위앞엉덩뼈가시(ASIS) 내측 1st 발허리뼈의 기저부-긴종아리근	
	앞톱니근의 주행경로	
	어깨뼈의 위 모서리 부리돌기 큰돌기-상내측 가시아래오목 큰결절	
	엉치결절인대의 주행경로	
	위뒤엉덩뼈가시(PSIS) 엉치결절인대 넙다리뼈의 거친선 중심부	

그림 2.20
텐세그리티 접근법. 텐세그리티 원리에 입각한 마사지의 필요성에 대한 환자 상태 평가 카드.
Kassoliketal.2013의 허가를 받아 재구성.

범위에서 확실하게 유의한 증가를 보였다.

명백하게도 신체와 텐세그리티의 관계에 대해서 우리가 기존에 알고 있던 인체 해부학에 대해 다시 생각해 볼 시간이 왔다는 것을 말해준다.

References

Banes A J(2012) Mechanical loading & fascial changes – tendon focus. Plenary lecture, Third International Fascia Research Congress, Conference Proceedings DVD. Vancouver, BC, Canada.

Biewener A A(1998) Muscle-tendon stresses and elastic energy storage during locomotion in the horse. Comp Biochem Physiol B Biochem Mol Biol. 120(1) 73–87.

Borelli G A(1680) De Motu Animalium [On the Movement of Animals].

Choi C(2015) The Brontosaurus is back. Evolution blog, April 7. Available: https://www.scientificamerican.com/article/the-brontosaurus-is-back1/ [June 19, 2017].

Försh P, Ólafson G, Carlsson T et al.(2016) A randomized, controlled trial of fusion surgery for lumbar spinal stenosis. N Engl J Med. April; 374(15) 1413–1423.

Harris A K, Wild P, Stopak D(1980) Silicone rubber substrata: A new wrinkle in the study of cell locomotion. Science. April; 208(4440) 177–179.

Ingber D E(1998) The Architecture of Life. Sci Am. January; 278(1) 48–57.

Ingber D E(2003a) Tensegrity I. Cell structure and hierarchical systems biology. J Cell Sci. April; 116 (Pt 7) 1157–1173.

Ingber D E(2003b) Tensegrity II. How structural networks influence cellular information processing networks. J Cell Sci. April; 116(Pt 8) 1397–1408.

Kassolik K, Andrzejewski W, Brzozowski M et al.(2013) Comparison of massage based on the tensegrity principle and classic massage in treating chronic shoulder pain. J Manipulative Physiol Ther. September; 36(7) 418–427.

Kawakami Y, Muraoka T, Ito S et al.(2002) In vivo muscle fibre behaviour during counter-movement exercise in humans reveals a significant role for tendon elasticity. J Physiol. April; 540(Pt 2) 635–646.

Levin S M(1981) The icosahedron as a biologic support system. Proceedings of the 34th Annual Conference on Engineering in Medicine and Biology. Houston, Texas, Volume 23, p. 404.

Levin S M(2011) The tensegrity-truss as a model for spine mechanics. J Mech Med Biol. 2(3&4) 375–388.

Scarr G(2014) Biotensegrity: The Structural Basis of Life. Edinburgh, UK: Handspring Publishing, p. 34.

Snelson K(2013) Lecture appearance, Carnegie Museum of Art, Pittsburgh, Pennsylvania. See also The Father of Tensegrity. Available: http://fascialconnections.com/the-father-of-tensegritykenneth-snelson [Mar 14, 2017].

Further reading

Martin D-C(2016) Living Biotensegrity: Interplay of Tension and Compression in the Body. Munich, Germany: Kiener Press.

Scarr G(2014) Biotensegrity: The Structural Basis of Life. Edinburgh, UK: Handspring Publishing.

근막과 해부학

(Fascia and anatomy)

3 장

Chapter 3

형태를 묘사하기 위해서 해부학자들은 우리 신체에서 중요하지 않게 생각한 조직들을 패시아(Fascia)라고 한꺼번에 묶어 명칭하며 등한시 해 왔다. 해부학 연구의 발전은 사체의 경화와 포르말린을 보존시약으로 사용한 것일 수도 있지만, 실제적으로 현대적 방법에 의한 해부학으로 근막배열에 대한 개념과 설명이 분명해졌다고 주장할 수는 없다. 의대생들에겐 신체의 근막에 대한 연구가 가장 어리둥절하게 하는 문제들 중 하나인데, 그 이유는 작게는 근막 조직이 그들이 해부해왔던 하등 동물 종류 중에서 묘사되지 않았기 때문이고, 인간 해부학에서는 흔하게 근막의 진짜 중요성과 기능에 대한 고찰 없이 근막을 묘사했기 때문이기도 하다.

그럼에도 불구하고, 근막은 그 자체로도 아주 흥미로우며, 내과와 외과의 목적을 위해 몇몇 조직들은 실제 해부학적으로도 연구할 가치가 아주 높다.

– 프레드릭 우드 존스(Frederic Wood Jones, 1920)

서문 (Introduction)

나는 오하이오주 콜럼버스에서 가르쳤던 첫번째 실습 워크샵이 항상 기억난다. 나와 나의 파트너는 모든 부분에 있어서 세부사항들을 확인하기 위해 밤을 새우곤 했다. 왜냐하면 난해한 질문을 다루어 줄 더 연륜있고 학식이 풍부한 선생님 없이 진행하는 우리만의 솔로 무대였기 때문이다. 물론 긍정적인 면도 있었다. 우리는 우리보다 더 지혜로운 사람들에게 그 이상 더 잘할수는 없었기에 더 초조해 할 필요는 없었다.

그러나 근처 대학의 현직 해부학 교수인 한 참가자가 있었다. 그는 거의 20년 동안 해부학 교수로 일해왔다. 그는 워크샵에 참석하기 보다는 3일 동안 집에서 연구논문을 찾아보며 공부할 사람처럼 보였다. 그래서 나는 적당한 자신감과 약간의 허세 그리고 당혹감이 조금 섞인 채로 강의를 시작하였다.

중간즈음 나는 다른 동료와 표층 후방 경선이라고 알려진 근막의 연속성을 근막 해부 사진을 통해 보여주고 있었다(그림 3.1). 이때 그 교수는 얼굴을 찡그리며 고통스럽게 외쳤다: "오랜 시간동안 나는 제일 중요한 부분을 버려왔다!."

이것은 대부분의 의대 1학년 해부 클래스에서 동일하게 진행된다. 해부할 때 사체에서 제거되는 모든 것은 철저히 포장되고 내용을 기록하여 가족에게 되돌려 보낼 수 있다. 하지만 그렇지 않은 경우 보통 폐기물로 처리된다. 전문용어로는 의료 폐기물이라 불린다.

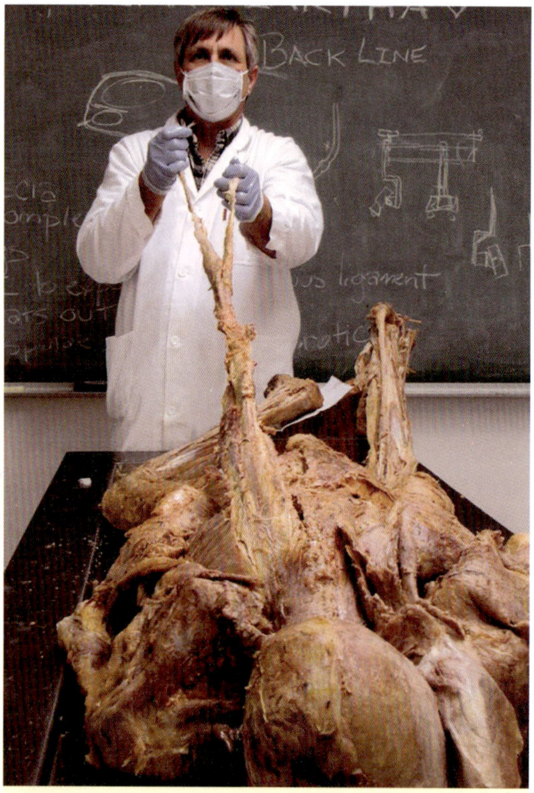

그림 3.1
처음엔 해부학적인 탐구가 많지 않았다. 여기에서 우리는 토마스 마이어스의 근막경선 해부학의 개념을 볼 수 있다. 넙다리뒤근육에서 엉치결절인대까지 연결된 근막체인을 볼 수 있으며 그 위로 척추세움근까지 연결된 형태를 볼 수 있다.
토마스 마이어스에게 허락을 받아 재현됨.

해부과정에서 왜 근막이 계속 무시되어 왔었는지 이해하기 쉽다. 우선, 학생들이 실제적인 상태를 보면서 연습할 수 있는 재료를 원하기 때문에 해부학 수업 시 꼭 필요한 부분(예: 발바닥 널힘줄 또는 등허리근막)을 제외하고는 근막을 대부분 제거해 버렸기 때문이다.

아주 잘 정리된 연구에서도 엉덩뼈능선과 허리뼈 사이에 연결된 근막 관계를 설명함에 있어서 등허리 근막으로부터 서로 분리된 것으로 나타내었다(Bogduk 1980, Bogduk 등. 1982). 엉덩정강근막띠에 대한 최근 연구에서도 2008년과 마찬가지로 근막에서 제외하였는데(Benjamin 등. 2008), 벤자민(Benjamin)은 엉덩정강근막띠에 대한 다른 논문의 경우에도 근막과 널힘줄을 구별하기 위해 해부학 용어에 대한 연방위원회의 제안을 따르기로 결정했기 때문이다.

그렇게 함으로써, 엉덩정강근막띠 조직을 널힘줄(본질적으로 넓고 평평한 힘줄)로 묘사하고, 그 정의에 부합되지 않는 부분들은 제거하기로 결정되어졌다. 그리고 그에 따라 그들은 엉덩정강근막띠의 가장 치밀하고 중요한 부분 중 하나인 외측 엉덩뼈에 부착된 인대조직을 제거하였다(그림 3.2).

넙다리근막(fascia lata)과 볼기근막(gluteal fascia)의 일부인 이 조직은 무릎에서 엉덩이로 힘을

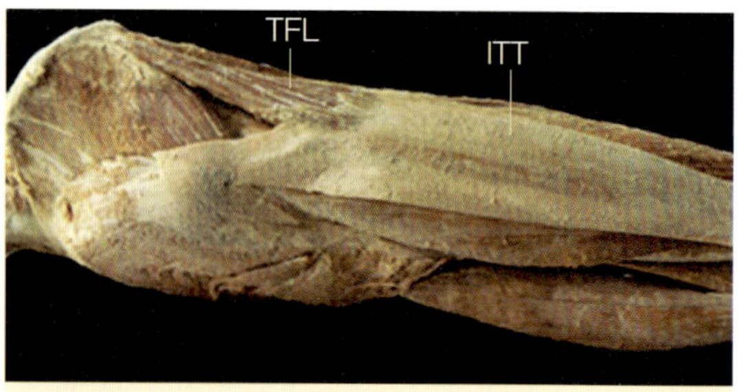

그림 3.2
이 해부학은 엉덩정강근막띠를 구성하는 근막이 주로 넙다리근막긴장근에서 끝나는 것을 보여준다.
이 자료는 벤자민 등의 허락을 받아 재현됨. 2008.

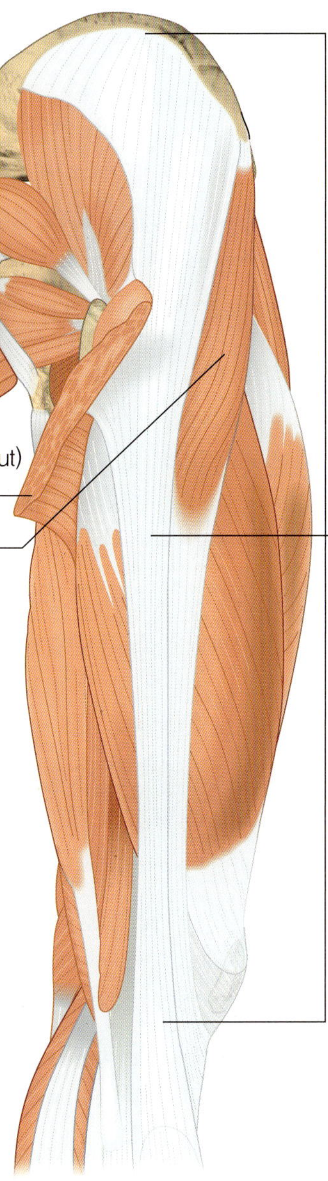

그림 3.3
위쪽 다리에서 엉덩뼈능선과 연속적인 형태를 이루는 엉덩정강근막띠를 보여주는 전형적인 그림이다.
알림: 큰볼기근은 깊은바깥돌림근의 형태를 보여주기 위해 일부 제거된 모습이다.

전달하는데 필수적이며(그림 3.3), 엉덩정강근막띠를 위한 부착부분으로서의 의미도 있다(Stecco 등, 2013). 이것은 또한 일부 임상의들에게 무릎과 엉덩정강근막띠 통증에 있어서 큰볼기근의 가능한 역할을 인식하고 그에 따라 치료하도록 이끌었다. 벤자민은 근막이 주된 내용을 이루는 논문을 발표했었다(Benjamin 2009). 하지만 이는 명확한 명명법에 부적절했기 때문에 내용상 문제가 되지 않았음에도 중요한 부분이 논문에서 삭제되었다.

나는 방부 처리된 사체 근막이 젖은 단열재 처럼 보일 수 있다는 것에 동의하지만, 결합조직을 인정하지 않는 행위가 중요한 부분을 무의식적으로 최소화하는 편향된 행동을 만드는것이 걱정스럽다. 해부학적인 탐구는 해부학적인 사고로 이어질까?

오늘날 대부분의 의과 대학 교과과정에 사용되어지는 표준 교과서는 그란트의 해부학(Grant's Dissector, Detton 2016)이다. 이 교과서는 모든 것을 정확하게 보기 위한 방법으로 단계별 안내를 제공하고, 적합한 이유를 제공하기 위해 프랭크 네터(Frank Netter 2014)의 해부학 지도까지 포함하고 있다. 네터는 어렸을때 화가가 되기를 희망하였으나 의대에 진학하여 외과의사가 되었다. 나중에 그는 그의 두가지 열정을 결합하여 가장 섬세한 의학 삽화가(illustrator)들 중 한 사람이 되었다.

톰 핀들리(Tom Findley)는 나에게 농담처럼 다음과 같이 말했다.

근막이란 무엇인가?

'네터에서 볼수 없는 모든것'

그가 근막을 많이 이용하지 않았다고 주장할 수는 있지만, 그보다는 그가 본 모든것의 중요성을 이해하기 위해 훈련되지 않았다고 말하는 편이 더 나을 것이다. 이것은 해부학 역사에 있어서 반복되는 주제이다.

맨 처음 (In the beginning)

로마 제국과 그리스의 위대한 의사이자 철학자인 갈렌(Galen)의 시대인 기원전 200년경, 인체의 구성요소들과 그것들이 어떻게 작용하는지에 대해 공부하기 위해서 신체를 절단했던 방법은 신성모독이 명백히 아니라고 하더라도 당시에는 확실히 반대되었었다.

초기 기독교 교회도 나중에 카톨릭 교회와 이슬람교와 마찬가지로 그것을 금지했다. 따라서 갈렌은 동물, 주로 돼지와 원숭이를 해부하여 해부학(anatomy: 문자적 의미, '고대 그리스어'를 잘라내다 라는 뜻)을 배웠다. 인간 해부학은 이 동물의 해부학과 동일할 것이라는게 당연한 것으로 간주되었고, 그래서 갈렌은 심장이 4개가 아닌 3개의 심실을 가지고 있다고 틀린 주장을 했다. 이러한 잘못된 추정들은 발견과 배움이라는 사이의 지점에서 충돌할 때 종종 일어난다. 이 부정확하고 잘못된 견해와 올바른 견해 사이는 그 후 약 1,100년 동안 계속해서 충돌했다. 그런 다음 1315년 바티칸 통치시 몬디노 드 루찌(Mondino de 'Luzzi) (Wilson 1987)의 지도하에 이탈리아 볼로냐에서 최초의 해부와 기록을 진행했다. 그의 후속 연구인 몬디노의 해부학(Anathomia Mondini)은 해부학에 대한 새로운 표준이 되었으나, 불행하게도, 사람들은 정확하게 볼 수 있는 부분에서도 갈렌의 부정확한 해부학적 가정을 모두 유지하면서 진행하였다.

1482년 교황 식스투스 4세는 시체가 유죄 판결을 받은 범죄자의 것이고 적절한 기독교식 장례가 이루어졌다면 인간의 해부가 가능하다고 선언을

하면서 사체 해부를 통한 인체 해부학 연구가 증가하기 시작했다. 하지만 불행하게도, 오류를 범하기 쉬운 드 루찌의 내용들에 의해 해부학 연구들이 이끌어졌다.

우리는 이 시기 해부학을 연구하던 내과의사들 사이에 팽배했던 태도가 해부하는 일을 좀 천대하는 경향이 있었다는 점에 주목해야 한다. 갈렌과 드 루찌의 연구를 읽으면서 모든 내용을 완벽하게 배울수 있으려면 다른 누군가의 손이 더러워지고 피를 묻혀야 했다. 이러한 일들은 모두 외과의사들의 몫이었고 내과의사들은 이러한 행위를 나쁘게는 도축업자, 좋게는 고도로 숙련된 목수들보다 조금 낫다고 여겼다. 그렇기 때문에 당시 의대에는 이를 관리하는 한명의 내과의사만 있었고, 이러한 편견은 75년 동안 계속되었다.

그 당시에 인간의 해부학적 상태를 보다 완벽하게 이해하기 위해서 삽화를 보는 대신 해부학 전문가가 글로 쓴 작품을 읽는다는 것을 상상해보자. 그것은 솔직히 우스꽝스럽게 보일 것이다. 그러나 사실 그것이 그 시대에 사용되어지던 방법이었을 것이다.

중세 시대에는 의사나 예술가 모두 인체의 정확한 묘사에 큰 관심이 없었다. 문화적으로 그 시대 내과의사나 의학교수들의 지배적인 사고는 해부학의 삽화는 의학을 싸구려로 만들것이라는 강한 믿음이 있었다. 의학은 아주 중요한 부분으로 아이들을 위한 책과 같아서는 안된다고 생각했기 때문이다. 하지만, 르네상스 시대에 예술가들이 몸을 사실적으로 묘사하려고 하면서 이러한 점이 바뀌었다.

인간 해부학에 실제 그림을 그리기 시작한 첫 번째 책은 1491년 베니스에서 출판된 Fasciculus Mediciae [Bundle of Medicine]이었다.

이 책은 중세 후기 여섯 편의 논문을 모아 놓은 것으로, 아마 '상처 입은 남자'(그림 3.4)라는 다소

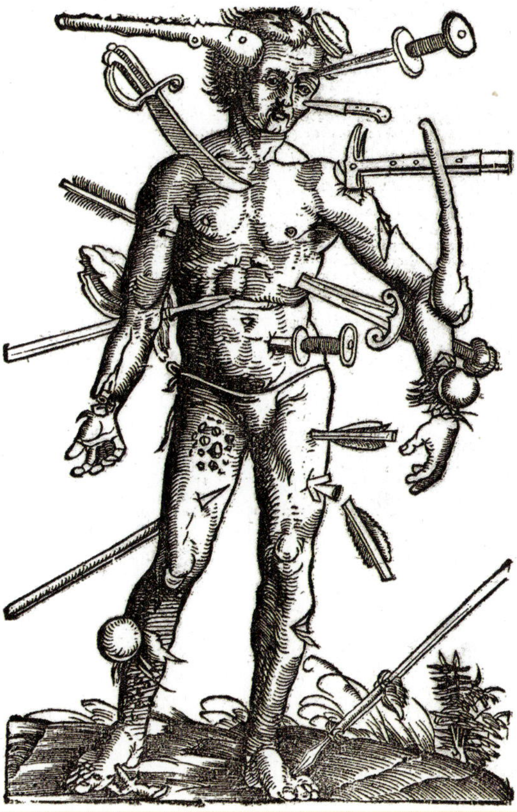

그림 3.4
'상처 입은 남자' 1491년에 시작된 이 암울한 그림은 사고나 전투에서 일어날 수 있는 상처를 묘사한다. 보여지는 글귀는 치료 가능한 옵션을 제안하기도 한다. 1519년부터 이 그림은 캐논볼을 포함하여 묘사하고 있다. Hans Von Gersorff 에서 수정 됨.
Courtesy of Wellcome Images.

유명한 그림으로 잘 알려져 있을 것이다. 드로잉(Drawing)을 사용한 획기적인 저서임에도 이와 같은 일러스트레이션의 사용이 전문 서적의 질을 실제로 떨어뜨렸는지 궁금하기도 하다.

아이러니하게도(아마 이것은 숙명적이었을 것이다) 그는 파두아(이탈리아)의 의학 박사였으며, 의료 삽화에 대한 잠재력을 알게 되었다. 그렇게 그는 의학 연구를 혁명적으로 바꿀 수 있게 되었다.

파두아의 한 남자 (A man from Padua)

이 이야기는 안드레아스 베살리우스(Andreas Vesalius, 그림 3.5)가 미세한 유혈점에 대한 수업을 가르치고 있었을 때(인플루엔자를 줄이기 위해) 신체 정맥에 대한 큰 도표를 준비하는 것이 그의 가르침을 이해시키는데 더 도움이 될 것이라고 생각했다.

베살리우스는 그의 강의를 더 쉽게 만들기 위해 계속해서 많은 그림을 계속 생산해냈고 이것은 그의 학생들에게 많은 도움이 되었다. 혹 누군가는 베살리우스가 파워 포인트를 발명했다고 말할 수도 있을 것이다.

또한 이러한 방법은 베살리우스와 일러스트레이터 모두가 자신의 기술을 능숙하게 활용할 수 있도록 도왔다(그림 3.6). 1538년 베살리우스는 여섯 개의 그림을 출판했다. 형식적으로 표제가 붙지는 않았지만, 그들은 6개의 해부학적 형태라고 통칭되었다. 소문에 의하면 그것은 너무나 유명하고 매우 많이 사용 되어져서 두 개의 완전한

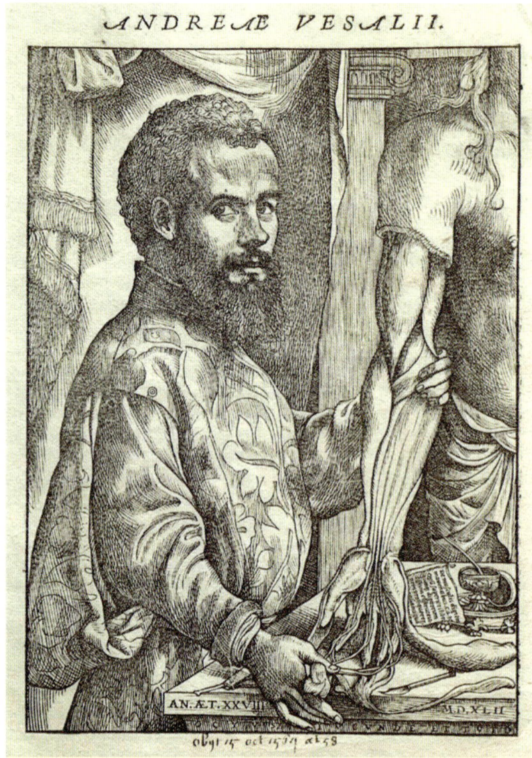

그림 3.5
현대 해부학의 아버지인 안드레아스 베살리우스의 초상화.

복사본만 존재하는 것으로 알려져 있다.

대중적이었지만, 그들도 역시 완전히 정확하진 않았다. 간단히 말해 베살리우스는 갈렌이 틀렸던 부분에서 옳았고 갈렌이 옳은 부분에선 베살리우스가 틀리기도 했다. 갈렌은 간을 5개의 엽으로 설명했지만, 베살리우스는 오늘날 알려진 것만큼이나 정확하게 간의 모습을 반영했다고 한다. 해부학은 이러한 베살리우스식의 보는 방법으로 부터 서서히 변화하기 시작했다고 추측 할

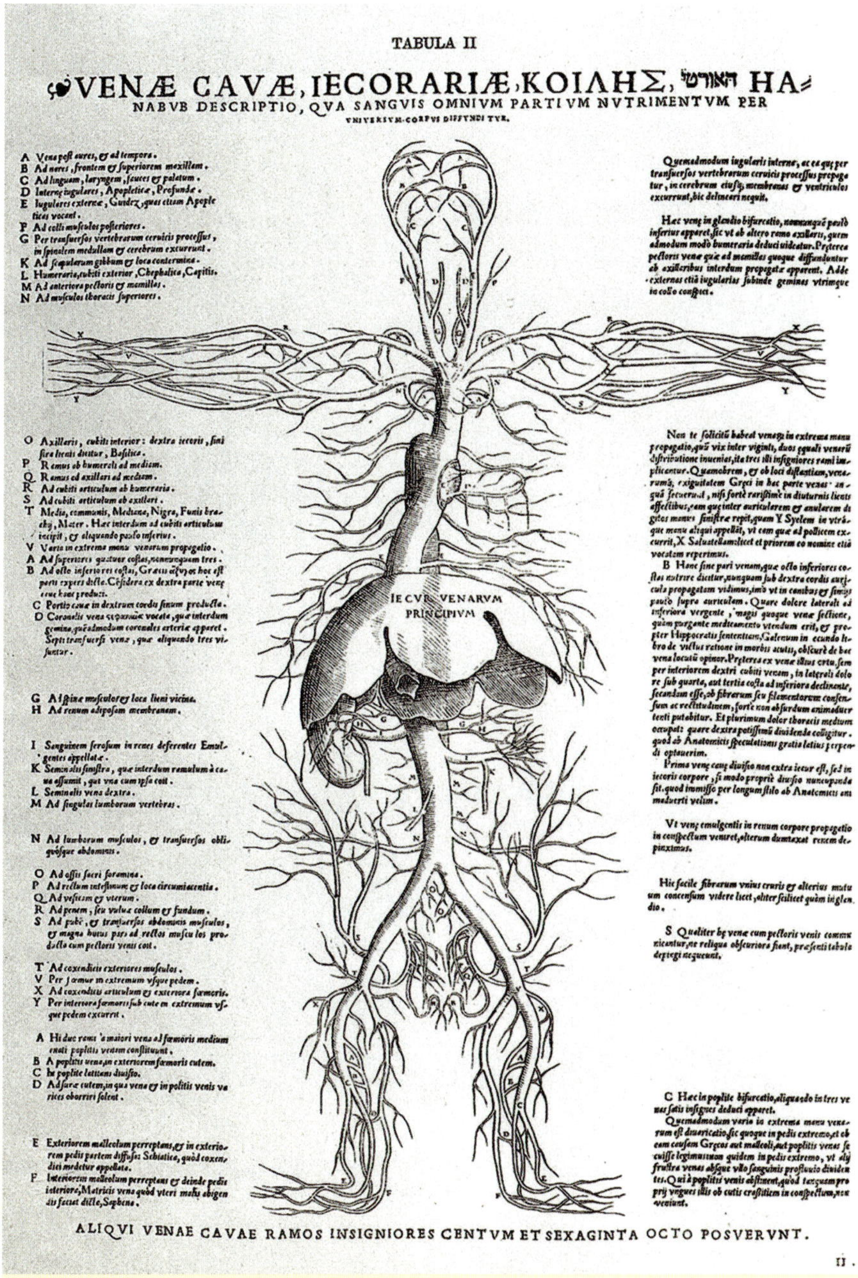

그림 3.6

베살리우스(Vesalius)가 6개의 해부학적 형태(Tabulae Anatomicae Sex)에서 신경계, 심장 및 신장을 묘사 한 첫 삽화들 중의 하나.

수 있다.

지운타(Giunta) 출판사는 갈렌의 새로운 책자를 라틴어로 발행하기로 결정하고, 기존 번역본을 수정하기 위해 베살리우스를 고용했을 때 더 많은 변화가 있었다. 처음 몇 권의 작업은 쉬웠지만, 제 3 권의 해부학 작업에서는 지운타의 편집장이 번역이 아니라 책을 새로 쓰는것이라고 했을만큼 그 작업은 꽤나 힘들었다.

6년 후, 1543년 베살리우스의 대작인 인체의 기본구조(De Humani Corporis Fabrica)가 출간되었다. 이 책은 16세기의 최고급 목각 조각만큼이나 크고 상세한 삽화로 꼼꼼하고 자세한 주석으로 가득 차 있었다.

아직 많은 것들이 잘못 되어 있긴 했지만,(당시에는 방부제와 접착제가 아직 존재하지 않았으며, 시체 썩는 속도가 초기 많은 해부학자들에게 어려움이었음을 기억해야 한다.) 베살리우스는 대담하게 갈렌의 잘못된 상상을 떨쳐 버렸고 그렇게 함으로써 자연 세계를 이해하는 유일한 방법은 가능한 한 정확하게 관찰하거나 또는 정확하게 그 세계를 기록하는 것이라고 주장했다. 베살리우스가 과학적 방법을 고안하지는 않았지만, 갈렌은 확실히 그것들을 인정했을 것이다.

인체의 기본구조(De Humani Corporis Fabrica)에서 근막에 대한 정확한 묘사는 없었지만, 결합 조직으로 제안하고 있는 판(plate)이 있어서 잠재적으로 힘을 전달하는 패턴을 보여준다(그림 3.7).

이렇게 말하는 것은 어쩌면 나의 편견이기도 하지만, 관찰의 정확한 묘사에 대한 베살리우스의 열정을 고려할 때, 더 무겁게 보이는 검은색 선을 표현한것이 일정한 연속성을 가리키고 있는것 처

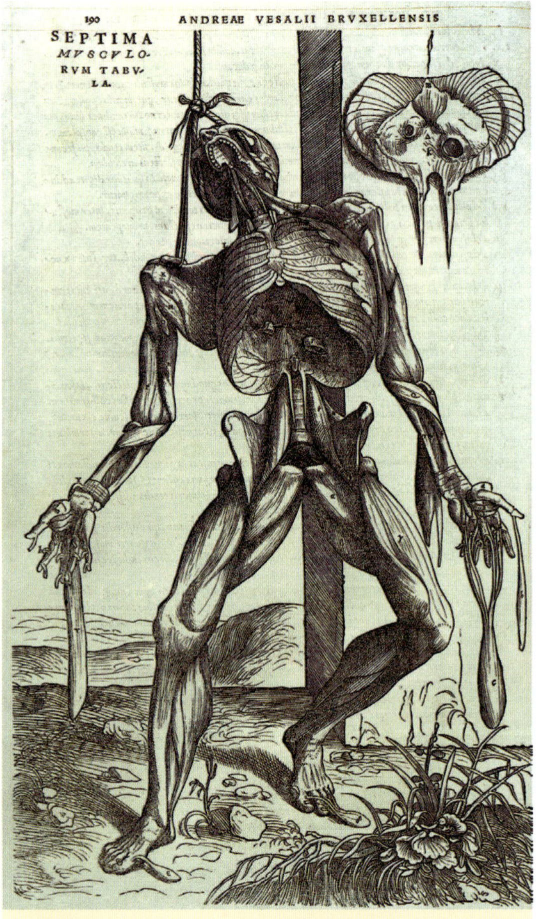

그림 3.7
베살리우스(Vesalius)의 인체의 기본구조(De Humani Corporis Fabrica).
근막의 묘사는 없지만 다리 바닥에서부터 다리 밑 안쪽까지의 더 두꺼운 검은색 선이 허벅지와 허리둘레까지 연속성의 보여준다. 그림 3.23
Courtesy of Wellcome Library, London.

럼 보인다고 주장하는 사람들도 있다. 분명히 그 개념은 아래의 글에서 볼수 있듯이 150년이 조금 지난 1707년부터 부드럽고 우아한 움직임을 위해 건강한 근막의 필요성을 암시한다.

'막(Membranes)들은 여러 구조를 감싸고 덮고 있고, 여러 갈래로 나뉘어지는 혈관이 뼈에 의해 손상되지 않도록 감싸고 ... '

이 부분은 감싸고 있는 부분들로서의 근막의 역할을 확고히 하면서 다음 구절을 통해 설명을 이어나간다.

'... 여러 부분들이 유기적으로 유지되는 것, 또는 다른 부분과의 연합은 그들의 섬유질 연결형태에 크게 의존한다'(Douglas 1707).

그러나 절연층이나 감싸는 구조로서의 근막 개념은 아래의 두 문단을 비교하면 알 수 있듯이 1800년대 후반에 구체화(Solidified) 되었다.

'근막은 부드럽고 유연한 기관을 감싸거나 보호할 목적으로 신체의 다른 부위를 통해 다양한 범위로 분포하는 여러 형태의 두께를 가진 섬유질 층을 가르키는 이름이다'(Wilson 1892).

그리고:

근막은 신체의 모든 부위에서 발견되는 다양한 두께와 강도를 가진 소성섬유조직 또는 널힘줄 형태의 층으로 부드럽고 유연한 기관을 감싼다' (Gray 1893).

윌슨과 그레이의 정교한 해부학 교과서는 근육의 맥락에서 근막에 대해 글을 썼지만(그레이는 근막의 다양한 위치에 대한 훌륭한 글을 썼다.), 위의 내용들은 19세기에 알려진 근막에 대한 흥미 있는 내용이다. 그러나 세기의 전환기에 시작된 조용한 혁명은 대서양을 건너면서 시작되었다. 그레이와 윌슨은 모두 영국사람이었다.

캔자스 출신의 한 남자
(The man from Kansas)

오스티오파시(Osteopathy)의 창시자 앤드류 테일러 스틸(Andrew Taylor Still, 그림 3.8)은 1828년

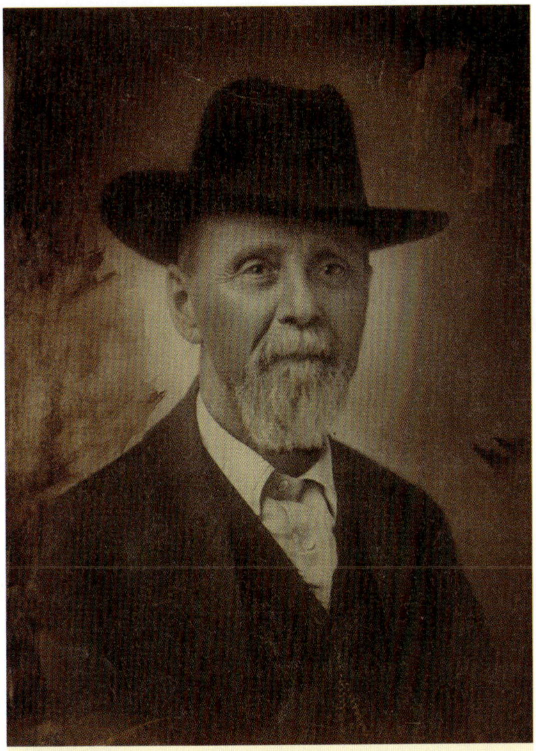

그림 3.8
앤드류 테일러의 초상화, 정골의학의 창시자.
Museum of Osteopathic Medicine, Kirksville, Missouri [1980.406.01].

에 태어났다. 아홉 명의 자녀들 사이에 태어난 그는 의사이자 감리교 목사인 아버지를 두었다. 10살 무렵 그가 편두통을 심하게 앓았을 때, 그의 아버지는 땅에서 약 8인치 높이에 로프 고리를 걸고 그 위에 담요를 깔아 쿠션을 만들었다. 앤드류는 그 위에 그의 후두골을 기댄 채 잠들었다.

그가 눈을 뜨고 일어났을 때 두통과 메스꺼움은 모두 사라졌다. 그는 두통이 올 때마다 언제든지 이 자가 치료를 반복 하였다. 수년 후 그는 뒤통수 신경을 발견하고 그가 두통을 없애기 위해 스스로 시행하였던 방법이 허혈성 압력을 제거하여 혈류의 흐름을 변화시키는 형태를 사용했다는 것을 깨달았다. 그가 나중에 추정한 바에 따르면, 그것은 세계 최초의 정골치료였다. 20대 초반에 그는 아버지와 2년간의 견습생활을 통해 의사가 되는 법을 배웠다. 그는 또한 농부와 학교 선생님을 포함하여 여러 가지 직업을 가지고 있기도 했다.

엔지니어링에 대한 그의 관심은 버터를 보다 더 잘 휘저을 수 있는 모양을 디자인하여 특허권을 얻었고, 나중에는 무연 실내 용광로에 대한 특허를 얻게 되었다. 철저한 노예제 폐지론자였던 그는 1857년에 캔자스 주 의회에 선출되기도 했다.

1861년 33세의 나이에 그는 미국 남북전쟁중에 북부군에 입대하였고, 보병부대에서 일하게 되었다. 그의 일대기중에 그가 군인으로서 병원에서 일하고, 수술을 하였던 부분들은 그의 자서전에 기록되지 않았다. 1864년 앤드류는 전쟁터에서 집으로 돌아왔다. 하지만 가족과의 재회를 기뻐할 틈도 없이 슬픔에 빠져야 했다. 그의 자녀 중 3명이 2주 동안 척수 수막염으로 사망했고, 그로부터 또 2주 후 그의 막내 딸은 폐렴으로 사망했다.

그는 깊은 슬픔에 빠졌지만, 이 사건으로 인해 그가 의학에 접근하는 방식을 바꿀수 있는 계기가 되었다. 그는 새로운 도전과 그로 인한 힘든 상황들을 견뎌냈다. 예를 들어 그는 감리교 교단으로 부터 공식적으로 제명 되었는데, 이는 아픈 사람들을 치료하는 방식이 예수님이 병든자를 치료하는 것처럼 손을 환자의 몸에 얹어 놓는 방법으로 시행되었기 때문이었다. 그는 사탄의 대리인으로 낙인찍혔고, 결국 가족과 함께 미주리 주의 커크스빌로 옮겨 의학에 대한 새로운 도전을 계속하게 되었다.

앤드류는 자신을 'lightning bone setter'라고 불렀지만, 그의 성공이 커짐에 따라 그는 나중에 'Osteopath'라는 용어를 만들어 결국 1892년에 미국 정골(Osteopathy) 학교를 열었다. 정골의 초석 중 하나는 근골격계 시스템이 건강과 질병 모두에서 필수적인 역할을 한다는 것이다. 그는 특히 근막에 매료되었다.

1899년에, 스틸박사(Dr. Still)는 근막에 대한 글을 다음과 같이 썼다 :

'.....근막은 각 근육, 정맥, 신경 및 신체의 모든 기관의 벨트이다. 이것은 신경, 세포, 관을 연결하는 하나의 네트워크이며, 모든것이 이곳으로 향하고 이곳으로 부터 나아간다. 이것은 의심의 여지없이 수백만개의 신경 센터들과 섬유들로 교차되어 채워져서 필수적인 물질을 분비하고 해가되는 물질을 배설하는 작업을 수행한다. 그러한 일련의 작업을 통해 우리는 살아갈수 있고, 이 과정이 실

패할 경우 우리는 오그라들거나, 또는 부풀어지거나 죽는다.'

또한,

'근육의 각 섬유들은 모든 인접한 근육이나 인대들이 마찰이나 자극없이 주변과 미끄러지는 것을 돕는 septum-washer가 만드는 유연성에 도움을 받고 있다.[...] 그것은 심지어 가장 미세한 섬유에도 침투하여 탄성있는 미끄러짐이 제공되도록 돕는다(Still 1899).'

'근막근골격'시스템
(The 'fasciomusculoskeletal' system)

나는 복잡한 명명법을 지지하지 않으며, 단지 '근골격계'라는 일반적인 용어조차도 근막 시스템이 작동하는 방식에 있어서 필수 구성 요소를 배제한다는 사실을 지적한다. 이 장의 앞 부분에서 언급했듯이, 대부분의 해부학 서적은 꼭 필요한 경우를 제외하고는 일반적으로 근막을 제외한다. 꾸준히 포함되어 있는 근막 구조(발바닥널힘줄,

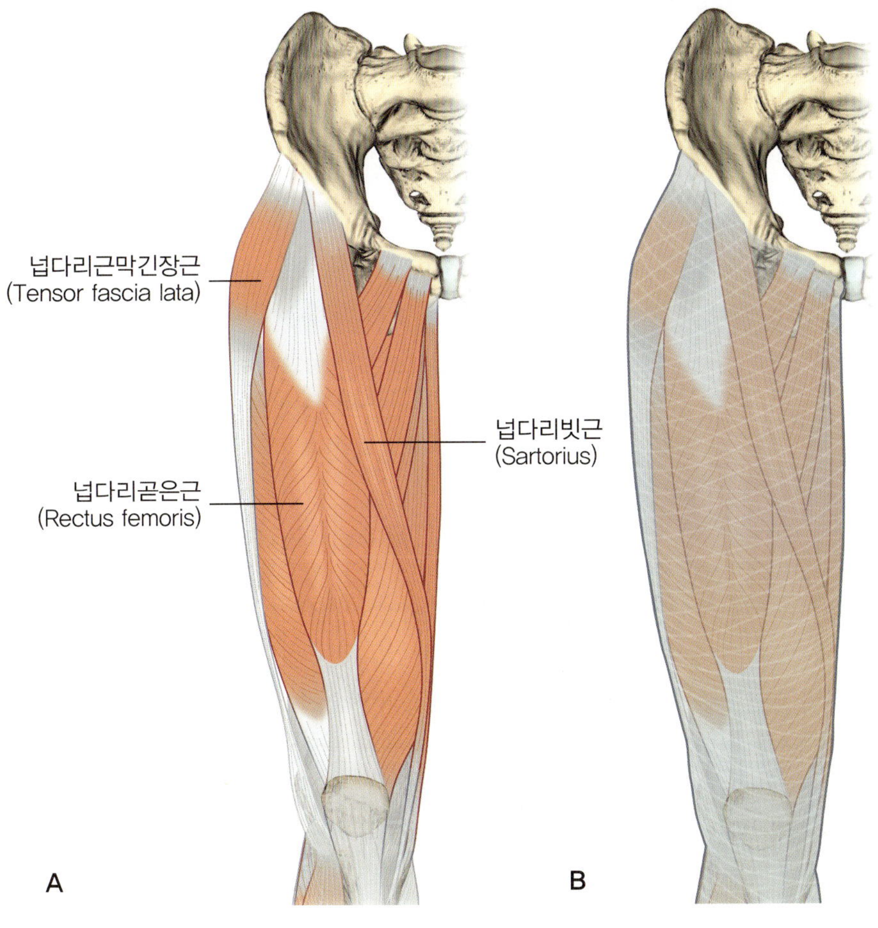

그림 3.9
전형적으로 제시된 위쪽 다리(a), 근육바깥막 또는 동일한 다리를 'bodystocking' 근막 층으로 묘사한 다리(b)

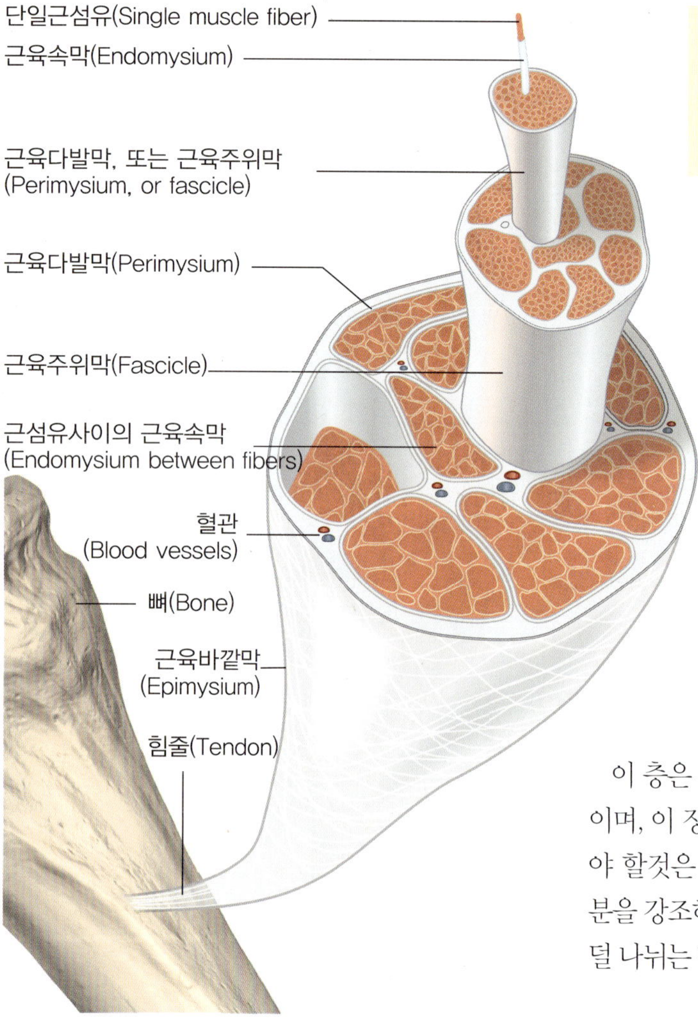

그림 3.10
근육의 근육바깥막 에서 근육속막에 이르는 깊은근막 층으로 각 근육의 섬유들을 감싸는 부분이다.

엉덩정강근막띠, 등허리근막 등등)는 우리의 사고를 부분적으로 보충해주고 있다. 예를 들면, 위 다리의 일반적인 묘사는 거의 모든 해부학 책에서 (그림 3.9A) 유사하게 볼 수 있지만, 같은 모양의 보다 정확한 표현은 (그림 3.9B)와 유사하다. 모든 부분은 여전히 인식할 수 있지만, 여기에는 추가 된 연결층이 있다.

이 층은 깊은근막(때로는 심부근막이라고도 함)이며, 이 장에서 더 자세히 살펴볼 것이다. 명심해야 할것은 이 장에서는 깊은근막 층과 그 아래부분을 강조하지만, 근막은 신경계 또는 순환계 보다 덜 나뉘는 단일 형태의 통합된 조직을 형성한다.

깊은근막 (The deep fascia)

피부 바로 아래에 존재하는 느슨한 결합조직으로 이루어진 얕은근막과는 달리, 깊은근막은 표면적 보다 밀도가 높고 매우 잘 조직화된 구조이다. 깊은근막은 근육과 작용하는 모든 층을 포함하며 (그림 3.10), 널힘줄과 근육바깥막층 모두를 포함한다(Stecco 2015).

깊은근막은 몸의 섬유성 및 탄력성 바디스타킹으로 가장 쉽게 이해할수 있다. 이 바디스타킹 안쪽 부분은 분리되어서 근육바깥막이나 각 근육의 주머니를 형성한다. 이것은 약 640개의 주머니가 각각의 근육을 분리하여 유지하면서도 서로 연결되어 있는 것과 같다. 자주 쓰이는 표현이지만 근막을 오렌지에 비유하는 것은 이 개념을 가장 쉽게 이해할 수 있는 방법으로 사용되어지기 때문이다(그림 3.11).

근육바깥막은 근육을 뼈에 부착시키는 힘줄과 연속을 이루는 층 이기도 하다. 이러한 상호 연결된 근육 또는 근막단위는 히알루론산이 풍부한 결합 조직으로 구성되어 있기 때문에 근육바깥막 주머니에서 서로에 대해 자유롭게 미끄러질 수 있다(Stecco 등, 2011).

근육바깥막은 근섬유의 힘 전달에도 관여한다(Huijing 2007). 또한 근주위막에는 수축성 근섬유아세포가 고밀도로 존재한다는 것을 알아야 한다(Borg & Caulfield 1980).

사이막(Septa)은 근육바깥막과 관련이 있지만 형태로는 서로 분리되어 있다고 여겨지며, 연속성이 없는 조직이다. 이 질긴 형태의 조직은 사지의 분리된 격실 또는 격막을 형성한다(그림 3.12). 이렇게 압력이 가해진 구획으로 쌓여진 협력근육 배열은 근육의 수축 효율을 증가시킨다(Purslow 2010).

근육바깥막 자체 내에는 근주위막이라고하는 근막의 또 다른 층이 있다(그림 3.13). 근주위막은 근육 섬유 군을 작은 묶음으로 감싼다. 이 작은 묶음은 다발(fascicles)이라고 불리기도 하는데, 이 다발은 구조의 묶음에 주어진 용어이다(신경 섬유와 마찬가지로). 표면상 작은 주머니의 연속이지만 근주위막은 근육 외층의 근육바깥막과 연속적으로 이어져 있다.

근막은 아직 끝나지 않았다. 각각의 근육섬유 또는 근섬유는 근육속막이라고 불리는 근막에 의해 감싸져 있다(그림 3.14). 근육속막은 모든 근섬유를 연결하는 격자 모양을 형성한다. 이 콜라

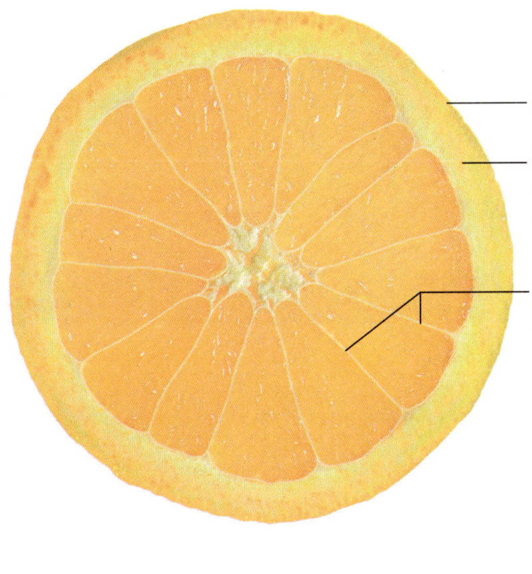

그림 3.11
근막을 설명하는 오렌지 모델 - 얕은근막과 심층에 있는 근육바깥막층이 내부 내용물을 서로 연결하고 분리하는 조직으로 형성되어 있는 것을 설명하는 좋은 예이다.

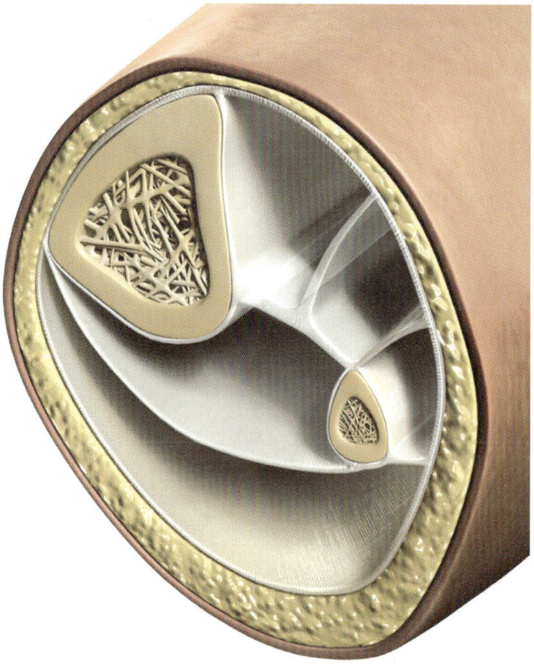

그림 3.12
아래 다리의 근막 구조.
fascialnet.com의 삽화.

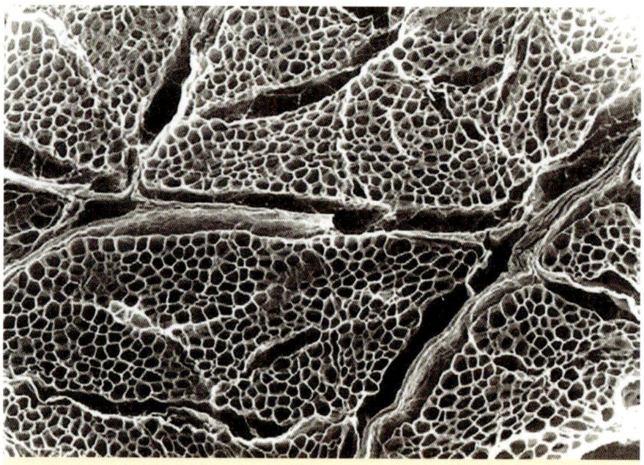

그림 3.13
쇠고기 조각의 근주위막(Perimysium) 과 근육속막 (endomysium)의 전자 현미경 이미지 -더 작은 관은 근육속막을 나타나고 콜라겐의 더 크고 넓은 조각은 근주위막을 보여줌.
퍼슬로우(Purslow, 2010)로부터 허락을 얻어 게재함.

겐으로 이루어진 벌집은 개별적인 근섬유 사이의 부하를 공유하는 것을 가능하게 하여 다른 종류의 바이오텐세그리티(biotensegrity)를 형성한다. 그러나 근막은 다시 여기서 멈추지 않는다.

전자 현미경으로 되돌아 가면, 콜라겐 섬유가 근육바깥막을 통해 인접한 대항근으로 종 방향 네트워크(그림 3.15)를 생성한다는 것을 알 수 있다. 그리고 거기에서 멈추지 않고 콜라겐 섬유는 계속 작아지면서 세포벽으로 들어간다(그림 3.16A). 더 큰 배율로 보면, 세포의 인테그린 수용체와 핵으로 들어가는 섬유가 보인다(그림 3.16B).

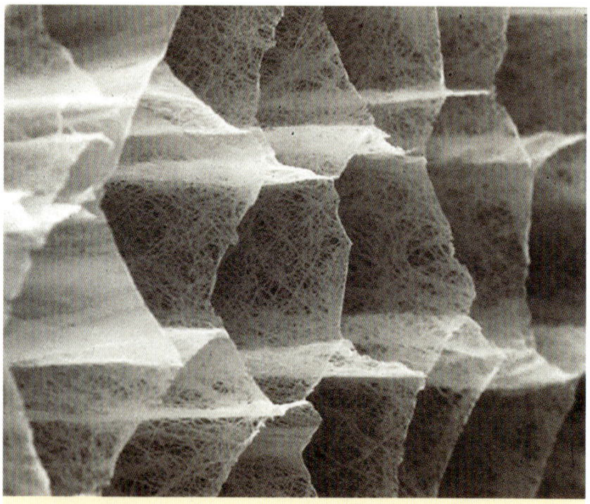

그림 3.14
굉장히 자세한 각각의 근육속막의 근접 사진. 이 부위에서 서로 얽혀 있는 콜라겐 섬유를 확인할 수 있다.
퍼슬로우(Purslow, 2010)로부터 허락을 얻어 게재함.

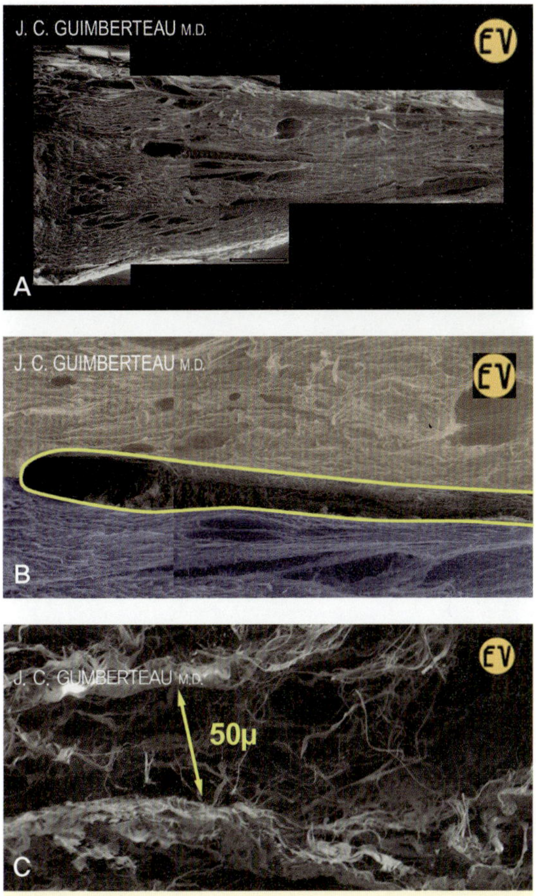

그림 3.15
(a) 쥐의 정강뼈와 장딴지근 사이의 세로 콜라겐 네트워크. (b) 두 근육 사이의 '분리'영역을 강조한 근접촬영. (c) 50미크론으로 근접촬영한 동일한 영역.
From "Muscle Attitudes" DVD. Reproduced with the kind permission of Endovivo Productions and J.-C. Guimberteau MD.

그래서 우리가 가지고있는 섬유질 네트워크, 즉 피부의 아래 쪽에서부터 신체 내에 존재하는 세포의 핵까지 서로 연속적으로 연결되어 있다. 이 섬유는 세포의 내부와 외부를 연결하고 즉각적인 환경을 통해 힘과 장력에 반응하는 신체 전체의 네트워크를 형성한다.

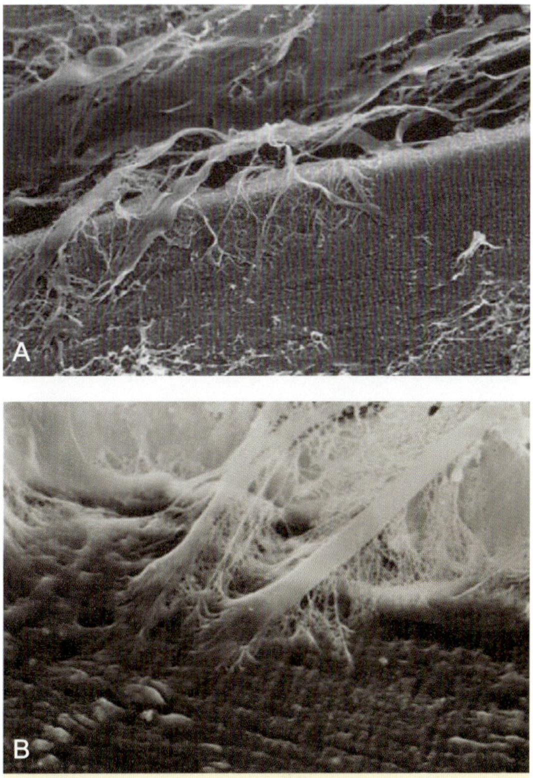

그림 3.16
(A) 스캐닝 전자 현미경 사진을 통해 근육속막 수준에서 개별 콜라겐섬유 및 섬유연결 (B) 이 이미지는 근육속막과 합쳐지는 근육주위막을 보여준다.
Passerieux 외의 허락을 받아 복제 함. 2006.

근막 시스템이 이렇게 방대하고 복잡하다면 어떻게 해부학적 상황에 더 잘 이해될 수 있도록 단순화시킬 수 있을까? 아마도 좋은 지도가 있다면 가능할 수 있을 것이다.

그래, 이것은 전부 연결되어 있어
(Yes, it is all connected)

프레드릭 우드 존스 (Frederic Wood Jones)

프레드릭 우드 존스(Frederic Wood Jones)는 호주 멜버른 대학교의 해부학 교수였으며 후에 영국 맨체스터 대학(University of Manchester)의 해부학 교수(Anatomy Chair –학장)가 되었다. 다양한 주제를 발표하고 많은 이들에게 존경받고 있는 우드 존스는 인간과 유인원의 유사점을 수렴 진화의 사례로 간주하면서 찰스 다윈(Charles Darwin)에 반대하는 강한 입장을 표명 한 것으로 가장 잘 알려져 있다.

수렴 진화론(Convergent evolution theory)은 자연스러운 경향에 따라 비슷한 특성으로 진화된다. 일반적인 예는 비행 능력이다. 모기, 벌새 및 박쥐는 모두 이 능력을 공유하지만 공통 조상 또는 종을 공유하지 않는다. 우드 존스는 사람이 영장류와 공통 조상을 공유했다는 것을 믿지 않았으며, 더 나아가 인간이 나무를 양손으로 번갈아 매달려서 건너가는 것이나 나무를 흔드는 행위를 했다는 것을 우스꽝스럽게 생각했다. 사람이 일반적인 포유 동물 조상을 가졌다면, 우드 존스는 그것이 더 좁은 스펙트럼에서 왔을 것이라고 믿었다(그림 3.17). 고정틀에서 벗어나 생각하는 그의 능력은 인간 해부학에 대한 자신의 견해에서 확실히 입증되었다.

안경원숭이는 호모 사피엔스와 비슷한 치아 구조를 가졌기 때문에 호모 사피엔스와 유사점을 가졌다고 우드 존스를 생각하게 했으나 이는 매우 유사한 형태가 아니었다.

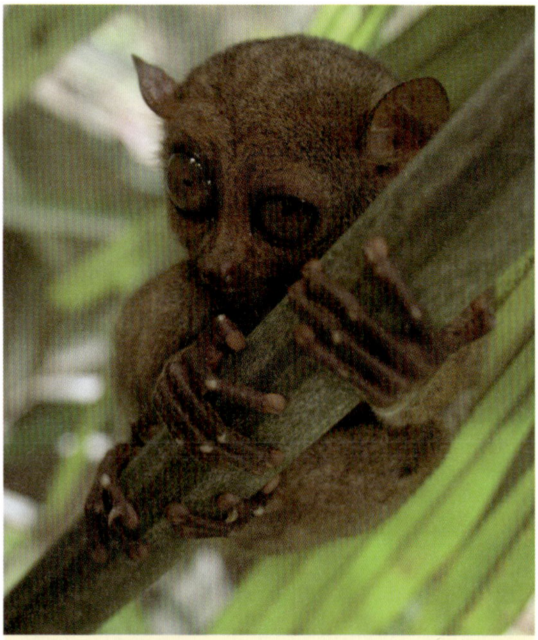

그림 3.17
안경원숭이는 호모 사피엔스와 비슷한 치아 구조를 가졌기 때문에 호모 사피엔스와 유사점을 가졌다고 우드 존스를 생각하게 했으나 이는 매우 유사한 형태가 아니었다.

예리한 직관을 가졌던 우드 존스는 해부학적인 사고를 고정틀에서 하지 않았고, 마침내 그는 근육의 이는곳과 닿는곳에 대한 기존 정설에 도전하는 글을 1920년에 썼다.

'움직임은 그룹으로 일하는 근육의 활동에 영향을 받는다.[...] 사체에서 해부된 근육이나 기계적으로 짜맞춰진 근육 움직임이 실제 일상에서 동일한 형태의 움직임으로 반드시 나타나지는 않는다. 이러한 사실을 무시하면 가르침에 많은 오류가 발생된다'(Wood Jones 1920).

우드 존스(Wood Jones)는 근막의 기능적 중요성과 미끄러짐에 대한 탁월한 이해를 가지고 있었으며, 특히 그가 가장 주목한 것은 팔 다리의 근막에 있어서 서로 분명한 차이를 보이는 부분이었다. 그의 견해로는, 팔에 있어서 근막 중격의 부착 위치와 부착점은 다리의 근막적 연결과는 정반대로 나타났다. 그는 근육과 근막이 얼마나 얽혀 있는지 해부하기가 훨씬 어려워졌다. 다리 근육의 대부분은 근막적 확장 부분에서 정지되고 일부는 넙다리근막장근 같은 근막조직에 직접적으로 부착되었다. 다리를 구획화하는 역할을 하는 거친 격막은 말할것도 없었다(그림 3.12 참조).

우드 존스에게 있어서 '기능을 따르는 형태'의 차이점은 다양했고, 오히려 '기능을 일으키는 형태'가 더 정확했다. 그는 다리의 근막에서 두가지 기능이 두드러지는 것을 알아냈다. 하나는 서있는 상태에서 수동적으로 자세를 지지하는 필수적인 기능과 다른 하나는 그와 동시에 이동할때처럼 능동적인 움직임이 필요로 하다는 것이다.

전반적으로, 우드 존스는 근막 네트워크를 팔과 다리에 있어서 외골격과 같다고 비유했다. 이러한 비유는 앤드리 블래밍(Andry Vleeming)의 인체 내 '부드러운 골격'인 근막이라는 아름다운 은유를 떠올리게 한다.

커트 티텔 (Kurt Tittel)

500종이 넘는 과학 논문의 저자이자 고전으로 여겨지는 분야에서 몇 안되는 사람인 커트 티텔 박사는 독일 스포츠 의학의 아버지 중 한 명으로 여겨지고 있다.

독일 할레 대학의 기능 해부학과 명예 교수 인 티텔박사는 죽은 사체를 가지고 해부학적 연구(해부)를 하는 것은 너무 제한적이라고 생각했다. 대신, 그는 삶에 초점을 맞추고 실제적인 요구를 지향하는 능동적인 기능에 초점을 맞춘 해부학에 대한 연구를 지지했다.

인체분야의 많은 선구자들(8장 참조)과 달리, 티텔은 구조와 기능을 동전의 양면과 같다고 생각했다. 사실 어떠한 근육이나 뼈도 전체 유기체와의 관계를 고려하지 않고는 이해될 수 없다.

오래전 부터 티텔박사는 구조와 기능 사이의 관계가 세포 수준까지 계속적으로 반영된 것이라고 믿었다.

티텔박사는 운동 훈련에 있어서 연부조직에 내재되어 있는 역동적으로 변형되는 잠재적인 부분을 이해했지만, 그의 주된 관심사는 근육에 있었다. 그의 생각을 결합조직 시트와 널힘줄에도 적용 할 수 있었지만, 그는 근막에 관심을 갖지 않았고, 그것들의 잠재적인 부분을 전혀 인식하지 못했다.

기능적인 해부학에 대한 그의 열정과 세밀함을 쏟은 곳은 근육 슬링(Sling)개념이다. 이 기능성 슬링은 그가 공들여 작업한 *'스포츠 근육 슬링'*(그림 3.18)이다. 1956년에 처음 출판 된 이 책은 현재까지도 인쇄되고 있다.

독일의 해부학자인 헤르만 호프케(Hermann Hoepke)와 인간의 근육운동(Das Muskelspiel des Menschen) (1936년 The Muscle play, 절판)의 영향을받은 티텔의 책은 3가지 이상의 근육 슬링과 운

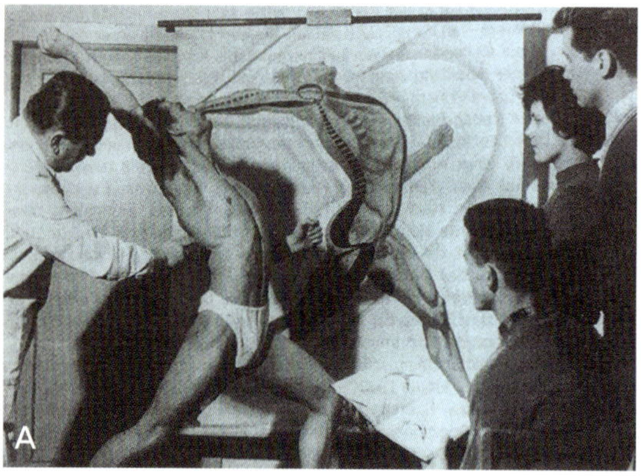

그림 3.18
초기 모델과 묘사(A, B)에서 부터 기능적인 근육 슬링 (C)의 분석 및 최종적인 표현에 이르기까지 커트 티텔의 공들인 작업.
Christl Kiener Publishing의 허락을 받아 게재됨.

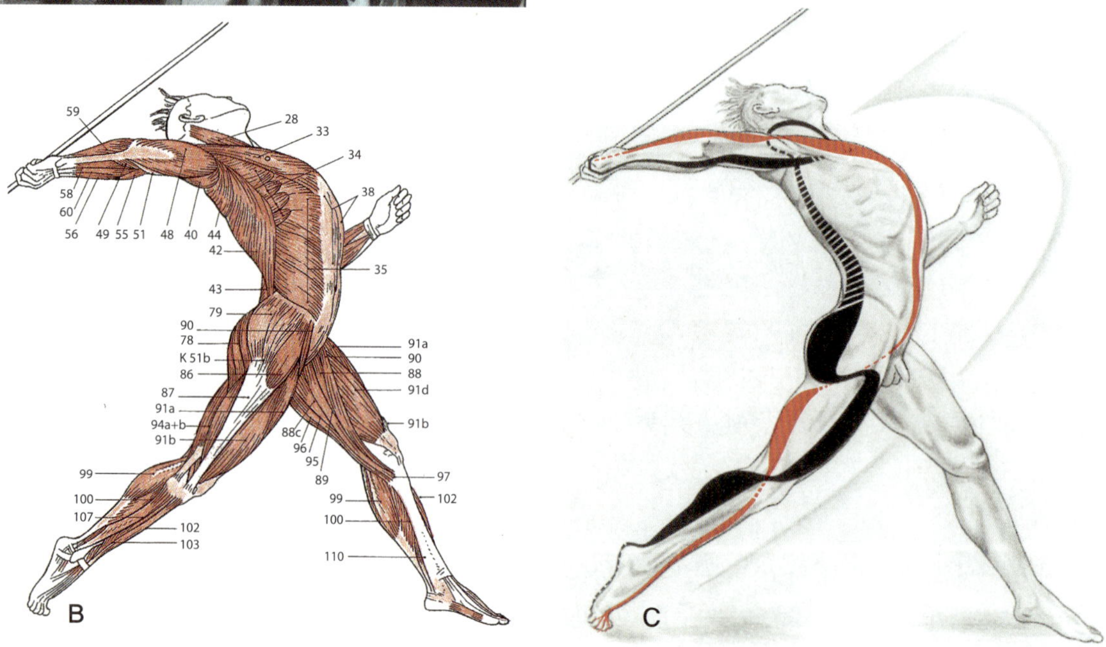

동에 대한 탁월한 아이디어로 특히 스포츠와 관계된 움직임 등에서는 지금까지도 계속해서 영감을 주고 영향을 미친다.

이후 수십년 동안 근육 슬링개념을 따라 더 많은 내용들이 나타나고 더 많은 발전을 이루었다. 두 가지 주목할 만한 예가 블라디미르 얀다(Vladimir Janda)의 'Upper Crossed'와 'Lower Crossed'모델과 서지 파올레티(Serge Paoletti, DO)의 근막 체인 모델이다. 그러나 티텔이 이에 직접적인 영향을 미쳤다고 말하는 것은 아마 최고의 추측이 될 수 있거나 최악의 거짓말이 될수도 있을 것이다.

아마도 우리는 이것들과 다음의 예를 학계의 융합적 진화라고 생각할 수 있을 것이다.

토마스 마이어스 (Thomas Myers)

토마스 마이어스는 Rolfing® 구조 통합치료의 강사였다. 이다 롤프(Ida P. Rolf, 8장 참조)가 개발한 롤핑(Rolfing®)은 개별적인 상태에 따라 달라지긴 하지만 정해진 수의 치료 방법을 반복하는 것으로 구체적인 순서로 가르쳐졌다. 마이어스는 이 시스템이 대부분의 사람들에게 매우 효과가 있다는 것에 깊은 감명을 받았다. 그는 왜 그렇게 효과가 있는지에 대한 해부학적인 이유를 밝혀내는 것에도 동일하게 집중했다.

그는 콜로라도 볼더에 있는 Rolf Institute®의 해부학 선생님이자 1981년 부터 1990까지 독일에서 Rolf Institute®에 대한 사전 교육을 가르치는 등의 특별한 위치에 있었다.

이상하게도, 수년간 독일에서 가르치는데 시간을 보냈던 모든 시간동안 마이어스는 티텔이나 호프케의 근육 슬링에 대해 노출되지 않았다. 마이어스는 휄든크라이스(Feldenkrais) 접근법을 통해 오스트레일리아의 해부학자인 레이몬드 다트(Raymond Dart)의 이론에 익숙해 있었다. 다트의 이중나선 이론은 마이어스에게 분명히 영향을 미쳤지만, 그 당시에 그는 서로 연결된 해부학 개념에 대해 이미 알고 있었다.

근막경선해부학 시스템(Anatomy Trains system)의 개발로 이어진 토대는 이 기간동안 일어 났으며 해부학 교실에서 게임처럼 시작되었다. 마이어스는 이는곳, 닿는곳, 신경 분포 등을 가르치는 암기방식의 전통적 해부학 수업에 절망했다. 그러한 전통적인 해부 방법은 그에게 그저 하나의 일이었고, 의미있는 부분은 아니었다.

그에게 중요했던 것은, 자신의 열정을 나누고 학생들의 마음 속에 해부학에 대한 진정한 실무적 지식을 부여하기 원했던 것이다. 그의 교수였던 버크민스터풀러의 시스템 기반 사고에서 영감

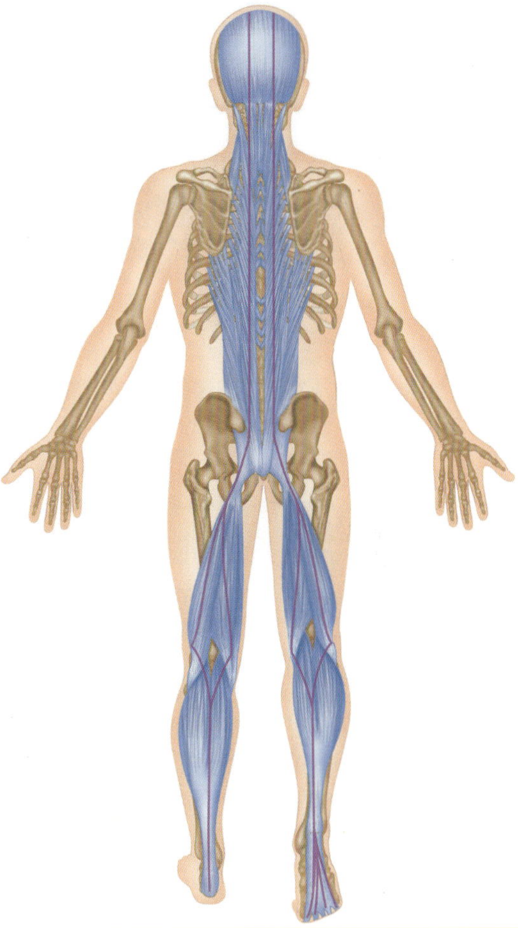

그림 3.19
표면후방선: 발바닥널힘줄에서부터 근막연속이 시작되어, 발꿈치뼈의 뼈막 그리고 다리의 뒤쪽에서 엉치결절인대를 지나 척추세움근 그리고 목 위쪽 목덜미의 널힘줄에 이른다.

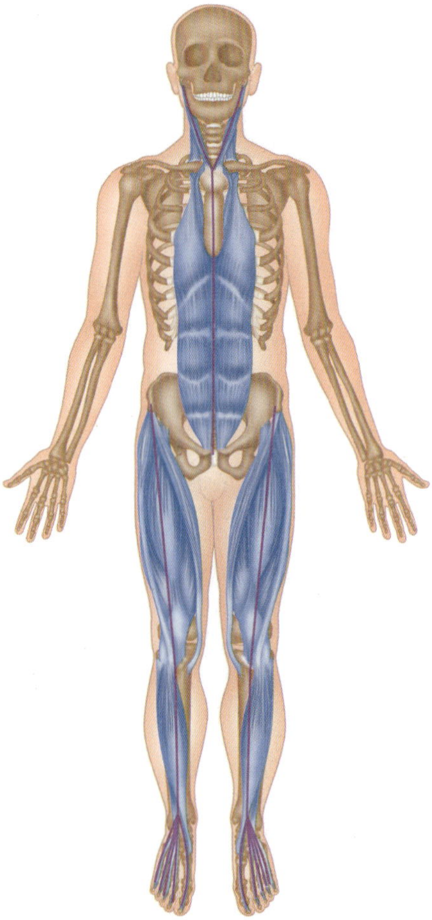

그림 3.20
표면전방선: 신체의 전방 표면을 엉덩이에 기계적으로 연결하여 굽힘과 폄에서만 상/하 측면을 연결.

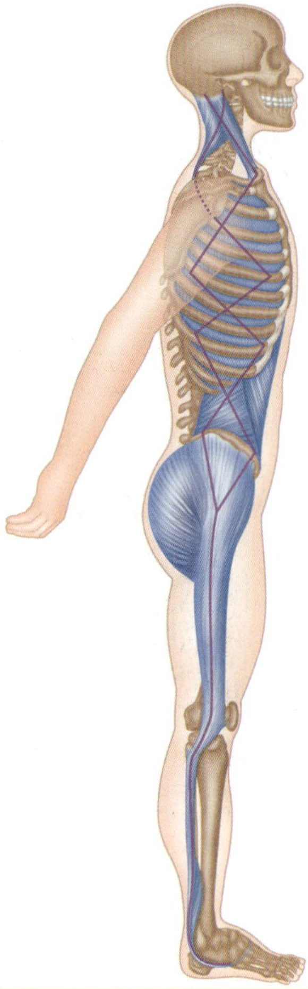

그림 3.21
안정성과 이동성은 물론 가쪽굽힘 및 폄을 조절하는 측방선.

을 얻어 '이 부분과 어떤 연관이 있는가?' 라는 게임을 만들어 갔다. 그는 한 부분, 한 부분을 서로 연결하면서 더 큰 부분과 연결하면 모든 것을 더 잘 기억할수 있게 만들 것이라고 제시했다. 이 접근법은 그의 원대한 꿈을 이루게 해 주었다.

이것이 하나의 패턴을 이루는 결실을 얻기 위해 수년이 걸릴 동안, 마이어스는 근막경선 모델에 대한 첫 번째 논문을 발표할 준비를 하고 있었다. 근막경선이라는 책은 2001년에 처음 출판되었고, 현재 3번째 개정판과 13개의 언어로 번역되어 있다.

근막경선 모델은 근막의 힘을 전달하는 패턴과

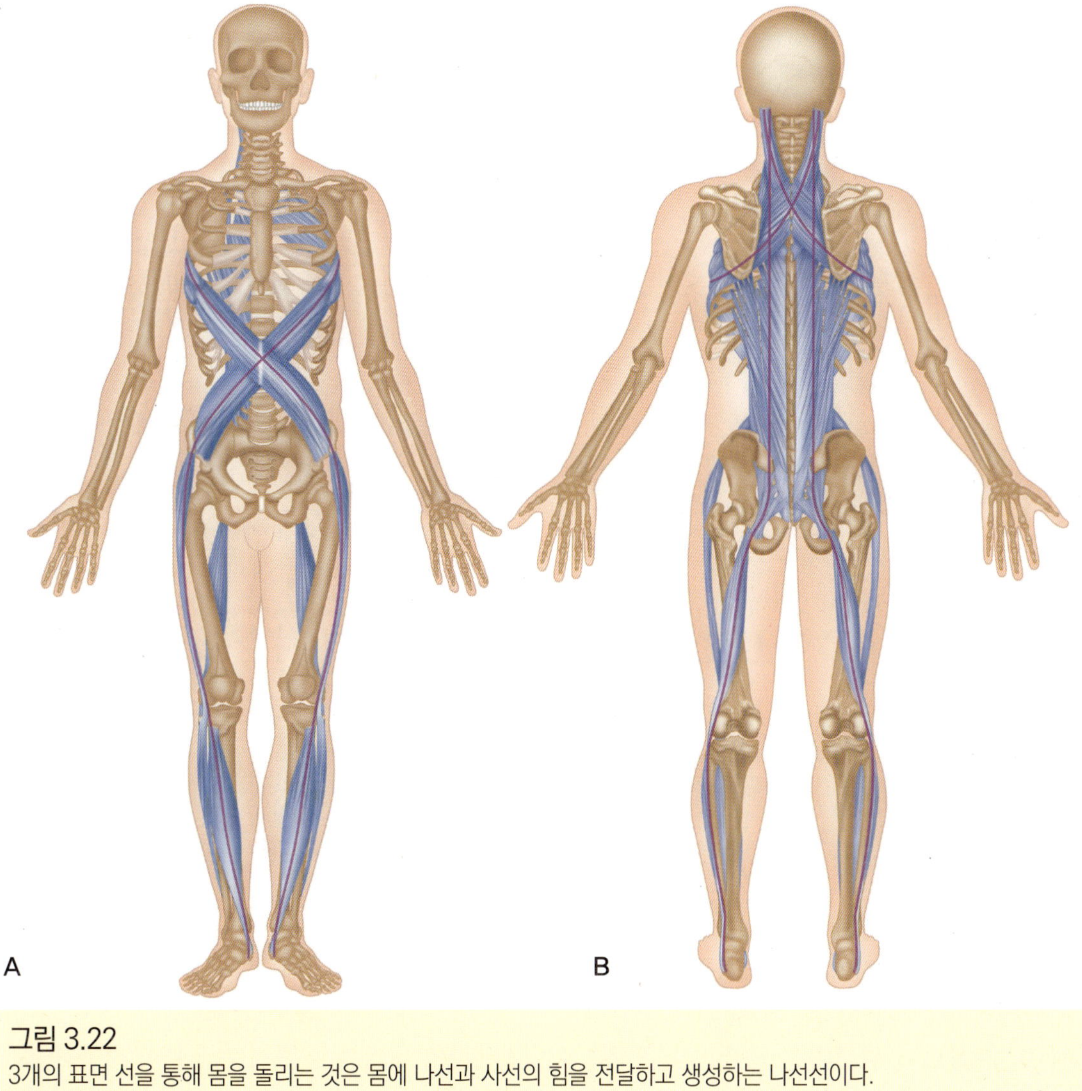

그림 3.22
3개의 표면 선을 통해 몸을 돌리는 것은 몸에 나선과 사선의 힘을 전달하고 생성하는 나선선이다.

바이오텐세그리티(biotensegrity)의 원리를 따르는 13개의 신체 전반에 걸친 근막 지도의 시리즈를 통해 연결되어지는 해부학 모형을 제시한다. 이것은 또한 내부적으로 정해진 규칙에 의한 세부적인 사항을 따른다. 일정한 규칙에 몇 가지 변형된 예외가 있는데, 그럴때 마다 아주 현명하면서 그럴듯하게 변형되어 적용된다.

근막경선은 선에 맞추어 구조화된다(그림 3.19~3.25 참조). 이 선들 중 3개는 머리에서부터 발까

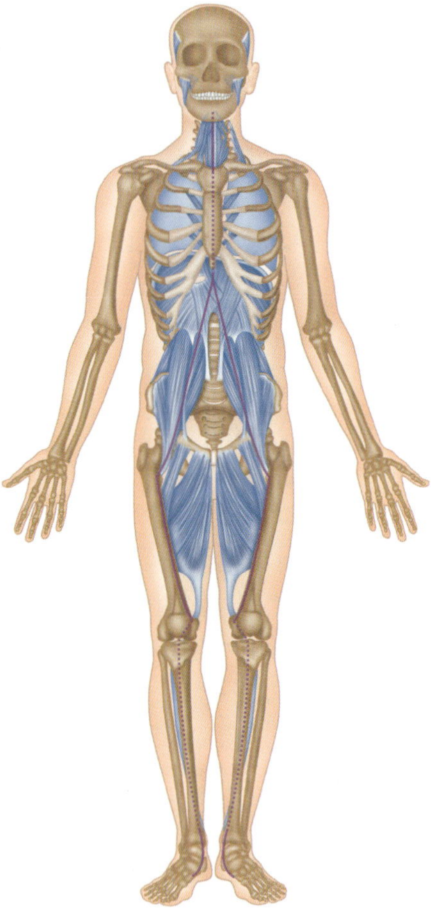

그림 3.23
우리 몸의 심부코어는 심부전방선으로 근골격계와 내장기계 사이의 접점이다.

지 그리고 신체의 뒷면, 앞면, 옆면의 표층면을 덮고 있다(그림 3.19~3.25 참조). 횡단면에서 나선선은 나선과 회전 움직임과 관계된 근막 결합을 덮고있다(그림 3.22). 인체의 중심부에는 내장의 근막 면과 체적 면까지 포함된 심부전방선이 존재한다(그림 3.23).

팔에는 4개의 선(그림 3.24A~D)과 마지막으로 기능적 움직임에 특이성을 부여한 3 개의 기능선이 있다(그림 3.25). (참고: 세 번째 기능선인 일측 기능선(ipsilateral Functional Line)은 비교적 최근 결과이며 여기에서 다루지 않는다.)

'모든 것이 연결되어 있다'라고 말하는 것이 좋을 수도 있고 사실일 수도 있지만, 특별한 도움이 되지는 않는다. 근막경선 모델은 임상의, 치료사 또는 생체역학에 관련된 사람들에게 어떻게 모든 것이 연결되어 있고 임상과의 관계가 정확하게 어떻게 관계되어 있는지 일관되게 제시한다.

근막경선 연속성 모델에 대한 좋은 예는 발바닥 널힘줄을 발꿈치뼈막, 아킬레스힘줄에서 장딴지근, 넙다리뒤근육까지 연결하는 표면후방선이다.

넙다리뒤근육의 근막은 엉치결절인대로 연속되고 확장되어 척추 세움근을 통해 후면 위쪽으로 뻗어나가서 목덜미 널힘줄로 이어진다(그림 3.26A, B). 이러한 연속된 근막 체인은 다양한 방부처리의 테스트와 새로운 방식의 근막 해부를 통해 얻어졌다. 하지만 모든 근막경선이 이러한 방식으로 얻어진 것은 아니다.

전체 공개: 나는 수술용 메스 뒤, 비디오 그리고 카메라의 뒤에서 많은 해부에 대한 기록을 해왔다. 나는 또한 표면전방선에서 흉골부위의 복장근(Sternalis)를 나누는 첫번째 사람이 되었다는 명예와 당혹스러움을 얻었다. 비록 하나의 탐구만으로 전체적인 지도를 만들지는 못하지만, 상대적으로 설득력이 부족한 상부표면전방선의 본성에 의문을 제기하는 점은 분명하다.

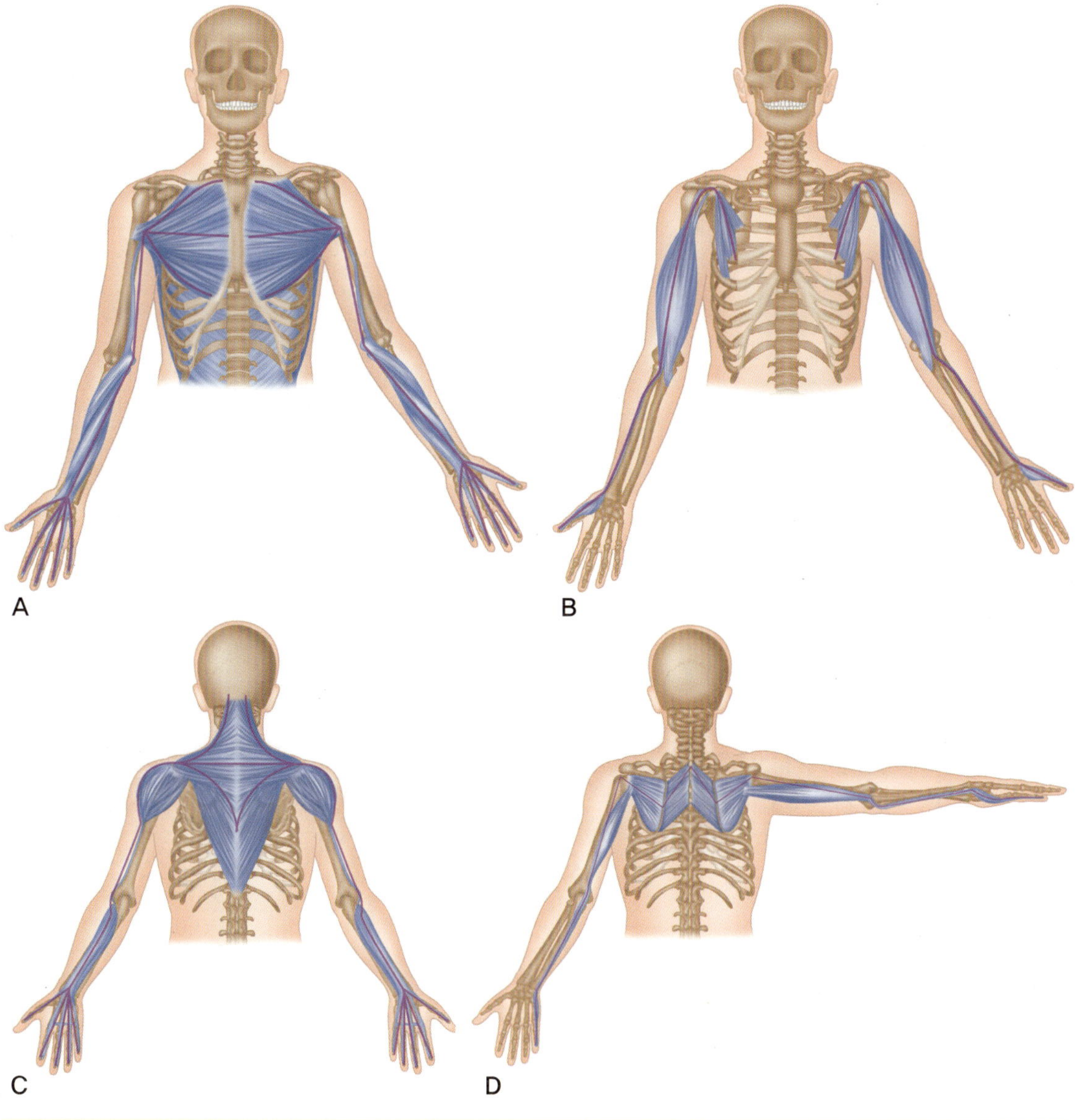

그림 3.24
(A) 표면전방상지선은 큰가슴근에서 손가락까지 연결된다.
(B) 근본적으로 표면전방상지선을 보조하고 안정화 시키는 것은 심부전방상지선이며, 요즘 같은 디지털 시대에서 근막의 제한이 주로 발생되는 곳이다.
(C) 표면후방상지선은 팔과 어깨의 후면과 측면 움직임을 협응시킨다.
(D) 심부후방상지선은 돌림근띠의 근육층을 포함한다.

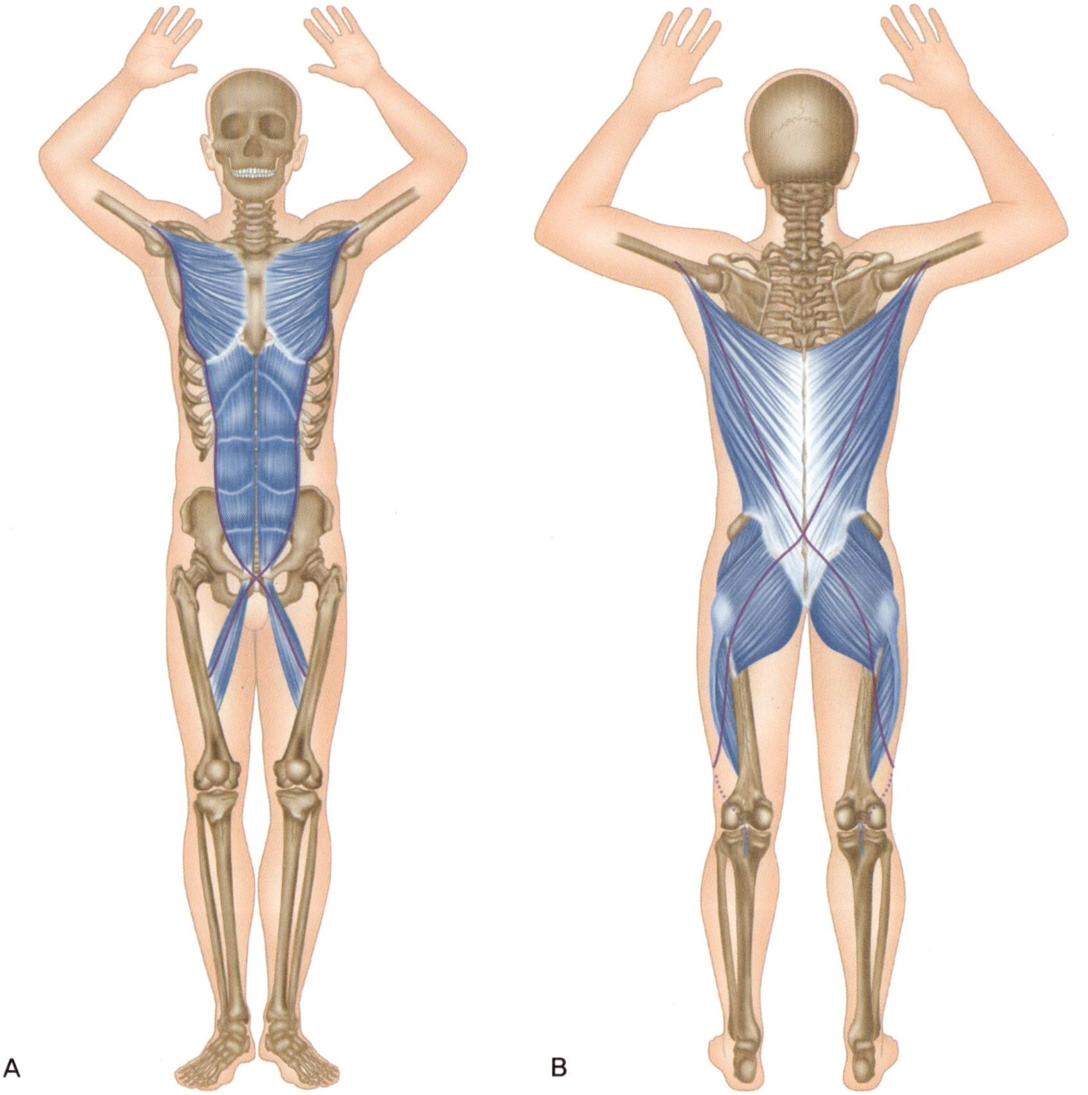
A B

그림 3.25
전방기능선(A)과 후방기능선(B)은 몸통과 다리를 거쳐 팔로 힘을 전달하는데 영향을 일으키고 그 반대의 순서도 동일하게 나타난다.
그림 3.19–3.25는 토마스 마이어스와 로터스의 허락을 받아 재현됨.

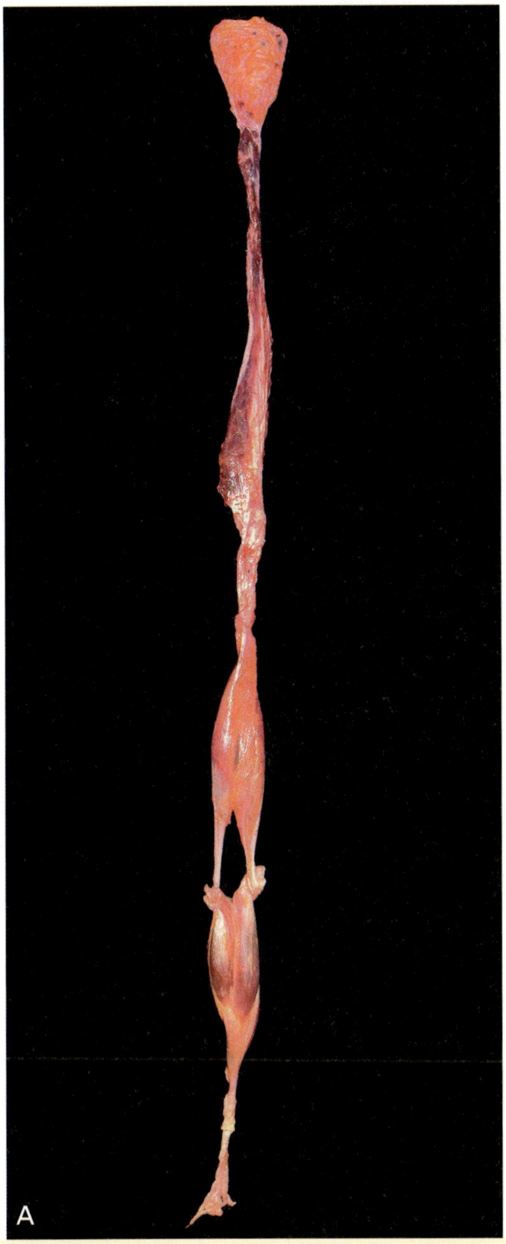

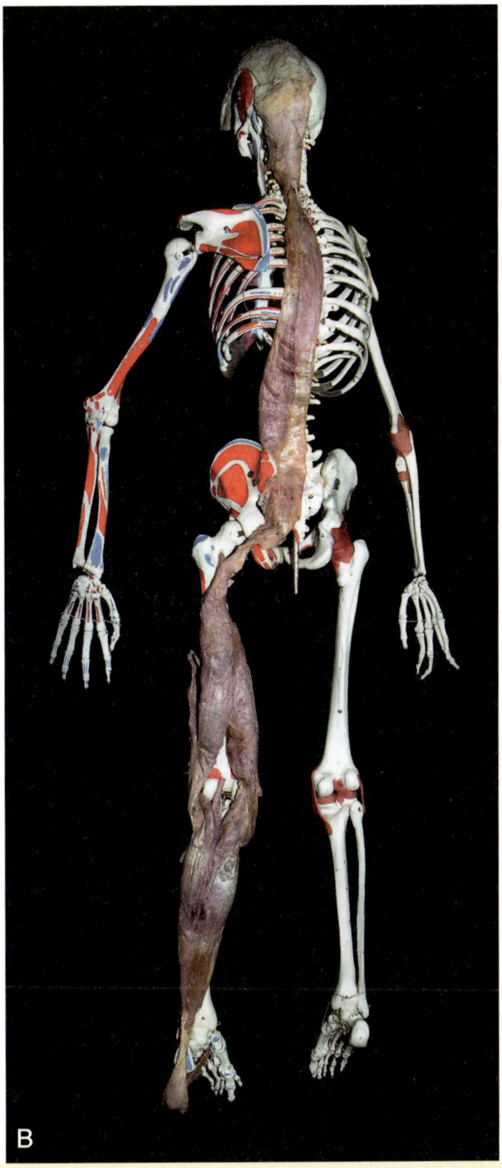

그림 3.26
두개의 표면후방선의 모습.
(A) 시신에서 채취한 표본, (B) 다른 차원을 추가하기 위해 골격 위에 방부처리된 시신의 근육을 덮어 씌웠다.
토마스 마이어스의 허락을 받아 재현함.

근막경선에 관련된 해부학적 연구에 대한 체계적인 검토를 통해 13개의 근막 경선중 6개가 존재한다는 확실한 증거를 찾았다(Wilke 등. 2016). 이들은 각 경선이 다른방향으로 전환되는 부위에서 선들의 연속성에 대한 증거들을 찾았다. 이 결과는 14개의 연구에 근거한 표면후방선, 8개의 연구에 근거한 후방기능선, 6개의 연구에 근거한 전방기능선에 대해 강력한 증거를 제시했다. 하지만 측방 선, 나선 선, 표면 전방선은 그다지 좋지 않았다. 비록 연구를 통해 측방선 및 나선의 변환점 중 절반 정도만 검증 할 수 있다고 결론지었지만, 이것이 근막 연속성의 존재 가능성을 부정하지는 않았다. 또한 표면후방선은 광범위한 근전도 검사를 거쳐 검증되었다(weisman 등. 2014). 이것은 객관적으로 매우 신뢰 할 수 있는 근막의 연속성 중 하나라고 볼 수 있다.

근막경선은 전체론적인 기능 해부학, 힘의 전달 및 반복적인 변형 또는 외상에 의한 보상패턴을 잘 이해하는데 아주 훌륭한 지도이지만, '바로 이거야! 우리는 모든 연결을 발견했다' 라는 어리석은 생각을 해서는 안된다.

다른 많은 근막 연결 관련 내용들이 밝혀지고 있기 때문이다.

기타 중요한 연결 (Other vital connections)

인대, 힘 그리고 새로운 질서 (Ligaments, dynaments and the new order)

야프 반데왈(Jaap van der Wal 2009)의 연구는 근육과 관절의 연결 조직이 평행하게 놓여져 있는 것이 아닌 서로 연결되어 진행되는 연속체의 일부라는 것을 보여줌으로써 '모든 것이 연결되어있다'는 아이디어를 발전 시켰다. 근막을 최대한 보존하는 절개술을 사용하여 야프 반데왈은 인대가 근육 힘줄의 아래에 있으며 관절 운동 범위가 끝날 때만 활동한다는 믿음에 찬물을 끼얹었다. 대신, 그는 근육다발과 일련으로 구성된 특수한 결합 조직 구조를 발견했다. 뼈와 뼈 사이를 주행하는 특정 콜라겐 섬유는 드물게 나타났다. 대신, 근주위막이라는 근육 근막이 넓게 직접적으로 부착되었고, 더 많은 근육바깥막과 널힘줄이 뼈의 골막으로 부착되었다(그림 3.27A, B). 야프 반데왈은 이러한 배치를 '동적인 인대' 또는 '동력(dynaments)'으로 간주하였다.

종합하면, 동적인 인대는 사람이 움직이는 방식에 따라 전반에 걸친 길이를 토대로 연속적인 복합체를 형성한다. 톰 핀들리가 우아하게 요약 한 것에 따르면:

신체에서 움직일 때 뼈와 뼈의 거리가 변하지 않는 부위는 무릎관절과 C1-C2, 이 두 곳 뿐이다. 모든 곳이 동일하게 근육을 움직일 때 굽힘하는 곳의 힘줄은 짧아지고 신전하는 곳은 길어진다. 반데왈에 따르면 "근육과 인대의 기능적 차이는 없다."(Findley 2013)

실제로 반데왈은 인대가 해부학자의 메스에 의한 커다란 인공산물이라고 여긴다.

새로운 허리 (The new 'low back')

1990년 이후에 벨기에 연구원 앤드리 블래밍과 미국의 프랭크 윌워드는 모든 해부학 문헌에서

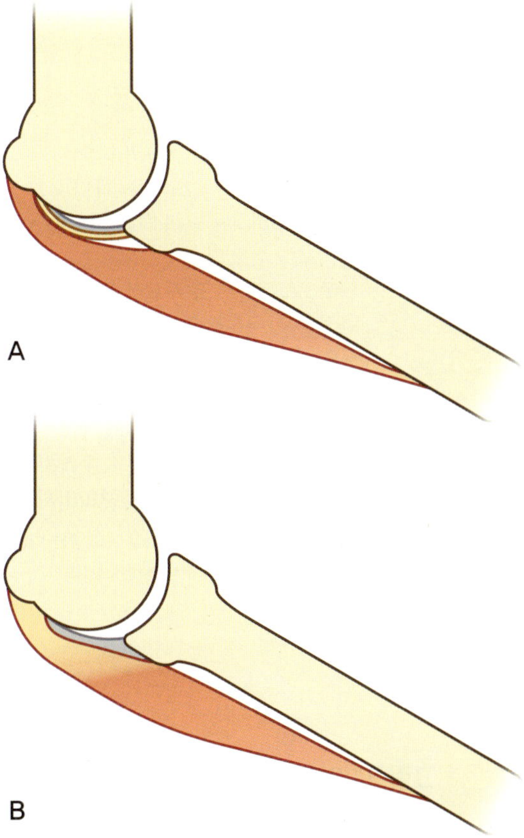

그림 3.27
(A) 전통적인 해부학 관점에서는 근육, 힘줄, 인대는 분리된 구조로 생각한다.
(B) 반데왈의 동력 모델. 근육, 힘줄 및 인대가 같은 조직 연속체의 일부로 배치 되어있다.
Japp van der Wal의 허락을 받아 적용.

등장하는 하얀 다이아몬드에 대해 철저한 연구를 했다 –등허리근막(Thoracolumbar fascia) 또는 TLF(Willard 등. 2012).

허리의 중요한 구조인 TLF는 평균 두께가 약 5.5 mm인 3개의 분리된 층이 연결되어져 있는 구조로 구성되어 있다. 그럼에도 불구하고, TLF는 상지에서부터 하지로의 교차 구조를 형성하는 중요한 하중 전달 지점이다. 부하로 인한 힘은 광배근을 지나 엉덩이 근육을 거쳐서 반대편으로 대각선 방향으로 전달된다(Vleeming 등. 1995). 현실적으로 나아가 또 다른 흥미있는 개념으로 TLF은 반대편 엉덩이근을 위해 힘줄같은 기능을 제공할 수 있고 아프리카 사람들의 스프링 같은 보행에 있어서 주된 추진 요인이 된다(Zorn & Hodeck 2011).

구조적으로, TLF는 엉덩이와 가슴우리의 뼈 사이에 위치하는 연부조직의 이음구조 또는 근막 고리를 형성한다. TLF의 핵심적 특성중 하나는 허리뼈 내부근막 삼각형구조(LIFT: Lumbar Interfascial triangel)이다(Schuenke 등. 2012). LIFT는 복부 근육과 TLF 사이의 접점이다. 배가로근(몸에서 가장 큰 근육)의 일반적인 힘줄은 TLF를 형성하는 삼각형 주머니의 중간과 뒤쪽 층으로 향하는 요방형근의 뒤쪽 근막 주머니를 분리한다(그림 3.28). 이 구조물의 존재를 확인하기 위해 800건 이상의 MRI 검사를 시행했다(Vleeming 2017).

LIFT는 예를 들면, 무거운 물건을 들 때 큰 힘이 몸을 통과하여도 몸통이 파열되지 않는 커다란 이유이다. 종합적으로, 모든 근육이 수축할 때, 힘은 세로 방향 뿐만 아니라 동력을 포함한 평행하게 연결된 모든 부분을 따라 전달되고, 수압을 증폭시켜(그림 3.29) 전체 척추 기둥을 안정화 시키는데, 이는 근육을 30% 이상 효율적으로 만든다(Hukins 외. 1990).

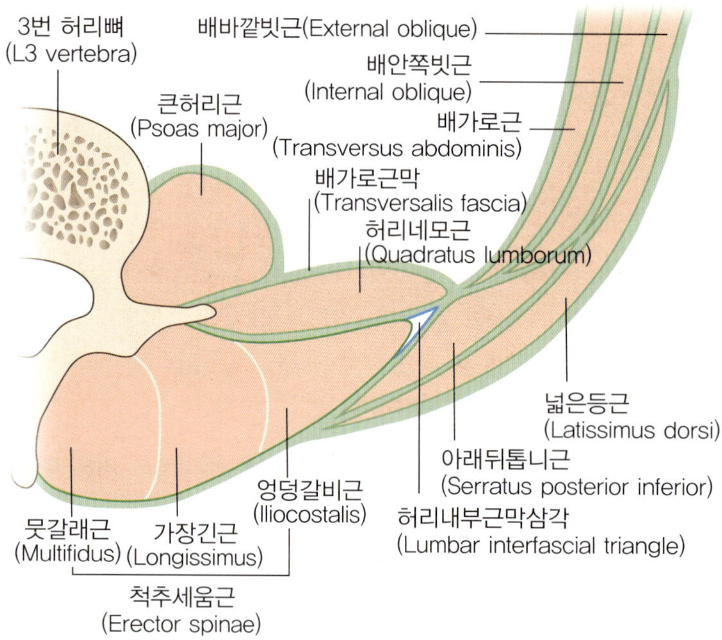

그림 3.28
융합지점인 허리내부근막삼각(LIFT)이 있는 근막적 관점에서의 허리뼈복합체. 배가로근의 힘줄(LIFT로 합쳐진다.)은 등허리근막(TLF) 또는 뒤쪽허리근막(PLF) 의 후부층을 긴장시킬 수 있다.
뒤쪽허리근막은 그 자체로 뭇갈래근, 가장긴근, 큰허리근(부척추근 retinacular sheath에 포함되어 있음)만큼이나 넓은등근(가장 표면 수준에서)에 근막적인 혼합이 있다. 이것은 또한 아래뒤톱니근을 포함하고 있고, 아래뒤톱니근부터의 근막이지만 제3허리뼈 아래 수준에 있지는 않다.
윌라드 등의 허락을 받아 재현 2012.

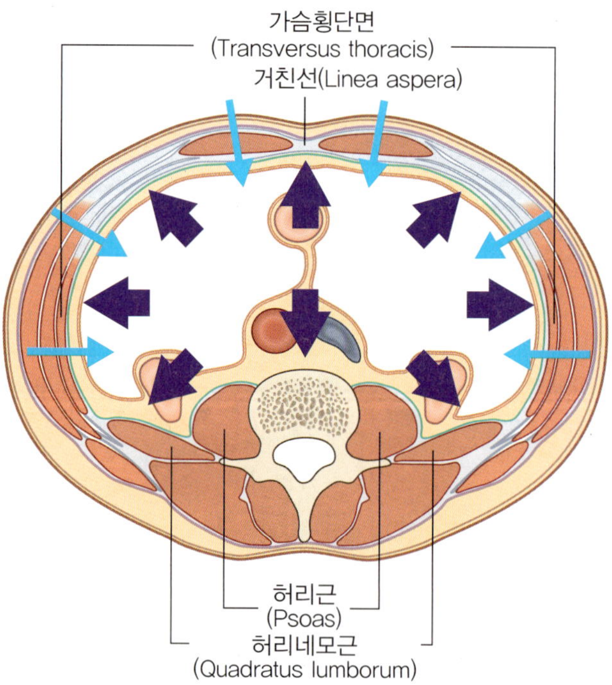

그림 3.29
흉부의 횡단면. 힘의 전달은 몸통의 단면에 화살표로 표시된 것처럼 종단면 뿐만 아니라 평행한 연결에서도 발생한다. 근육이 수축함에 따라 그들은 평행한 섬유에 장력을 만들어 외부의 힘을 만들어 낸다. 이것이 abdominal bracing의 기초인데, 이것은 효율성을 높이고 힘 전달을 가속시킨다. 이러한 형태는 근육이 당기는 것 만큼 얼마나 잘 미는지를 보여준다.
Luchau의 허락을 받아 수정함 2016.

비유적인 표현으로 배가로근은 TLF에게 먹이를 준다고도 할수 있는데(허리도 마찬가지로), 이것은 강이 바다에게 먹이를 주는 것과 같다. 나는 임상에서 환자치료시 허리통증을 갖고있는 환자를 돕기 위해 이러한 이미지를 활용한다.

파두아의 한여자 (A woman in Padua)

칼라 스테코(Carla Stecco)의 연구는 어린 시절부터 시작되었다. 근막에 대한 그녀의 관심은 물리치료사인 그녀의 아버지 아래에서, 근막을 더 잘 이해하기 위해 어린시절 작은 동물들을 해부하면서부터 시작되었다. 그녀는 정형외과 의사가 되었고, 20대 중반에 파리대학에서 상당한 시간을 보냈다. 그녀는 신선한 조직 해부 기술을 연마하고 인체의 근막 역할에 대한 이론을 발전 시켰다.

베살리우스(Vesalius)가 태어난 지 거의 500년이 지난 지금, 그녀는 파두아 대학(University of Padua)의 해부학과(Department of Anatomy) 학과장이다(그림 3.30). 그녀는 또한 첫번째 해부학적 근막 지도(Stecco 2015)를 발간했다. 여기서 주목해야 할 사항은 그녀는 전체 해부 과정을 직접 수행하면서 찍은 100여장 이상의 사진을 게시했다는 점이다. 10년의 준비 기간을 가진 이 책은 이 분야의 새로운 표준을 제시한다. 그녀의 아버지이자 물리치료사인 루이지 스테코(Luigi Stecco)(8장 참조)의 영향을 받은 스테코 교수의 책은 또

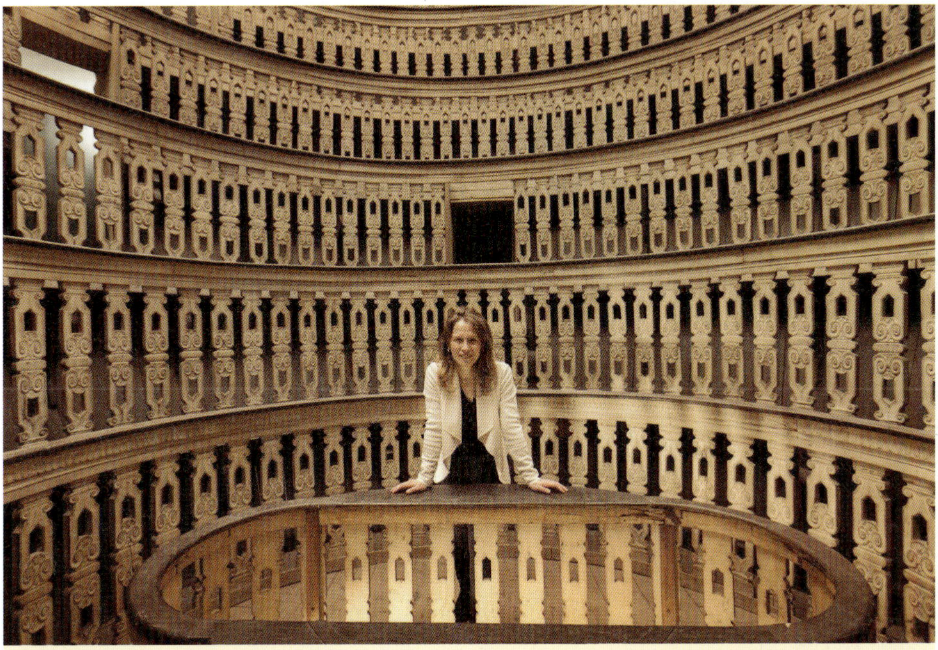

그림 3.30
파두아 대학의 해부학 극장에서 칼라 스테코 교수.

한 해부학적 및 조직학적 발견의 임상적 관련성을 강조하는 지속적인 섹션을 제공하기도 한다.

스테코 교수의 책은 이전 책에서는 없었던 방식으로 근막과 근육계를 통합하고, 가장 전문화된 의학서적에만 볼 수 있는 세밀함을 위해 완전성, 정확성 및 주의력에 초점을 맞춰 제공한다. 아마존의 북 리뷰처럼 들릴지 모르지만, 이 계몽적인 책이 가능한 한 근막분야에서 일하는 모든 사람들을 아주 바쁘게 만들 것이라 생각한다.

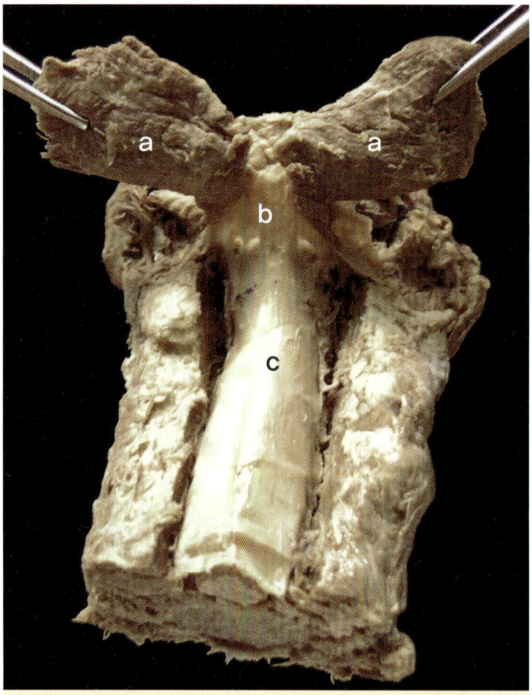

그림 3.31
큰뒷머리곧은근(a)의 경막 부착을 보여주는 목뼈의 후궁절제 이미지, 척수의 목부분의 경질막(c), b에서 근막을 통해 나온다.
엘살바르의 허가 하에 스칼리 외. 에 의해 재현됨.

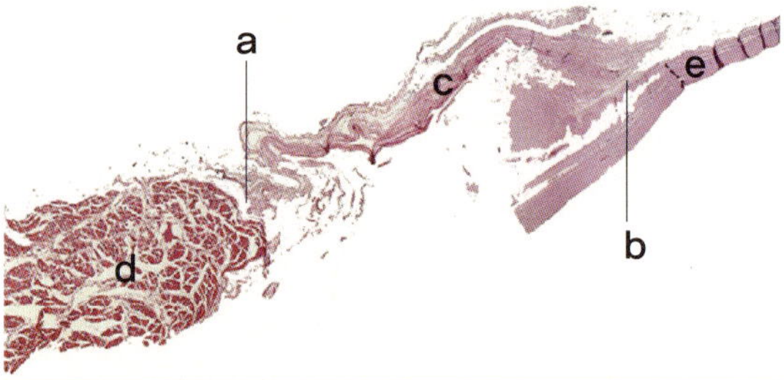

그림 3.32
헤마톡실린-에오신 (Hermatoxylin and Eosin)자극; 여성 해부 사체 표본에서 목부분의 경질막과 큰뒷머리곧은근 사이의 연결을 보여주는 우측 시상 단면. 이 조직학적 분석은 큰뒷머리곧은근 연부조직연결(a)과 목부분의 경질막의 뒷면으로 닿는 연결(b)을 보여준다. 또한 큰뒷머리곧은근(d)과 목부분의 경질막 뒷면(e) 사이의 연부조직 소통을 만드는 감각수용기들(c)을 보여준다.
엘살바르의 허가 하에 스칼리 외. 에 의해 재현됨.

몸을 뇌에 연결(The myodural bridge – connecting the body to the brain)

목뼈의 뒷면에서 고리뼈(Atlas), 중쇠뼈(axis), 경막(dura mater)사이의 실제적인 연부조직의 연결에 대한 내용은 거의 100년 전에 처음 출간되었다(Von Lanz 1929). 후속 연구는(Kahn 등. 1992) 경막을 작은뒷머리곧은근(rectus capitis posterior minor)에 연결시키는 결합조직다리를 발견했다. 추가 검사에서 경막과 큰뒷머리곧은근(rectus capitis posterior major)과 아래머리빗근(obliquus capitis inferior)사이의 유사한 섬유질 연결이 드러났다(그림 3.31 및 3.32).

이 연결에 대한 또 다른 조직 학적 연구(Scali, 등. 2013)에서는 이 구조의 존재 뿐만 아니라 섬유 연결 조직 내 고유 수용성 신경 종말의 존재를 확인했다. 단순한 근육 고정(fascial anchoring) 이상으로, 이 신경 종말의 존재는 머리와 목에서의 실시간 장력 전달이 이 교차점에서 작용하고 있음을 분명히 보여주기도 한다.

또한 이 관계는 경막 긴장의 메시지를 전달할 뿐만 아니라 뇌척수액의 흐름을 조절한다는 가설을 만들기도 했다. 신체근막과 신경계 사이의 이 기계적 통신(의사소통)의 원활한 기능은 분명히 많은 잠재적인 임상적 영향을 가지고 있으며, 이 책의 목적에 따라 근막의 해부학에서 신경계의 근막적 탐사로 이동하기 위한 적절한 다리역할을 한다.

References

Benjamin M(2009) The fascia of the limbs and back—a review. J Anat. January; 214(1) 1–18.

Benjamin M, Kaiser E and Milz S(2008) Structurefunction relationships in tendons: A review. J Anat. March; 212(3) 211–228.

Bogduk N(1980) The reappraisal of the human lumbar erector spinae. J Anat. October; 131(Pt 3) 525–540.

Bogduk N, Wilson W S and Tynan W(1982) The human lumbar dorsal rami. J Anat. March; 134(Pt 2) 383–397.

Borg T K and Caulfield J B(1980) Morphology of connective tissue in skeletal muscle. Tissue Cell. 12(1) 197–207.

Detton A J(2016) Grant's Dissector, 16th edn. Wolters Kluwer.

Douglas J(1707) Myographiae Comparatae Specimen. London, UK: Printed by W B for G Strachan.

Findley T(2013) Recent advances in fascia research: Implications for sports medicine. Lecture at Connect 2013 Connective Tissues in Sports Medicine conference, University of Ulm, Germany, April 12–14, 2013.

Published on DVD in the Collection 'Fascia and Sports Medicine.' Pittsburgh, PA: Singing Cowboy Productions.

Gray H(1893) Gray's Anatomy: Surgical and Descriptive, 13th edn. Lea Brothers, p. 39e1.

Huijing P A(2007) Epimuscular myofascial force transmission: A historical review and implications for new research. International Society of Biomechanics Muybridge Award Lecture, Taipei, 2007. J Biomech. January; 42(1) 9–21.

Hukins D W, Aspden R M and Hickey DS(1990) Thoracolumbar fascia can increase efficiency of the erector spinae muscles. Clin Biomech(Bristol, Avon). February; 5(1) 30–34.

Kahn J L, Sick H and Kortiké J G(1992) Les espaces intervertébraux postérieurs de la jointure crâniorachidienne. [The posterior intervertebral spaces of the craniovertebral joint]. Acta Anat(Basel). 144(1) 65–70.

Luchau T(2016) Advanced Myofascial Techniques: Neck, Head, Spine and Ribs, Volume 2. Edinburgh, UK: Handspring Publishing.

Myers T W(1997) The 'anatomy trains.' J Bodyw Mov Ther. January; 1(2) 91–101.

Netter F H, MD(2014) Atlas of Human Anatomy, 6th edn. Saunders Elsevier.

Passerieux E, Rossignol R, Chopar A et al.(2006) Structural organization of the perimysium in bovine skeletal muscle: Junctional plates and associated intracellular subdomains. J Struct Biol. May; 154(2) 206–216.

Purslow P P(2010) Muscle fascia and force transmission. J Bodyw Mov Ther. October; 14(4) 411–417.

Scali F, Pontell M E, Enix D E and Marshall E(2013) Histological analysis of the rectus capitis posterior major's myodural bridge. The Spine Journal. May; 13(5) 558–563.

Schuenke M D, Vleeming A, Van Hoof T and Willard F H(2012) A description of the lumbar interfascial triangle and its relation with the lateral raphe: Anatomical constituents of load transfer through the lateral margin of the thoracolumbar fascia. J Anat. December; 221(6) 568–576.

Stecco A, Gilliar W, Hill R et al.(2013) The anatomical and functional relation between gluteus maximus and fascia lata. J Bodyw Mov Ther. October; 17(4) 512–517.

Stecco C(2015) Functional Atlas of the Human Fascial System. Churchill Livingstone.

Stecco C, Stern R, Porzionato A et al.(2011) Hyaluronan within fascia in the etiology of myofascial pain. Surg Radiol Anat. December; 33(10) 891–896.

Still A T(1899 [2015]) Philosophy of Osteopathy. Create Space Independent Publishing Platform.

van der Wal J(2009) The architecture of the connective tissue in the musculoskeletal system–an often overlooked functional parameter as to proprioception in the locomotor apparatus. Int J Ther Massage Bodywork. Dec; 2(4) 9–23.

Vleeming A(2017) The functional coupling of the deep abdominal and paraspinal muscles Lecture at Connect 2017 Connective Tissues in Sports Medicine conference, University of Ulm, Germany, March 16–19.

Vleeming A, Pool-Goudzwaard A L, Stoeckart R et al.(1995) The posterior layer of the thoracolumbar fascia. Its function in load transfer from spine to legs. Spine. April; 20(7) 753–758.

von Lanz T,(1929) Uber die Ruchensmarkshaute. I. Die konstruktive Form der harten Haut des menschlichen Ruckenmarkes und ihrer Bander. [The structural form of the hard skin of the human spinal cord and its bands]. Arch Entwickl Mech Org. 118, 252–307.

Weisman M H, Haddad M, Lavi N and Vulfsons S(2014) Surface electromyographic recordings after passive and active motion along the posterior myofascial kinematic chain in healthy male subjects. J Bodyw Mov Ther. July; 18(3) 452–461.

Wilke J, Krause F, Vogt L and Banzer W(2016) What is evidence-based about myofascial chains: A systematic review. Arch Phys Med Rehabil. March; 97(3) 454–461.

Willard F H, Vleeming A, Schuenke M D, L Danneels L and Schleip R(2012) The thoracolumbar fascia: Anatomy, function and clinical considerations. J Anat. December; 221(6) 507–536.

Wilson L(1987) William Harvey's Prelectiones: The performance of the body in the Renaissance theater of anatomy. Representations. Winter; 17, 62–95.

Wilson W J E(1892) Wilson's Anatomist's Vade Mecum: A System of Human Anatomy, 11th edn, ed. Henry C. Clark. Churchill, p. 228.

Wood Jones F(1920) The principles of anatomy as seen in the hand. Philadelpha, PA: P. Blakiston's Son & Co., p. 160.

Zorn A and Hodeck K(2011) Walk with elastic fascia, in Dalton E(ed.) Dynamic Body: Exploring Form, Expanding Function. Freedom from Pain Institute.

Further reading

Joffe S N(2014) Andreas Vesalius: The Making, The Madman, and the Myth. Bloomington, Indiana: AuthorHouse™ LLC.

Langevin, H M and Huijing P A(2009) Co mmunicating about fascia: History, pitfalls, and reco mmendations. Int J Ther Bodywork. December; 2(4) 3–8.

Myers T W(2013) Anatomy Trains: Myofascial Meridians for Manual and Movement Therapists, 3rd edn. Elsevier.

O'Keefe Aptowicz C(2015) Dr. Mütter's Marvels: A True Tale of Intrigue and Innovation at the Dawn of Modern Medicine. New York, NY: Avery.

Paoletti S(2006) The Fasciae: Anatomy, Dysfunction & Treatment. Seattle, Washington: Eastland Press.

Porter R(2003) Blood & Guts: A Short History of Medicine. London, UK: Norton.

Still A T(1897) Autobiography of Andrew T. Still. 2016 reprint edition. London, UK: Forgotten Books.

Tarshis J(1969) Andreas Vesalius: Father of Modern Anatomy. New York, NY: The Dial Press.

Tittel K(2015) Muscle Slings in Sport: Analysing Movements in Various Disciplines from a Functional-Anatomical Point of View. Munich, Germany: Kiener Press.

Wood Jones F(1943) Structure and Function as Seen in the Foot. London, UK: Baillière, Tindall & Cox.

근막과 신경계
(Fascia and the nervous system)

4장
Chapter 4

'정신적 자각의 첫 단계는 몸을 통해 이루어 진다."

– 조지 A. 시한(George A. Sheehan)

서문 (Introduction)

당신은 오늘 아침 침대 위에서 잠을 깨고 일어나기 전, 몸 어딘가 뻐근함이 느껴져 무의식적으로 가볍게 스트레칭을 하고, 몸을 움직였을 것이다. 우리는 이러한 것들을 생각하지 않고, 아무렇지 않게 느끼면서 그에 따라 움직였다. 두 발바닥으로 주방 바닥의 딱딱함을 느끼고, 유리컵을 떨어뜨리거나 깨지지 않을 정도로 적당한 힘으로 쥐고, 수도꼭지를 돌리기 위해 적당한 힘을 사용한다. 그리고 물 한잔을 마신다. 이 모든 것들은 각각의 사고나 생각없이 이뤄진다.

당신은 이런 것들을 무의식적으로 느낄 수 있기 때문에 생각을 할 필요가 없었다. 하지만 이안 워터맨(Ian Waterman)은 이런 것들을 느낄 수 없었기 때문에 생각 없이는 적절한 행동을 할 수가 없었다. 이안은 마비는 아니었지만 고유수용성감각(proprioception)을 잃었다.

몸을 잃어버린 남자 (The man who lost his body)

1971년, 이안은 열아홉 나이로 영국의 정육점에서 일했다. 어느 날 정육점에서 이안은 큰 칼에 몸의 일부를 베이고는 곧 몸의 감각을 상실했다. 그가 병원에서 깨어났을 때 심지어 누워있는 침대조차 느낄 수 없었다. 이안은 마치 침대 위에 붕 떠있는 것처럼 느꼈다. 이안의 말을 빌리자면 : '목 칼라를 한 부분(collar area)과 종아리, 발목에는 낯선 감각이 있고, 배가 찢어지는 느낌이 들었다.'

처음에는 그 누구도, 심지어 의사조차도 이안에게 무슨 일이 일어나고 있는지 알 수가 없었다. 면역 반응으로 인해 알 수 없는 발열이 발생하여 목 아래에 있는 모든 감각신경이 파괴되는 것이라고만 추측했다. 이안이 그의 몸을 움직일 수 없는 것은 아니었다. 그는 운동신경이 손상되지는 않았지만, 움직임을 통제 할 수 없었다. 바로 신체의 고유 감각을 잃어 버렸기 때문이다. 고유수용성감각이 없어진 것이다.

원래 라틴어로 고유수용성감각은 '자신을 파악하는 것'을 의미한다.

저명한 신경학자 올리버 삭스(Oliver Sacks)는 고유수용성감각을 '정상적인 움직임을 위한 무의식적 감각'이라고 정의했다. 운동감각(kinesthesia)이라고도 하는 고유수용성감각은 물리적으로 느끼기에는 너무 내재적이어서 대부분의 사람들은 스스로 그런 감각을 가지고 있는지 조차 모른다. 모든 움직임과 몸 동작의 기초가 되는 고유수용성감각은 진정한 여섯 번째 감각이라 할 수 있다.

다음은 간단한 고유수용성감각 테스트다: 눈을 감은 채 코를 만져보라. 술을 마시지 않는 한, 단번에 할 수 있을 것이다. 하지만 이안 워터맨은 그렇게 할 수 없었다.

이안에게는 뇌의 피드백 고리를 완성하기 위한 말초신경에서 오는 감각 정보가 없었기 때문이다. 의사는 이안에게서 신경학적 회복을 기대할 수 없었고 남은 인생을 휠체어에서 보낼 것이라고 믿었다.

그는 절망을 극복하고 다시 평범한 삶을 살기 위해 무엇이든지 하고자 노력했다. 침대에 앉아 있는 것처럼 간단한 동작을 배우기 위해 몇 주를 보내고 난 후, 그는 자신의 의지력과 집중력을 통해 머리속으로 운동을 시각화 할 수 있었고, 머리로 시각화 한 움직임을 그의 몸에 적용할 수 있었다.

그는 머리 속으로 움직임의 연속성을 연상하는 연습을 했다(이미지 트레이닝). 침대에서 일어나 앉는 동작은 머리를 구부리고, 어깨를 앞으로 가져 오며, 몸통을 구부린다, 등등. 때로는 연상하는 동안 필요한 근육이 수축을 하기도 했다. 머지 않아 그는 처음으로 앉을 수 있었다. 그는 성취감에 너무나 흥분한 나머지 곧바로 침대 위로 넘어졌다. 그러나 짧았던 성취의 순간은 그가 해 온 연습을 계속해야 한다고 결심하게 만들었다. 움직임을 계획하고 연속된 동작을 머리속에 명확하게 구상 할 수 있다면 자신의 몸으로 연속된 움직임을 복제 할 수 있다는 것을 알게 되었다. 하지만, 움직임을 생각하는 것보다 중요한 건 그의 시각이었다. 이안은 올바른 움직임을 위해서는 자신이 하고 있는 동작을 볼 수 있어야만 했다.

그의 걸음걸이는 엉거주춤해 보였지만 이안은 그의 걸음걸이를 '통제된 넘어짐(controlled falling)'이라고 불렀다. 그는 상체 사용법을 완전히 익혔다. 대화 할 때 손짓하는 것까지도 완전히 숙달했다. 전반적으로 그는 정상으로 보일 정도의 상태가 되었다. 고유수용성감각이 상실된 10여 명의 사례 중, 이안 만이 그러한 결과를 성취 할 수 있었다. 아마도 이는 이안의 나이가 어렸기 때문일 것이다(다른 사례들은 훨씬 더 나이가 많은 사람들이었다).

그 이유가 무엇이든, 이안은 새로운 인생을 시작했다. 그러나, 그는 여전히 모든 일을 계획하고 달성하기 위해 그의 몸을 관찰 해야 했다. 오늘날까지도 이안은 잠에서 깼을 때 어두우면 침대에서 내려올 수 없기 때문에 불을 켜고 잠을 잔다.

고유수용성감각을 담당하는 신경은 감각신경이며 근막에 내장되어 있다.

신경의 구조 (Anatomy of a nerve)

신경(nerve)은 여러 다발의 축삭돌기(axon) 묶음으로 뇌로부터의 발생된 신경 자극을 중추 신경계를 따라 말초 신경계로, 그리고 원심성과 구심성 운동 및 감각신경의 피드백 루프에서 신경 전달을 위한 경로를 제공하는 구조이다. 축삭돌기는 신경의 연결부로서 뇌의 전기적 신호를 전달한다. 신경섬유라 불리는 말이집화 된 축삭돌기는 더 빠른 속도를 가지는데, 이 섬유에 주목해야 한다. 그러나 말이집화가 되든 안되든, 축삭돌기는 근육, 기관, 땀샘 등과 같은 신체의 각기 다른 장소에 종지하며, 감각신경의 경우에는 근막에 종지한다(그림 4.1).

근육과 마찬가지로 신경도 근막에 싸여 있으며 동일한 구조를 가진다(Bove 2008). 이러한 근막을 특별히 수막근막(meningeal fascia)이라고 한다. 이러한 방식으로 분류되긴 하지만 신경막도 근막 시스템 전체와 연속적인 구조이다. 모든 말초 신경의 기본적인 해부학 구조는 마치 근육처럼 3개 층의 근막으로 싸여 있는 관과 관의 다발로(그림 4.2)되어있다.

각각의 축삭돌기는 신경속막(endoneurium)이라고 불리는 느슨한 결합 조직층으로 싸여 있다. 신경속막은 축삭돌기의 전체를 싸고 있다. 예를

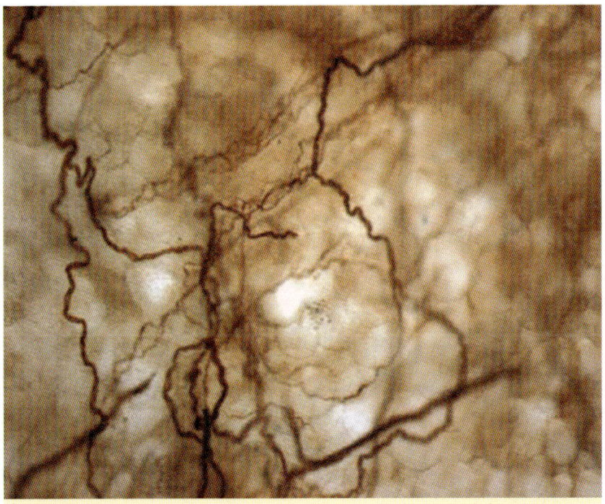

그림 4.1
쥐의 등허리근막에 있는 신경 섬유의 조밀한 네트워크. 그림의 표면적은 0.5 mm(1/10 인치 미만).
Tesarz 등. 로부터 허락을 받아 기재됨(2011).

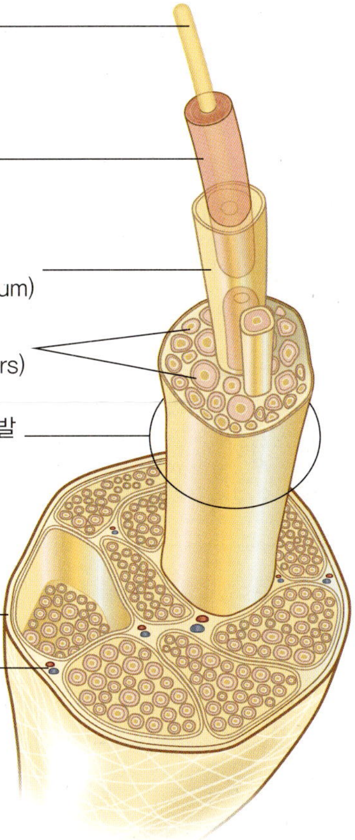

그림 4.2
전형적인 척추 신경의 횡단면. 근육 구조와의 유사점에 주목(그림 3.11 참조).

들면, 체내에서 가장 긴 궁둥신경의 축삭돌기는 궁둥신경얼기(L4–S3)에서 시작되어 엄지 발가락에서 끝난다. 그것은 하나의 긴 관으로 되어있다. 신경속막은 또한 중추 신경계의 뇌액과 유사한 것으로 생각되는 신경액(액체)을 포함하고 있다.

축삭돌기 그룹은 신경다발막(perinerium)에 의해 묶여 하나의 섬유다발(fascicles)이 된다. 신경다발막은 치밀한 층을 가진 결합 조직으로 1~6겹 정도의 여러 층을 가지고 있으며, 섬유다발은 전체 신경을 둘러싼 신경바깥막(epineurium)이라는 다른 집(sheath)에 싸여 있다.

축삭돌기와 섬유다발을 싸고있는 결합조직층은 콜라겐 섬유와 글리코칼릭스(glycocalyx, 신경의 접착과 면역 역할을 하는 다당류)의 혼합물인 반면, 신경바깥막은 느슨한 층으로 외부환경에 의해 신경이 잘 미끄러지고 늘어날 수 있다. 또한 신경이 압박될 때 충격을 흡수하는 쿠션 역할을 한다. 해부학적으로 신경바깥막은 경질막(dura mater, 5장 참조)과 계속 이어지며 뇌와 또 다른 근막연결을 만든다.

근육 구조와 신경 구조가 물리적으로 유사하다는 것이 드러났지만, 전형적인 근육의 신경에는 운동신경보다 3배나 많은 감각신경이 분포되어 있다(그림 4.3)라는 사실은 많이 알려지지 않았다. 이 비율은 신체에서 감각의 인식 및 개선이 운동의 제어보다 더 필요하다는 것을 나타내기도 한다.

이러한 감각신경이나 감각수용기는 근막기계수용기(fascial mechanoreceptors)로 불리는데 근막시스템내에서 가장 많이 차지 하는 압력과 진동같은 기계적인 자극으로 흥분되는 '기계적수용기'의 합성이다. 종합해 보면, 이 네트워크를 통해 전달되는 감각 정보의 양은 엄청나며 심지어 시력(vision)정보의 양보다 많다. 근막은 신체의 가장 큰 감각 기관인 것이다(Schleip 2011).

근막 기계수용기 (Fascial mechanoreceptors)

이 모든 고유수용성감각 정보를 전달하는 데 5가지 유형의 근막기계수용기가 있다.

근방추 (Muscle spindles)

근방추(그림 4.4)는 근복(muscle belly)에 위치한 감각 수용기이고, 실제로 근주위막(perimysium)에서 확장된 근막층이 이를 감싸고 있다(Stecco

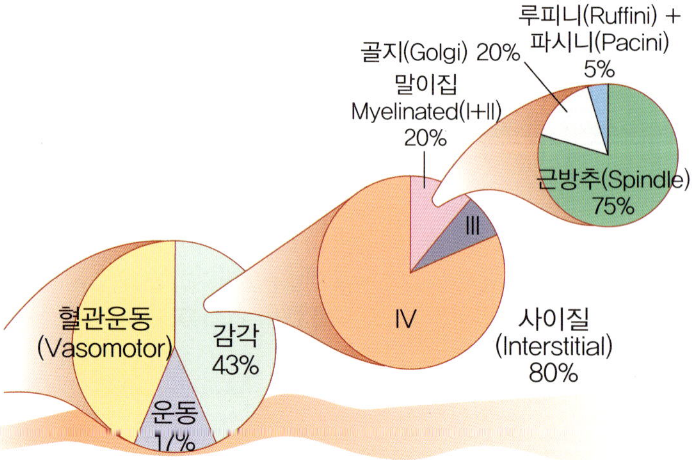

그림 4.3
전형적인 근육의 신경은 운동신경보다 감각신경이 3배나 많다. 감각 정보의 약 80%는 사이신경(interstitial nerves)에서 유래된다.

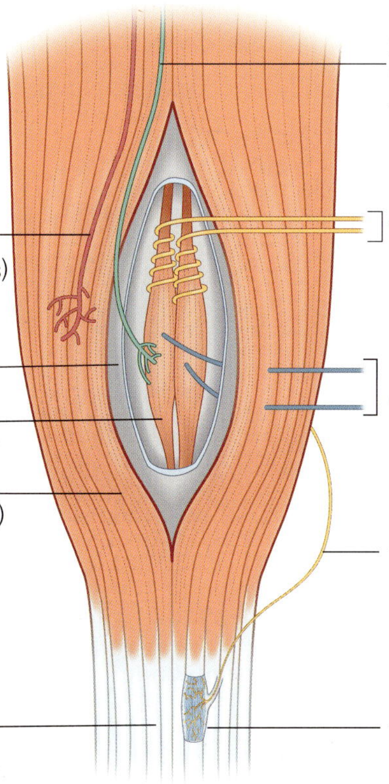

그림 4.4
근방추는 근주위막 안에 있으며, 콜라겐 네트워크와 함께 상호작용한다.

2015).

힘을 제공하는 방추외근 섬유와 평행하게 배열되어 있는 근방추들은 1차 및 2차 종말을 가지며 근육의 수축성과 속도를 감지하는 수용체이다. 1차 종말은 전체 근육 길이 변화의 속도와 크기에 관한 정보를 신속하게 전달한다. 2차 종말은 속도가 아닌 길이 변화만을 감지 할 수 있다.

무거운 가방 등을 들고 먼 거리를 이동할 때 처럼 지속적인 부하가 걸린 근육의 근방추들은 실제로 근육 피로를 보상하기 위해서 근육 수축의 강도를 높이는 방법으로 활성화된다.

골지수용기 (Golgi receptors)

골지수용기(그림 4.5)는 깊은근막 전체에서 발견된다. 그러나, 단지 용어의 정리를 위해, 근육과 힘줄이 이어지는 주변에 위치 할 때, 골지건기관(Golgi tendon organs)이라고 불리기도 한다. 인대에서 발견되면 골지종말기관(Golgi end organ)이라고 부르기도 한다. 반데왈(Van der Wal 2009)에 따르면, 인대 또는 힘줄, 근육에 존재하는 감수기들 간에 내재적인 차이는 없다고 한다.

골지수용기의 10% 만이 힘줄 내에서 실제로 발견되고 나머지 90%는 앞서 얘기한 인대, 관절주

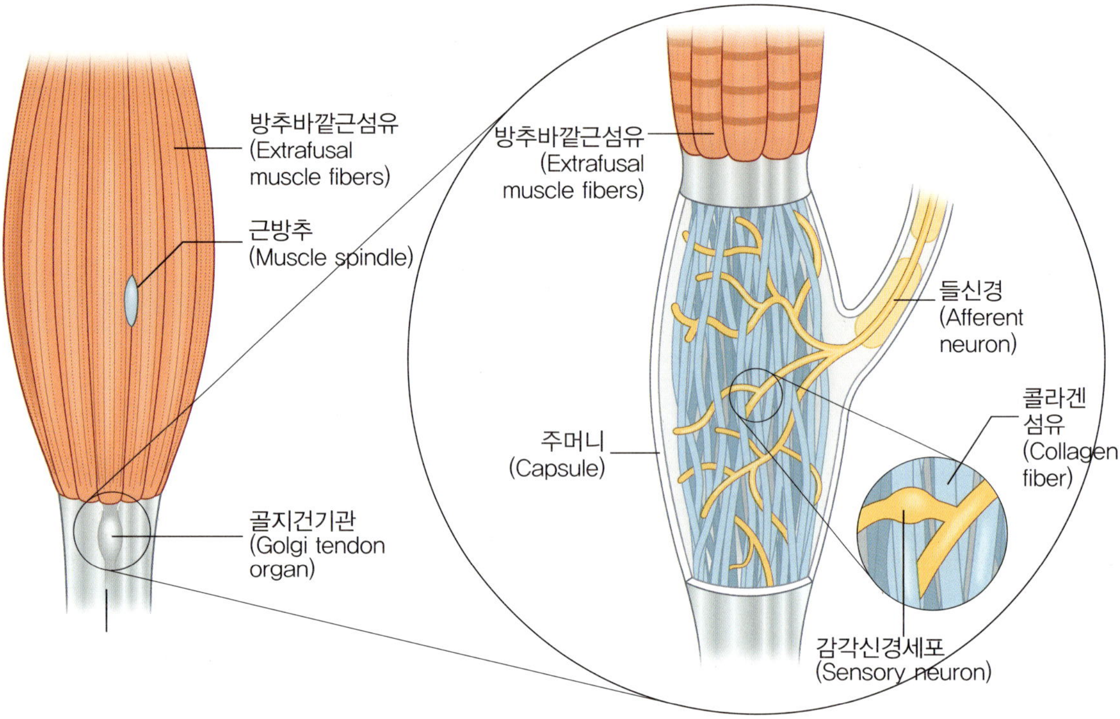

그림 4.5
근육이 뼈와 만나는 지점에서의 골지건수용기.

머니, 널힘줄(aponeurotic)부착 부위 및 근힘줄 이음부의 근육 부분에서 발견된다.

골지수용기는 인대와 힘줄의 장력 수준을 감지한다. 느린 스트레칭으로 자극을 받으면 골지수용기는 특정 알파 운동 신경 세포의 활성도를 낮춰 근육의 긴장도를 감소시킨다.

이는 과사용을 막기 위한 보호 조치로 여겨지지만 능동적인 근육 수축이 있을 때만 발생한다. 골지수용기가 근섬유, 힘줄과 연속적으로 배치되지만 이는 힘줄이 훨씬 더 강하기 때문이다. 이러한 배열 때문에 수동적인 스트레칭은 근육에만 영향을 미치는 경향이 있으며, 상대적으로 이완된 섬유는 신장의 대부분을 흡수한다.

그러나 적은 양의 등척성 수축이라도 골지수용기에 영향을 미치기에 충분하며 수축 후 이완 메커니즘은 고유수용성 신경근 촉진법(proprioceptive neuromuscular facilitation(PNF)) 및 다른 유사한 요법에서 효능의 기초가 된다.

마지막으로 좀 드물게 있지만, 관절의 압축력을 감지하는 골지-마조니소체(Golgi-Mazzoni cor-

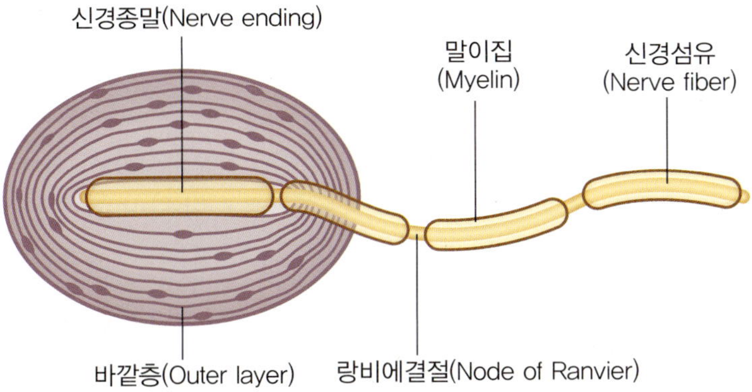

그림 4.6
파시니 수용기 또는 소체. 하나의 손가락 끝에는 약 3000개의 파시니 소체가 있다.

puscles)가 있다. 무릎 쪽에 풍부하지만 발목의 지지띠(retinacula)에서 발견되기도 한다(Stecco 외. 2010).

파시니수용기 (Pacini receptors)

얇은 판 모양의 미립자로 알려진 계란 모양의 파시니수용기(그림 4.6)는 근힘줄이음부, 관절의 깊은 피막층(capsular layer), 근육바깥막, 척추 인대, 그리고 척추의 후관절에 존재한다. 파시니형소체(paciniform corpuscles)라 불리는 훨씬 작은 수용기가 뼈사이막(interosseus membranes)에 위치한다.

파시니수용기는 고유수용성감각과 운동 조절을 모두 증가시켜 갑작스럽고 급격한 압력 변화와 진동에 반응한다. 척추에서 높은 밀도로 분포하는 것을 감안할 때, 파시니수용기의 자극은 빠른속도와 작은진폭(HVLA)을 이용하는 카이로프랙틱 치료의 효과를 설명해준다.

흉미롭게도, 복부 내장, 특히 췌장(Caceci n.d.)의 일부에서도 층판소체(lamellar corpuscles)가 발견된다. 락 콘서트나 심포니 오케스트라에서 중저음의 베이스 사운드가 있을 때 진동을 감지하는 파시니수용기의 기능(특히 저주파수 사운드 및 무거운 공기 이동)은 그 특유한 느낌에 영향을 줄 것으로 생각된다.

루피니수용기 (Ruffini receptors)

루피니수용기(그림 4.7)는 말초 관절의 인대, 경

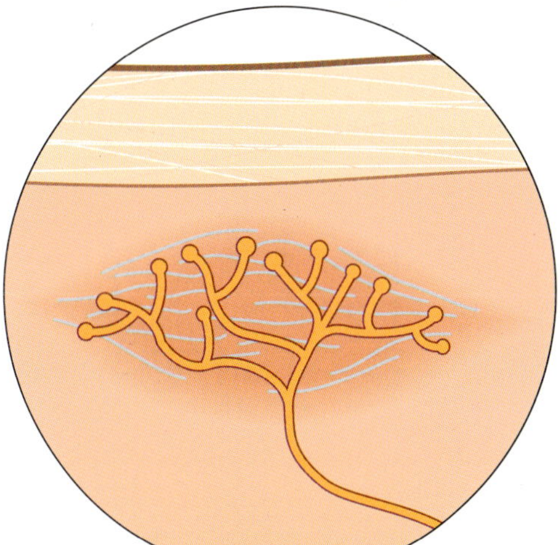

그림 4.7
루피니수용기.

막, 관절주머니의 섬유질 외층, 피부 및 얕은근막과 관련된 조직에서 발견되고 진동, 압력 및 전단력을 감지한다.

루피니수용기는 전단력에 의한 지속적인 압력 변화에도 반응한다.

이것은 도수치료에서 종종 조직을 녹이는 압력으로 언급되는데, 적절하게 자극되면 근육의 긴장도가 전체적으로 감소한다. 근본적으로, 루피니수용기가 활성화 되면, 몸이 진정된다. 또한 전단력과 측면으로 신장시 매우 민감하게 반응한다.

'브레이크를 밟을 때 당신의 생명은 당신의 발에 달려 있다는 것을 기억하라.'

–조지 칼린(George Carlin)

최근 27명의 다리를 해부학적으로 조사한 결과, 발목의 지지띠에서 골지 마조니, 파시니 및 루피니 수용기가 풍부하게 발견되었다(Stecco, 등. 2010). 이 연구는 지지띠가 관절의 안정성을 부여하거나 힘줄을 잡아주는 구조물이 아니라 특수화된 두꺼운 근막이라는 것을 결론적으로 보여준다. 지지띠는 발과 발목 관절의 움직임을 더 잘 감지하여 감각정보를 잠재적으로 무릎, 엉덩관절 및 뇌에 전달할 수 있도록 근막이 적절하게 고유수용성감각을 특화시킨 것이다.

간질수용기 (Interstitial receptors)

간질수용기(그림 4.8)는 근막에서 가장 풍부하고 신비로운 기계적 수용기이다. 간질수용기는 또한 자유신경종말(free nerve ending)이라고도 하며 전

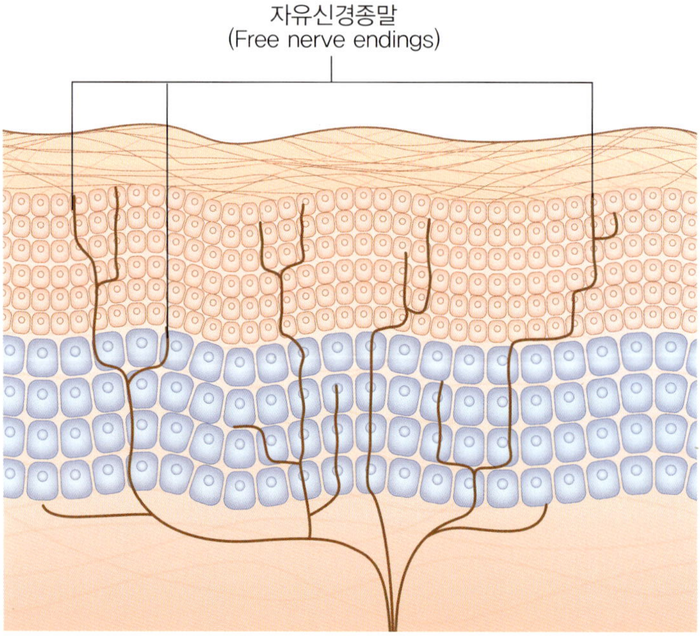

그림 4.8
간질수용기 또는 자유신경종말은 우리의 몸에서 약 80%의 감각 정보에 반응한다.

형적인 운동신경에서 모든 감각신경 섬유의 거의 80%를 차지하며, 유수 type III 섬유와 무수 type IV 섬유가 있으며 C 섬유 라고도 불린다. 자유신경종말은 신체 어디서나 거의 모든 곳에서 발견되고, 모낭을 둘러싸고 있으며, 뼈 속에도 있고, 신체의 모든 조직 사이에 존재한다. 또한 깊은근막과 얕은근막 사이의 슬라이딩 구역(shearing)에 풍부하게 존재한다.

간질수용기는 신체에 장력, 스트레스, 감각, 온도 등의 기계적 변화에 대한 지속적인 피드백을 준다. 일부 간질수용기는 자율 기능을 수행하고 심박수와 혈압을 조절하는 데 도움을 주고, 혈류의 양을 미세하게 조절하여 신경계를 돕는다.

매우 가벼운 압력(모낭)과 매우 무거운 압력(골막)에 반응하여 자극 된 자유신경종말은 고유수용성감각의 민감성을 증가시킨다. 또한 과도하게 활성화 된 자유신경종말이 만성 근막 통증의 원인이 된다고 밝혀졌다(Stecco 등. 2013).

고유수용성감각과 통증 (Proprioception and pain)

나는 통증에 관해, 항상 '지각(perception)은 9/10 법칙이다.'라고 말한다.

우리가 인지하는것과 지각 할 수 있는 능력은 우리의 현실에 영향을 미치는데, 때때로 통증이 나타날때 이는 사실로 나타난다.

타이멜라(Taimela 등. 1999)의 연구에서 허리통증을 가진 사람군과 건강한 사람군 모두에서 허리에 피로(fatigue)가 발생했을 때 고유수용성감각이 손상되어 있다는 것을 발견했다. 이는 놀랄 일이 아니다, 더 놀라운 것은 허리통증을 가진 모든 환자는 건강한 사람보다 고유수용성감각이 저하된 것으로 나타났다.

허리통증을 가진 환자군과 건강한 사람군의 고유수용감각(Lee 등. 2010) 비교 연구는 특히 회전운동시 허리통증을 가진 환자군에서 고유수용성감각의 유의한 감소를 발견했다.

두 연구 모두 사람을 대상으로 한 것이었다. 쥐에 대한 연구(Lambertz 등. 2008)는 가벼운 신경독인 TTX (tetrodotoxin)를 사용하여 허리근막의 유수신경을 일시적으로 억제했다. 이로 인해 자유신경종말의 기능에는 변화를 주지 않으면서 통각의 잠재성은 남겨두었다. 따라서 고유수용성감각이 억제된 쥐는 아주 가벼운 자극에도 강한 통증 반응을 보였다.

근육보다는 근막이 만성적인 근육 통증의 주요 원인으로 보여진다(Gibson 등. 2009). 실험을 위해 내리막길 걷기를 시행한 참가자는 하지에서 반복적인 원심성 수축 압박을 받게 되는데 그 다음날, 통증 반응을 일으키기 위해 약간의 고농도 생리식염수를 사용했다. 영향을 받은 부위 근육의 근복에 고농도 생리식염수를 주입하였을 때는 통증 반응이 없었고, 초음파를 사용하여 근육의 근육바깥막에 정확하게 고농도를 주입 하였을 때는 통증 반응이 양성이었다.

경미한 염증을 유발하는 고농도 생리식염수는 또한 인간의 등허리근막에 대한 연구에서도 사용되어졌다(Schilder 등. 2014). 이 연구를 통해 등허리근막이 근막 아래에 위치한 척추기립근보다 통증 감각에 더 민감하다는 것이 발견되었다. 이러한 근막에서의 통증 느낌은 종종 불타고(뜨거운 느낌), 욱신거리고, 찌르는 듯한 통증으로 묘사되었다. 결론은 근막이 허리 통증에 가장 민감한 조직이라는 것이다.

이 연구들은 고유수용성감각의 감소와 통증의 증가 사이의 직접적인 상관 관계를 보여주기 때문에, 고유수용성감각이 증가 될 때 통증이 유의하게 감소되거나 반대일 경우 그렇지 않을 수도 있다는 것이 논리적인 결론으로 보여진다. 2014년 맥캐스키(McCaskey) 등의 문헌 리뷰에서 기능 향상을 위해 고유수용성감각 훈련을 추가하는 데 일관된 이득이 없다는 증거가 있다고 결론 지었다. 그러나 동일한 연구의 재검토에서 그는 다음과 같이 인정했다. '고유수용성감각 증진 운동에 관한 적절한 양질의 연구가 거의 없다.'

우리에게는 수준 높은 연구들이 필요하다. 예를 들자면, 임상에서 도수치료와 함께 신중하고 세심한 고유수용성감각 자극을 환자에게 적용하면 통증을 감소시키고 가동성을 증진한다는 것을 알게 되었다.

나는 또한 지속적인 요가 운동을 통해 증진된 고유수용성감각의 가치를 알고 있다. 타이치(t'ai chi), 알렉산더(Alexander)기법, 휄든크라이스(Feldenkrais)기법 및 다양한 무예와 같은 집중력이 있는 운동 시스템이 이러한 인식을 불러일으켜야 한다.

단순히 위약 효과를 말하는 것이 아니다–물론 좋은 위약 효과는 아무런 문제가 없다–간질수용기의 자극을 수반하는 내재적인 인지는 신체에 훨씬 깊은 곳에 모호하게 존재하며, 내수용감각(interoception)으로 알려져 있기도 하다.

내수용감각 -7번째 감각
(Interoception –the seventh sense)

간질수용기는 다중모드(multimodal)이다. 즉, 다양한 내부 감각을 만들어 낼 수 있다 –오직 통증 뿐만 아니라 뜨겁고 차갑고, 배고프고, 갈증나고, 가렵고, 감각적인 촉감 등의 느낌.

종합적으로, 이는 내수용감각(interoception)이라고 알려져 있다. 내수용감각은 몸속의 상태에 대한 인식, 즉 신체의 내부 신호에 대해 인식하는 것이다. 인간의 행복감이나 동기부여, 정체성 등의 복잡한 사고를 하기 위한 기초적인 감각이 되는 내수용감각은 이제 막 그 기능에 대해 이해되기 시작했다(Farb 2015).

무수자유신경종말에 의해 유발된 이러한 감각은 뇌의 섬피질(brain's insular cortex)을 통과한다(Berlucchi & Aglioti 2010). 잘못된 내수용감각 정보는 다양한 정신 및 신체 장애와 감정적인 장애에 관련되어 있다고 생각된다. 불안과 우울증은 거식증이나 거식증과 유사한 섭식 장애와 마찬가지로 내수용감각의 중대한 변화를 수반한다(Paulus & Stein 2010).

214명의 여성 대학생을 대상으로 한 연구(Peat & Muehlenkamp 2011)에 따르면, 내수용감각을 수용하는 척도에서 더 낮은 점수를 받은 학생들은 신체 불만의 정도가 높고 섭식 장애의 증상을 나타낼 가능성이 더 높게 나타났다. 또한 과민성 대장, 섬유 근육통 및 만성 피로 증후군과 같은 문제에 있어서도 잘못된 내수용감각이 영향을 주는 것으로 추측된다.

내수용감각 검사 (Testing interoception)

신체 내부 감각 능력에 대한 간단하고 신뢰할 수 있는 이 테스트는 신경 과학자인 휴 크리클리(Hugh Critchley)에 의해 개발되었으며, 이는 자신의 심장박동을 느끼기만 하면 된다. 크리클리(2004)는 신체 내부 감각 능력 인식 테스트에서 자신의 심장 박동을 가장 정확하게 측정 할 수 있는 대상자가 다른 내수용감각능력 검사에서 더 높은 점수를 받았다는 사실을 발견했다.

지금 당장 테스트를 해 볼 수 있다. 스톱워치만 있으면 된다.

핸드폰의 타이머나 주방 타이머를 사용할 수 있다. 단계는 다음과 같다.

1. 타이머를 1분에 맞춘다.
2. 편안한 자세로 앉고 심호흡을 한다.
3. 타이머를 작동시키고, 내 몸에서 느껴지는 1분 동안의 심장 박동수를 재 보아라. 그리고 그 숫자를 기입해라.
4. 이제, 같은 과정을 손목이나 목에서 맥박을 재면서 해본다. 한번 수행 후 2분 정도를 쉬었다가 다시 맥박수를 재어본다, 그리고 2번의 평균을 낸다.
5. 그 두가지 결과에 대한 차이를 내보아라. 만약 몸에서 느껴진 심장 박동수가 60이었고 맥박을 재어본 횟수의 평균이 80이었다면, 차이는 20이다.
6. 그 숫자 20을 평균 80으로 나누어 보아라. 그럼 그 결과는 0.25이다.
7. 그리고 그 숫자를 1로부터 빼 보아라. 여기서 답은 0.75일 것이다(1−0.25)

0.80 이상 = 아주 좋은 신체 내부 감각 능력

0.60−0.79 = 중간정도의 능력

0.59 이하 = 매우 부족한 또는 낮은 능력

내수용감각의 향상 (Improving interoception)

화면을 보면서 러닝머신을 뛰는 것과는 달리 집중이 필요한 신체 활동은 내수용감각을 증가시킬 수 있다. 예를 들면, 매일 요가를 하는 것은 섭식 장애가 있는 청소년에게 긍정적인 효과를 가져오는 것으로 나타났다(Carei 등. 2010).

마찬가지로, 물리치료에서도 집중력에 따라 치료 효과의 차이를 기대할 수 있다. 이는 통증에 관한 선구자인 로리머 모즐리(Lorimer Moseley)(Moseley, 등. 2008)에 의해 독창적인 실험으로 입증되었다. 이 실험은 손에 나타나는 복잡한 국소 통증 증후군에 대한 동일한 치료법을 받는 환자를 두 그룹으로 나누었다.

어떤 그룹도 치료를 받는 모습을 관찰하는 것이 허용되지 않았지만, 대조군은 치료하는 동안 음악을 듣는 등의 산만한 분위기에서 치료가 진행되었다.

다른 그룹은 손 사진을 보게 했다. 사진에는 치료를 위한 자극 부위와 관련된 수치가 표시되어 있고 환자에게 치료를 받은 곳의 느낌에 대해 피드백을 요구했다. 치료적으로 분별 촉각 자극은 단순히 촉각 자극만을 준 치료법에 비해 통증이 감소됨을 보여주었다.

이 두 연구를 통해 알 수 있는 것은 우리가 주의를 기울이는 것과 그것에 대한 관심의 질이 중요하다는 것이다. 우리가 관심을 갖고 주의를 기울인다면 원하는 결과를 증폭시킬 수 있다.

심신 의학(Mind–body medicine)용어로 이것은 깨어있는 마음(mindfulness)이라고 불릴 것이다–그리고 그것은 우리가 다음에 다룰 뇌와 관련이 있다.

References

Berlucchi G and Aglioti S M(2010) The body in the brain revisited. Exp Brain Res. January; 200(1) 25–35.

Bove G(2008) Epi-perineurial anatomy, innervation, and axonal nociceptive mechanisms. J Bodyw Mov Ther. July; 12(3) 185–190.

Caceci T [n.d.] Example: Lamellar corpuscle. VM8054. Veterinary Histology. Available: http://www.vetmed.vt.edu/education/curriculum/vm8304/lab_companion/histo-path/vm8054/labs/lab14/EXAMPLES/Expacini.htm [April 11, 2017].

Carei T R, Fyfe-Johnson A L, Breuner C C and Brown M A(2010) Randomized controlled clinical trial of yoga in the treatment of eating disorders. J Adolesc Health. April; 46(4) 346–351.

Critchley H D, Wiens S, Rotshtein P et al.(2004) Neural systems supporting interoceptive awareness. Nature Neurosci. February; 7(2) 189–195.

Farb N, Daubenmier J, Price C J et al.(2015) Interoception, contemplative practice, and health. Front Psychol. June; 6, 763.

Gibson W, Arendt-Neilsen L, Taguchi T et al.(2009) Increased pain from muscle fascia following eccentric exercise: Animal and human findings. Exp Brain Res. April; 194(2) 299–308.

Lambertz D, Hoheisei U and Mense S(2008) Influence of a chronic myositis on rat spinal field potentials evoked by TTX-resistant unmyelinated skin and muscle afferents. Eur J Pain. August; 12(6) 686–695.

Lee A S, Cholewicki J, Reeves N P et al.(2010) Comparison of trunk proprioception between patients with low back pain and healthy controls. Arch Phys Med Rehabil. September; 91(9) 1327–1331.

McCaskey M A, Schuster-Amft C, Wirth B et al.(2014) Effects of proprioceptive exercises on pain and function in chronic neck-and low-back pain rehabilitation: A systematic literature review, BMC Musculoskelet Disord. November; 15, 382.

Moseley G L, Zalucki N M and Wiech K(2008) Tactile discrimination, but not tactile stimulation alone, reduces chronic limb pain. Pain. July; 137(3) 600–608.

Paulus M P, Stein M B(2010) Interoception in anxiety and depression. Brain Struct Funct. June; 214(5–6) 451–463.

Peat C M and Muehlenkamp J J(2011) Selfobjectification, disordered eating, and depression: A test of mediational pathways. Psychology of Women Quarterly. May; 35(3) 441–450.

Schilder A, Hoheisel U, Magerl W et al.(2014) Sensory findings after stimulation of the thoracolumbar fascia with hypertonic saline suggest its contribution to low back pain. Pain. September; 155(2) 222–231.

Schleip R(2011) Fascia as a sensory organ, in Dalton

E(ed.) Dynamic Body: Exploring Form Expanding Function. Freedom from Pain Institute, pp. 136–163.

Stecco C(2015) The Functional Atlas of the Human Fascial System. Churchill Livingstone, p. 64.

Stecco A, Gilliar W, Hill R et al.(2013) The anatomical and functional relation between gluteus maximus and the fascia lata. J Bodyw Mov Ther. October; 17(4) 512–517.

Stecco C, Macchi V, Porzionato A et al.,(2010) The ankle retinacula: Morphological evidence of the proprioceptive role of the fascial system. Cells Tissues Organs. 2010; February; 192(3) 200–210.

Taimela S, Kankaanpää M M, Luoto S(1999) The effect of lumbar fatigue on the ability to sense a change in lumbar position. A controlled study. Spine. July; 24(13) 1322–1327.

Tesarz, J., Hoheisel, U., Wiedenhöfer, B and Mense S(2011) Sensory innervation of the thoracolumbar fascia in rats and humans. Neuroscience. October; 194 302–308.

van der Wal J(2009) The architecture of the connective tissue in the musculoskeletal system—an often overlooked functional parameter as to proproception in the locomotor apparatus. J Bodyw Mov Ther. December; 2(4) 9–23.

Further reading

Aranyosi I(2013) The Peripheral Mind: Philosophy of Mind and the Peripheral Nervous System. New York, NY: Oxford University Press.

BBC Horizon(1998) [documentary series] The man who lost his body.

Blakeslee S and Blakeslee M(2008) The Body Has a Mind of Its Own. New York, NY: Random House.

Cohen H(ed.)(1999) Neuroscience for Rehabilitation, 2nd edn. Philadelphia, PA: Lippincottt Williams & Wilkins.

Craig A D(2002) How do you feel? Interoception: The sense of the physiological condition of the body. Nat Rev Neurosci. August; 3(8) 655–666.

Cole J and Waterman I(1995) Pride and a Daily Marathon. Cambridge, Massachusetts: The MIT Press.

Mountcastle V C(2005) The Sensory Hand: Neural Mechanisms of Somatic Sensation. Harvard University Press.

Purves D, Augustine G J, Fitzpatrick D et al.(eds) (2012) Neuroscience, 5th edn. Sunderland, MA: Sinauer Associates.

Radiolab [n.d.] [radio series] The butcher's assistant. WNYC Studios. Available: http://www.radiolab.org/story/91526-the-butchers-assistant/ [April 11, 2017].

Schleip R(2003) Fascial plasticity – a new neurobiological explanation. J Bodyw Mov Ther. January; 7(1) 11–19 and April; 7(2) 104–116.

Schleip R(2015) Fascia as a sensory organ, in Schleip R (ed.) Fascia in Sport and Movement. Edinburgh, UK: Handspring Press, pp. 31–40.

근막과 뇌

(Fascia and the brain)

5 장

Chapter 5

'당신이 근막을 다루고 있다면, 당신은 뇌와 소통하고 있는 것입니다.'

– 앤드류 테일러 스틸(Andrew Taylor Still)

서문 (Introduction)

통합 의학의 세계에서 가장 큰 초점을 맞추는 것 중 하나는 심신 의학이다 –우리는 우리의 신체적 건강과 행복에 긍정적인 영향을 미치기 위해 우리의 생각과 감정의 힘을 어떻게 사용할 수 있을까? 그것은 가치 있는 질문이기는 하지만 마음의 지능이 몸의 지능보다 우월하게 작용한다고 가정하는 하향식 편견이 있는 것처럼 보일 수 있다.

그것이 사실이라면 우리는 서양 의학을 완성할 수 있을 만큼 오래 살지 못할 수도 있다.

나는 정신과 신체의 관계에 있어서 다른 편견을 가지고 있음을 인정한다. 임상적으로 통증 수준, 움직임 패턴의 변화, 신체 기능 문제와 관련된 신체의 긍정적인 변화가 어떻게 기분과 행동에 긍정적인 영향을 미치는지 인식하지 못했다.

체화된 인지(embodied cognition)로 알려진 철학 분야가 있다. 체화된 인지는 인간의 사고가 뇌의 인식 또는 독립성을 넘어 신체의 측면에 의해 형성된다는 철학적 믿음이다. 우리는 신체의 일부인 두뇌로 생각하기 때문에 우리가 생각하는 모든 것은 육체적인 것이다. 다른 방법으로는 할 수 없다.

신체가 없다면 지각할 것도 없고 정신이 없으면 인식하는 사람 또한 없다. 듀크 대학(Duke University)의 생물학 명예 교수인 스테판 A, 웨인라이트(Stephen A. Wainwright)는 '기능하지 않는 구조물은 시체이다. 구조가 없는 기능은 유령이다' 라고 말했다.

뇌의 처리 과정이 병렬과 직렬로 작용한다는 것을 깨닫는 것도 마찬가지로 중요하다(Sigman & Dehaene 2008). 감각적 입력, 자율 모니터링, 상호인식 감각, 운동 통제, 조직적이고 편향된 생각 등 모든 주어진 순간에 뇌에서는 많은 일들이 일어나고 있기 때문에 특정한 순간에 모든 것을 의식적으로 인지할 수 없다. 의식은 이성과 다르다. 이성은 구조화된 사상의 연속으로 선형적으로 작용하는 경향이 있다. 그러므로 우리는 뇌가 선형적인 이러한 방식으로 작동해야한다고 주장하지만, 그렇지 않을 수도 있다.

실제로 우리는 정신과 몸 사이의 또 다른 협력 모델을 가지고 있다.

이것은 '어느 하나/ 또는' 이라는 시스템과는 대조적으로 '둘 다/ 그리고' 라는 시스템이다.

몸의 시스템을 따로 연구하는 것이 필요하고 유

용하지만, 마음과 몸 사이의 분리는 매우 임의적이고 크게 인위적이라는 것을 주장하고 싶다.

르네 데카르트(René Descartes 1596–1650)는 대개 이 부분을 창안한 주도자로 여겨지지만 사실 그는 자신의 삶에 대한 반응으로 삶을 살기위해 자유로운 철학정신을 가졌었다. 그가 살아 있는 동안, 과학 분야는 초기에 있었으며 교회의 교리 문제들과 충돌했을 때 (교회의 모든 모델과 충돌했던, 태양 중심설(heliocentrism)의 경우처럼), 로마 카톨릭 교회로부터 공격을 받았다.

데카르트의 일생동안 갈릴레오는 종교 재판에 의해 성경에 위배되는 과학적 생각을 가지고 있는 것으로 의심을 받았다. 갈릴레오의 책은 금지되었고, 그의 글들 중 어떠한 것도 출판되는 것이 허락되지 않았으며, 그중엔 미래에 쓸 글도 있었다. 그는 가택 연금 상태에 있었으며, 9년 후 1642년에 생을 마감할 때까지 그 곳에 머물렀다.

이것은 데카르트가 견뎌야 했던 지식인의 풍조였다.

데카르트는 현실이 두개의 영역으로 나눠져 있다는 생각을 제시했다. 물질 세계 또는 물질(res extensa)–무게와 질량을 가진 것 그리고 생각의 주관적인 세계(res congitans, 무게나 중량이 없는 것)

데카르트의 관점에서 물질의 표현은 과학적 탐구에 합당했다. 그는 이 관점(두개의 영역으로 나뉜다는 생각)이 교회를 진정시키고 과학이 사물에 대한 위협이라는 교회의 견해를 완화시키기를 희망했다. 이것이 종교와 과학 사이의 긴장을 어느 정도 완화시켰다고 주장될 수 있지만, 데카르트는 그의 생애 동안 보복의 공포 없이 살 수 있으면서 생각할 수 있는 장소를 찾아 무려 24번 이사하였다는 것에 주목해야 한다. 필시, 그는 우리의 첫번째 자유 범위 철학자였을 것이다.

불행하게도, 데카르트가 현실을 마음과 물질의 분리된 세계로 나눈 것에는 의도하지 않은 부작용도 있었다. 지난 300년 동안, 과학은 물리적인 세계의 요소들이 어떻게 정신 세계에 나타나는지, 그리고 정신적인 구조들이 어떻게 신체에 영향을 미치는지를 조사하는 도전을 대부분 무시했다. 그렇게 할수 있었던 사람들은 기껏해야 무시 당하거나 최악의 상황에서 조롱을 당했다.

피츠버그 대학(University of Pittsburgh)에서 주의 깊은 명상이 만성 요통 환자에게 긍정적인 영향을 미칠 수 있는지 알아보기 위한 실험 연구에서 이러한 문제를 다루었다(Morone 등. 2008)

마음챙김 명상(mindfulness meditation)은 현재의 상황에 대해 한쪽으로 치우치지 않게 집중하는 것을 의미한다. 이것은 뇌 속에서 끊임없이 떠오르는 생각들을 잠재우기 위해 행해진다. 마음챙김 명상의 가장 간단한 형태 중 하나는 생각을 반복하면서 자신의 호흡에 초점을 맞추는 것이다: '숨을 들이 마시면서, 숨을 들이 마신다는것을 느낀다. 숨을 내쉬면서, 숨을 내쉰다는것을 느낀다.' 생각이 산만해지기 시작할때 마다, 호흡에 다시 집중하고 그 구절로 돌아온다.

집중하는 것은 무작위로 생각을 하고 있더라도, 당신은 그저 그 생각들을 관찰하고 있는 평온의 상태에 도달하는 것이다. 그렇기 때문에 당신은 여전히 그 생각을 가지고 있을지 모르지만 그 생각이 당신을 사로잡지는 못한다.

이 연구 결과에서 참가자들은 요통에 대한 인식이 감소했다는 것을 모든 사례에서 보여 주었다. 이 연구의 다소 실망스러운 점은 89명의 참가자로 시작했지만 실험을 완주한 참가자는 8명이었다는 것이다. 전체 참가자를 대표하는 숫자는 아니지만 그래도 우리는 상대적으로 낮은 수치라 해서 이 결과를 부인해서는 안된다.

명상은 질소 산화물의 양을 증가시키는 것으로 나타났다(Kim 등. 2005). 질소 산화물, 특히 질산 산화물로 인해 공여되는 삼질산글리세린(glyceryl trinitrate)은 근막에 이완을 유도한다(Schleip 등. 2006). 이제 우리는 허리 하부 구조와 뒤통수밑 근육과 경막관 사이의 물리적인 근육의 연결로 등허리근막의 중요성을 이해하게 되었으므로(여기 3장과 4장 참조) 여기의 상관 관계는 분명해야 한다. 물론 이부분은 더 많은 연구가 필요하다.

완전히 입증 되지는 않았지만, 또 다른 예는 체성감각이완(somatoemotional releases)을 포함 하는 사건이다. 체성감각이완은 신체의 기계적 긴장의 변화 또는 해제가 감정적인 반응, 매우 잦은 분노 또는 슬픔과 일치 할 때 발생한다. 체성감각이완은 종종 외상후 스트레스 장애(Post-Traumatic Stress Disorder, PTSD)로 고통받는 환자에서 종종 발생하지만, 많은 임상의들은 외상후 스트레스 장애(Post-Traumatic Stress Disorder, PTSD)로 진단되지 않은 환자에게서도 체성감각이완을 관찰한다고 보고한다. 사실 나에게도 이런 일이 있었던 적이 있었다.

그것은 생명을 위협하는 사건에 대한 매우 뚜렷한 기억과 연관되어 있었는데, 그 사건에서 나는 거의 질식사 할 뻔 했다. 나는 확실히 두려워 했다. 심리학적으로 말해서, 나는 그 일을 오래 전에 극복 했었다. 사건이 일어 났을 때 나는 4살 또는 5살 사이 였지만, 체성감각이완이 생겼을 때 나는 40대 중반이었다

나는 계속 교육 세미나에 참석 중이었고 믿을 만한 동료가 나의 왼쪽 앞경추늑골근에 대해 근육 이완을 실행하고 있었다. 갑자기 나는 평상시 기억보다 더 생생하게 과거의 사건에 대하여 육체적-감정적으로 기억이 떠올랐다. 마치 목에 걸린 밧줄이 다시 느껴지는 것 같았고, 동시에 그것에 대해 긴장하고, 호흡이 증가하고, 눈물을 흘리기 시작했다. 동료가 적절한 압력을 사용하고 있었고 치료중 신체적인 손상에 대해 어떤 위험이나 두려움도 느끼지 않았다는 점에 주목하는것이 중요하다. 실제로, 나는 동시에 나에게 터치되고 있는 부분이 깊은 곳에서 느껴지는 것 같았고, 마침내 치료후에는 신체적인 면을 넘어서는 깊은 안도감이 느껴졌다.

이런 현상은 데카르트의 이중성에 대해 반대되는 의견이라고 무시하는 것은 잘못된 것이다. 이들과 같은 현상은 정신과 물질의 교점에서 연구조사(investigation)를 기다릴 수도 있다.

우리는 4장에서 근막시스템이 신경계와 어떻게 상호 작용 하는지를 보았지만, 신체와 뇌 사이에 다른 연결이 있는가? 근막이 신체와 마음의 연결을 위한 통로가 될수 있는가? 라는 질문을 해 본다.

명확한 해부학적 구조는 뇌막, 경막, 거미막 및 연막(pia mater)의 섬세하고 그물(mesh)막 같은 막을 의미한다. 우리의 근골격계 근막처럼 연막은 뇌의 모든 윤곽을 따라 뇌간 액체가 생산되는 뇌실막까지 간다. 연막의 주요 성분은 그물섬유이며, 주로 콜라겐이다. 마찬가지로 경막 조직은 실제로 모든 신경들에 관계된다.

현미경으로 보면, 연막에는 잠재적으로 척추 수막 전체에 인장력을 기여하는, 전기적으로 배열되지 않은 섬유 네트워크가 있다(Nametal.2014). 전체적으로 보면 콜라겐의 느슨함과 긴장감 사이의 관계가 존재한다(Bulbena 등. 2006). 아마도 뇌에는 최적의 기능을 촉진하는 자연스러운 수준의 사전 긴장이 있을 것이다.

또한 콜라겐이 반도체임을 주목할 가치가 있다. 열과 수분을 모두 포함하는 적절한 상황에서 신체의 콜라겐은 전하를 운반 할 수 있다(Tomaselli & Shamos 1974). 콜라겐의 액정 분자 구조와 결합된 이러한 상태들이 콜라겐 네트워크가 트랜지스터 회로처럼 작동하여, 잠재적으로 우리 컴퓨터의 마이크로 프로세서와 같은 정보를 저장하고 전송하도록 한다고 추측했다(Oschman 2000).

나노 기술 분야에서는, 콜라겐과 유사한 삼중 나선 단백질이 나노 와이어를 만들기 위해 사용되어지고 있고(Hanying 2011), 텔아비브 대학(University of Tel Aviv)에서는 이를 이용해 혈액 응고를 위한 트랜지스터를 만드는데 성공했다(Hunka 2012). 그들은 아직 이것을 콜라겐이라고 하지 않았다(Hunka 2015).

이러한 추측이 흥미롭다면 근막의 연결 통로 역할을 하는 근막의 가능성을 실제로 탐구하기 위해 우리는 신경아교세포(glia)라고 불리는 특정 종류의 뇌 세포를 면밀히 관찰해야 한다. 놀랍지 않게도, 신경아교세포(glia) 이야기는 근막과 유사하여 관심을 끄는 몇 가지가 있다.

세기의 전환기에 있는 신경 과학
(Neuroscience at the turn of the century)

산티아고 라몬 이 카할(Ramón y Cajal)은 20세기에 있어서 가장 앞선 신경 과학자였다. 그는 동물과 인간의 두뇌를 연구하여 뇌가 어떻게 기능하는지를 밝혀내기 위해 뇌 구조에서 패턴를 찾기 위한 연구를 했다. 1900년대 초반에 그는 최신 염색방법을 사용하여, 뇌의 세포 부분, 특히 뉴런의 정교한 그림을 만들어 냈다(그림 5.1). 이 점에 있어서 그의 기여는 베살리우스의 공헌과 같았다.

라몬 이 카할은 뇌와 신경계 조직이 뉴런을 기본 세포로 하는 분리된 세포로 구성되었다는 '신경 학설(neuron doctrine)'을 만들었다. 신경 학설(neuron doctrine)은 또한 뉴런이 연속적이고 고정 배선 된 네트워크는 아니지만 그럼에도 불구하고 간극 연접(gap junction)이라고 불리는 공간을 가로 지르는 시냅스를 통해 서로 소통함이 존재한다는 부분을 분명히 했다. 신경 학설(neuron doctrine)은 중추 신경계의 모든 정보 교환과 의사소통이 이런 방식으로 이루어진다고 주장한다.

이것은 카밀로 골지(Camillo Golgi)의 망상 이론(Reticular theory)과 직접적인 경쟁이 있었다. 뇌와 신경계의 모든 세포가 그물처럼 연결되어 있고 유동적으로 기능한다고 주장했다.

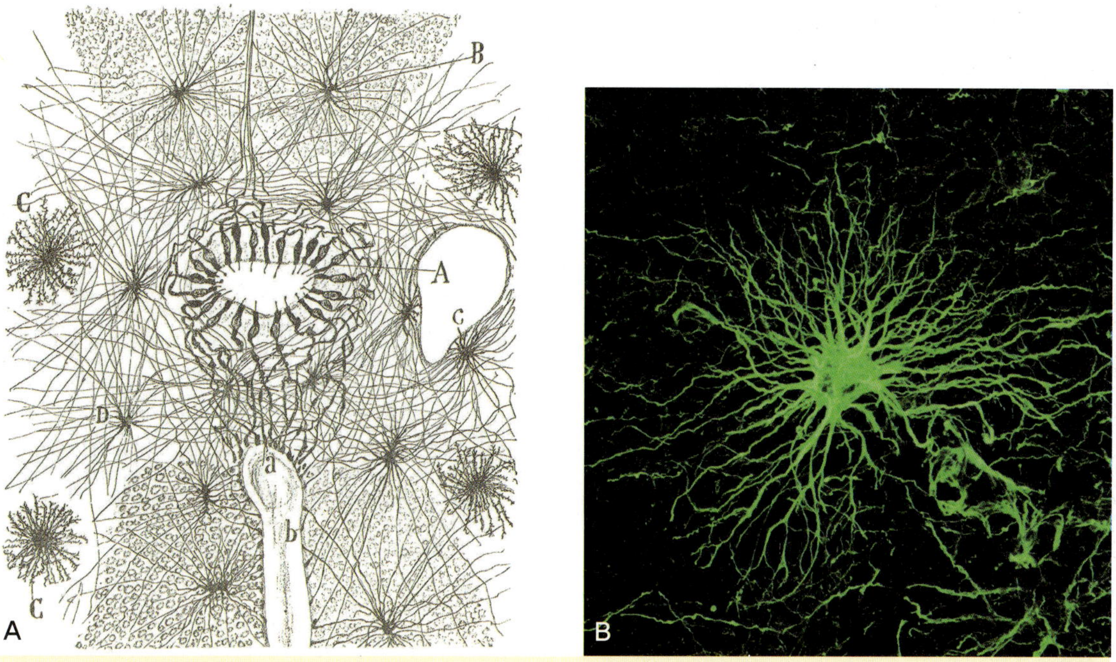

그림 5.1
(A) 라몬 이 카할의 신경아교세포(C) 그림. 이것을 실제 신경아교세포(B) 그림과 비교해보라.
(A) 이 그림은 런던의 웰컴도서관에서 제공되었음. (B) 이 그림은 마이켄 네드가드(Maiken Nedergaard)박사로부터 허락을 받고 제공되었음.

1906년 라몬 이 카할은 노벨상을 받았고 그의 신경 학설은 현재까지 남아있는 신경 과학의 핵심으로 자리를 잡았다. 아이러니 하게도, 같은날 카밀로 골지(Camillo Golgi)는 뇌 세포를 탐구하고 뉴런 원리를 개발하기 위해 라몬 이 카할의 이론을 사용하고 나중에 수정한 염색 기술을 만들어 노벨상을 받았다.

뇌에는 뉴런만 존재하는 것은 아니었지만, 일반적으로 뉴런의 축삭이 더 크고, 다른 신경세포의 축삭들보다 더 긴 거리를 덮고 있기 때문에 뇌에서 가장 중요한 세포라고 생각되어졌다. 그것들은 더 크고 길었으며 나무가지처럼 뻗어나가는 과정을 가지고 있었다. 그러나 뉴런은 그 보다 작은 세포들에 비해 훨씬 적은 수가 존재했다. 이 작은 세포들은 처음에 그들의 모양 때문에 라몬 이 카할에 의해' 거미 세포'라는 이름이 붙여졌다. 나중에 '접착제'를 뜻하는 그리스어인 '신경아교세포(glia)'라는 이름을 얻게 되었다.

이 거미 세포는 뉴런보다 평균 9배 많은 것으로 추산된다. 이는 뉴런 한 개당 9개의 신경아교세포가 존재한다는 뜻이다. 인간이 단지 뇌의 10%만 사용한다는 옛말을 기억하는가? 이 부분이 잘못된 해석을 불러온다. 신경아교세포가 뇌 세포의 85% (Field 2014)를 차지 하고 있고, 그래서 여러분이 지금 적어도 뇌의 15%를 사용하고 있다는 것에 우리는 주목해야 한다.

신경아교세포와 뉴런이 어떤 방식으로든 서로에게 신호를 보낼 수 있다는 생각은 1894년 칼 루드비히 슐라이히(Carl Ludwig Schleich)에 의해 처음 제안되었으나 곧 묵살되어 잊혀지고 말았다. 그 대신, 신경아교세포는 신경접착제이고, 근막처럼 뇌를 하나로 묶고 뉴런을 보호하는 역할을 한다는 견해가 나왔다. 사실, 라몬 이 카할은 이것에 대해 확신하지 못했지만, 그의 형제이자 동료 연구원 페드로(Pedro)가 이러한 견해를 받아들이자 그는 신경아교세포에 대한 이 이론을 동의하고 채택했다.

흥미로운점은, 그 당시에도 그들은 삶의 형태가 지적일수록, 전반적인 신경아교세포의 수가 더 많다는 것을 알았다는 것이다. 그러한 지식에도 불구하고, 신경아교세포를 연구하기 위한 실질적인 노력은 이루어지지 않았다. 그 시대의 신경과학자들은 뉴런에 가장 관심이 있었으며, 신경아교세포라는 군중속에서 유명인 처럼 돋보였다. 분명히 눈에 보이는 부분에서는 뉴런이 더 중요했다. 하지만 우리가 보는 것과 그것이 실제로 의미하는 것이 항상 그렇게 명백하게 일치하지는 않는다.

슐라이히(Schleich)가 옳았다는 것이 밝혀졌다. 신경아교세포와 뉴런은 서로 소통하며, 더 나아가 신경아교세포는 신경전달물질에 반응하고 어떤 뉴런이 발화 하는지를 조절하기도 한다.

만일 뇌가 광대한 오케스트라라면, 신경아교세포는 뉴런에 의해 연주되는 교향곡을 지휘하는 것이 당연할 것이다. 하지만 널리 알려지지 않은 이 발견들은 밝혀지기까지 100년 이상이 걸렸다.

21세기 여명기의 신경 과학 (Neuroscience at the dawn of the twenty-first century)

1980년대 후반에, 신경전달물질 글루타메이트가 신경아교세포에서 칼슘 과다를 유발할 수 있다는 것이 처음 발견되었다(그림 5.2) (Cornell-Bell 등. 1990). 지금까지 신경아교세포는 활동적이지 않은 것으로 확실하게 여겨졌기 때문에 이는 큰 문제로 인식되었다. 이것은 뇌 안에 긴 신호 체계가 있을 수 있다는 것을 의미했다. 4년 후, 마이켄 네드가드(Maiken Nedergaard)는 별아교세포로 알려진 신경아교세포의 한 유형에서 이 신호 전달 네트워크의 존재를 확인했다(Nedergaard 1994).

다시 몇년 후, 지난 세기로 접어들면서 국립 보건원의 연구자 R. 더글라스 필즈(R. Douglas Fields)는 뒤뿌리신경절(Dorsal Root Ganglion) 신경세포의 생체 배양을 이용한 영상 실험을 진행 했다. 뒤뿌리신경절 뉴런은 칼슘이 세포 안으로 들어가도록 전기 자극을 받았다. 특별한 염료를 사용하게 되면 이 과정을 볼 수 있었고 지도화 할 수 있었다. 그것은 매번 완벽하게 작동했다.

이 부분을 좀 더 철저히 연구하기 위해 필즈는 신경아교세포(glia cell), 슈반세포(Schwann cell)를 배양하였다. 말초 신경계에서, 슈반세포는 뉴런의 긴 축에 부착되고, 절연을 위해 신경 주위에 미엘린 말이집(Myelin)을 형성한다. 일반적으로

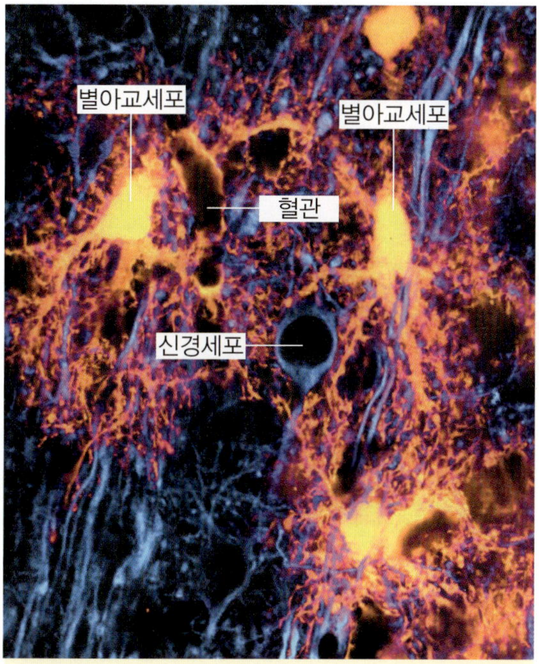

그림 5.2
별아교세포(Astrocyte)의 칼슘신호.
Maiken Nedergaard에게 허가 후 재구성됨.

슈반세포는 전선 주위를 감싸는 플라스틱 코팅에 전기가 느껴지지 않는 것보다 더 많이 신경 활동을 감지하지 못한다고 가정되었다. 과연 슈반세포는 활동적이지 않은 것인가? 별아교세포(astroglia)가 비활성화 되지 않은 것이 모든 신경아교세포(glia cell)의 경우도 동일하다는 것을 의미 하지는 않는다.

그래서 이 실험은 반복되었고 슈반세포가 추가되어 진행되면서 무엇인가가 정확히 일어났다. 처음 15초 동안은 아무 일도 없었다. 그러나 시간이 지나자 차례로 신경아교세포(glia cell)가 밝게 빛나기 시작했고, 신호를 감지 한 후 그들은 칼슘의 저장고를 늘리기 시작했다. 어떻게든 신경아교세포(glia cell)는 근처 뉴런의 칼슘 변화를 감지했고 그에 따라 반응했다(Fields 2004). 비록 그들이 의미하는 모든 것을 아직 이해하지는 못했지만, 그것이 여전히 중요한 순간이었다는 것은 명백하다.

필즈는 "이 놀라운 발견을 전할 수 있었으면 좋겠다. 뉴런 사이에 끼어 있는 것으로 여겨졌던 이 세포들이 의사 소통을 하고 있다"고 말했다(Fields 2009).

신경 과학자들은 처음에 신경아교세포(glia cell)의 생각에 편승하는 것을 조심스럽게 생각했지만, 신경아교세포(glia cell) 연구는 지난 10년 동안 폭발적으로 증가했으며 매우 중요한 것으로 드러났다.

신경아교세포의 만남 (Meet the glia)

신경아교세포(glia cell)는 자주 뇌의 결합조직과 같은 작용으로 언급되어지고 고려되기 때문에, 근막의 일부라고 생각할 수 있겠지만, 우리가 아는 한 그들은 그렇지 않다(그림 5.3). 대부분의 신경아교세포는 신경계-외배엽과 동일한 배아층에서 파생된다. 예외가 되는 건 미세아교세포(microglia)인데, 이것은 결합조직의 매트릭스내 나머지 부분과 마찬가지로 중배엽과 동일한 층에서 발달한다.

인간의 뇌에는 100억 가지 이상의 시냅스 연결이 있으며, 이 연결은 모든 뇌의 신경 회로를 형성한다. 그러나 뇌는 실제적으로 전기 화학적 신호

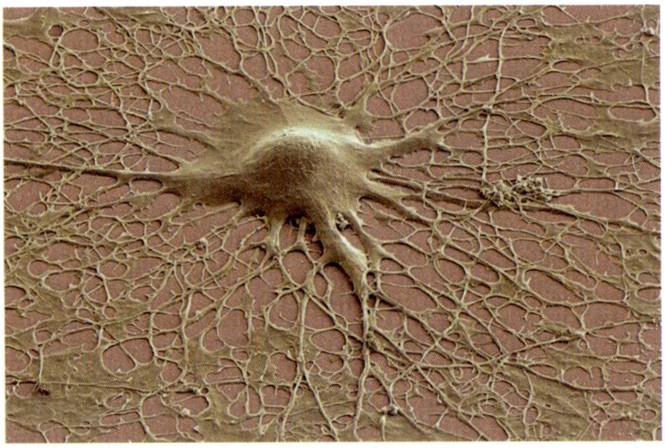

그림 5.3
근막의 섬유모세포처럼 보이는 신경 그물망에 있는 사람의 신경아교세포(glia cell).
Tom Deerinck의 허락을 받아서 재현되었습니다.

체계이다. 신경아교세포는 건강한 시냅스의 형성과 뉴런의 장기 생존에 필수적이다(Smith 1998). 신경아교세포는 신경 활동을 감지하고, 메시지를 보내며, 뉴런 사이의 시냅스 활동을 조절할 수 있다(Eroglu&Barnes 2010). 신경아교세포는 뉴런과 동일한 신경전달물질 세포 수용체를 가지고 있고 이것은 그들이 생산하는 신경전달물질을 포착함으로써 뉴런에 귀를 기울일 수 있다. 신경아교세포는 칼륨 이온 채널을 통해 칼슘의 파장을 보내 뇌의 다른 부분에 있는 신경아교세포에 화학적 메시지를 보낼수 있다. 또한 신경아교세포는 동일한 신경전달물질을 생성할 수 있다. 비록 뉴런이 신호를 생성한 뉴런과 직접적인 시냅스 경로를 가지고 있지 않더라도, 본질적으로 그 영역의 뉴런과 상호작용을 할 수 있다(Fields 2004).

다른 말로하면, 뉴런과 시냅스는 유선 전화 처럼 네트워크를 형성한다. 우리가 서로 통신하기 위해서는 내 전화와 상대 전화기 사이에 일련의 직접적인 연결이 필요하다. 신경아교세포는 휴대전화와 같아서, 모든 사람들에게 전화를 걸수 있고, 구식 전화로도 전화할 수 있다.

새로운 신경아교세포에 대한 과학은 뇌가 어떻게 작용하는지에 대한 견해를 변화시키고 있으며 파킨슨병과 근 위축성 축삭경화증(ALS)과 같은 정신 질환 및 상태 치료를 위한 새로운 방향을 제시하고 있다(Yeager 2015).

신경아교세포는 또한 만성 및 신경병증성 통증과 관련이 있다(Fields 2009, Milligan & Watkins 2009), 신경아교세포가 작용하여 항 염증 인자를 유지하는데 도움이 되는 반면, 마약류(opioids)에 장기간 노출되면 신경아교세포가 염증성 사이토카인을 방출하게 된다(Johnston 등. 2004).

신경아교세포는 4가지 유형이 있다. 몇몇 출처는 혼란스럽게 만들기 때문에 네가지 유형 중 세가지만 나열할 것이고, 더 혼란스러운 것은, 항상 같은 세가지 유형이 아니라는 점이다. 중추 신경계 전체에 존재하는 세가지 유형의 신경아교세포는 희소돌기아교세포(oligodendrocytes), 미세아교세포(microglia) 및 별아교세포(astrocytes)로 나누어진다. 신경아교세포의 다른 유형, 슈반세포는 말초 신경계에서만 존재한다.

우리는 순서대로 그것들에 대해 알아 볼 것이다.

희소돌기아교세포 (Oligodendrocytes)

희소돌기아교세포(Oligodendrocytes)는 중추 신경계(CNS)의 모든 곳에서 발견된다(그림 5.4). 이 수상돌기는 축삭들 주위에서 말이집(myelin sheath)을 생성하기 위해 여러 가지 많은 작용을 일으킨다.

당신이 알고 있듯이, 말이집은 신경 세포의 축삭돌기를 절연시키는 지질 단백질로, 더 효율적으로 신경 전달을 할 수 있다. 마치 전기 전선을 코팅하는 것처럼 전기흐름을 개선하고 전자가 누출되지 않도록 한다. 말이집이 실제로 어떻게 배치되어 있는지에 대한 최근의 발견은 같은 축삭 안에서 두께가 다양하게 되어 있어 신경 전달과 뇌 발달에 장기적인 영향을 미치는 것으로 보인다. 피아노를 배우는 어린이와 저글링을 배우는 어린이를 대상으로 한 MRI 연구는 뇌의 말이집에 대한 실제적인 구조 변화를 보여 주었다(Scholz & Klein 2009). 이 과정을 활성 의존성 말이집형성(myelination) 이라고 한다.

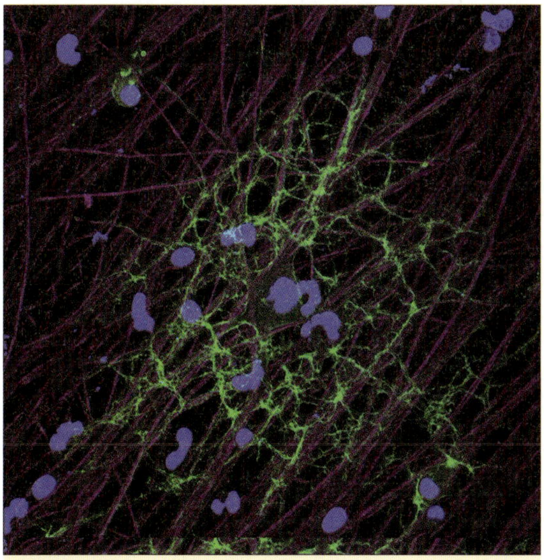

그림 5.4
희소돌기아교세포 덩굴손(녹색)은 활성 축삭(자주색)에 의해 방출되는 글루타민산 염에 반응하여 말이집의 지방 생산량을 증가 시킨다.
Image reproduced with kind permission from R. Douglas Fields and Hiroaki Wake, NIH.

따라서 복잡하고 조율된 신경 근육 활동을 학습할 때 희소돌기아교세포가 공급과 수요에 반응하는 것으로 보인다. 두뇌가 연주하는 교향 곡에서 희소돌기아교세포는 리듬 섹션을 맡는다.

희소돌기아교세포는 들어오는 정보에 대해 뇌가 지속적으로 적응하도록 도와준다. 그들은 뇌의 다른 부분에서 신경계 발화를 동기화하는데 필수적이며, 이 경우 몇 밀리 초의 지연 조차도 조정 실패를 야기할 수 있다(Pajevic 등. 2014). 활동 의존성 말이집형성의 장애가 난독증, 간질 및 정신 분열증과 같은 상태에 기여하는 요인 일 수 있다고 생각되어진다.

미세아교세포 (Microglia)

중배엽(mesoderm)에서 파생된 유일한 신경아교세포인 미세아교세포(그림 5.5)는 골수에서 분화한다. 이것은 중추 신경계의 면역계 역할을 하기 때문이다. 모든 뉴런에는 대략 하나의 미세아교세포가 있는데, 그것은 마치 각각의 뉴런이 그것의 경호원과 함께 오는 것과 같다.

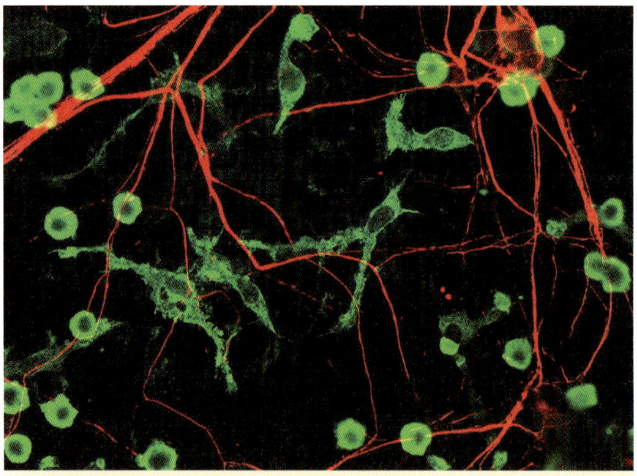

그림 5.5
미세아교세포-신경아교세포 네트워크내의 면역세포.
Image courtesy of Gerry Shaw(https://creativecommons.org/licenses/ by-sa/3.0/legalcode).

미세아교세포는 또한 흥미로운 형태학적 특성을 보여준다. 그들은 정교한 가소성을 가지고 있으며, 그들의 모양을 세포 주위의 지형에 적응시킨다. 실제로 섬유 모세포가 근원적인 콜라겐 기질의 섬유 방향과 평행하게 정렬되게 보여지는 것이 흥미로웠지만, 실제로 대부분의 신경 과학자들은 미세아교세포가 이것을 위장의 형태로 수행한다고 추측했다. 실제로 미세아교세포는 세포들과 잘 어울러져 있는 것이 매우 능했기 때문에 1990년대 중반까지 과학자들은 그것들이 실제로 존재 했는지에 대해 논쟁을 했었다!

우리가 알아야 할 한가지는, 이들은 보통 온순하고 고립된 세포들이지만 그들이 부상이나 감염을 감지할 때, 높은 기동성을 지닌 양극화된 세포로 변해서, 세포 침략을 격퇴하고 파괴하는 것이다. 또 다른 형태로, 미세아교세포의 인테그린(integrin)이 이러한 활동을 일으키는데 관여하는 것으로 보인다. 다양한 사이토 카인(cytokine)과 함께 면역 반응 단계에서 미세아교세포가 생산하는 주요 물질중 하나는 산화 질소(nitric oxide)이다(Maruyama 등. 2012) .

최근 연구에서는 알츠하이머 병에서 미세아교세포의 역할에 대해서도 거론되고 있지만, 그 역할에 대한 정확한 설명은 여전히 논쟁 중이다. 알츠하이머에 의해 뇌가 손상된 곳에서 미세아교세포의 눈에 띄는 활동 증가는 우연의 일치가 아니지만, 미세아교세포에 대한 정확한 관련성은 아직까지 파악하기가 어렵다(Landhuis 2016). 일부 실험은 미세아교세포가 문제를 악화 시킨다는 것을 나타내는 것처럼 보인다. 그러나 다른 연구들은 미세아교세포가 일하는 것이 효과적으로 만성 염증을 예방하는 것일 수 있다는 것을 나타내기 때문에(Guillot-Sestier 등. 2015) 연구자들은 신경아교세포를 건강한 상태로 회복시키는 기전을 찾고있다.

별아교세포 (Astrocytes)

별아교세포(그림 5.6)는 별 모양의 이름을 따서 지어졌으며, 라몬 이 카할(Ramón y Cajal)의 '거미 세포'보다 훨씬 더 매력적인 이름을 붙었다. 별아교세포는 뇌의 부위에 따라 신경 세포 1개당 2~10개의 별아교세포가 존재한다. 일부 연구자들은 뉴런이 존재하는 것 만큼 많은 종류의 별아교세포가 있을 수 있다고 제안하며 7가지 이상의 유형을 가진 신경아교세포를 나열하지만, 당분간 과학적 합의로 인해 모두 동일한 분류가 되었다.

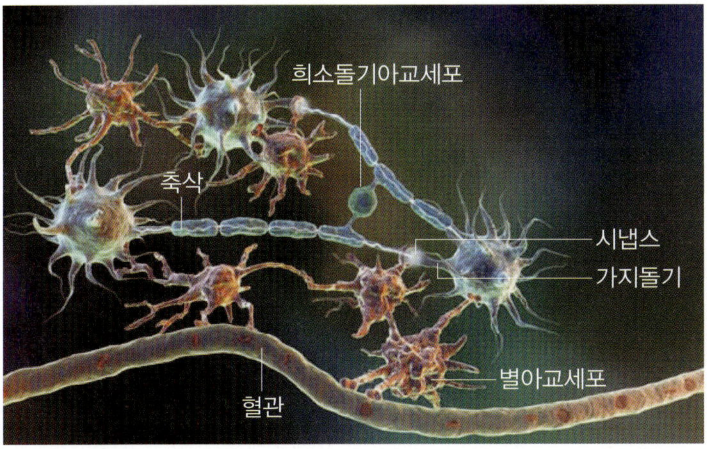

그림 5.6
함께 작용하는 뉴런과 신경아교세포. 여기서 우리는 3개의 신경 세포 근처에 5개의 별아교세포를 볼수 있다. 또한, 축삭돌기를 보호하기 위해 미엘린을 제공하는 희소돌기아교세포에 주목 해야 한다. 이런 방법에 있어서 희소돌기아교세포는 말초 신경계의 슈반세포와 유사하다.
Reproduced with kind permission from Jeff Johnson, Hybrid Medical Animations.

별아교세포는 말 그대로 구조적 지지를 위한 물리적 매트릭스를 제공함으로써 뉴런을 지원 한다(따라서 '뇌의 근막'과 유사하다). 신경 세포, 섬유모세포와 마찬가지로, 별아교세포는 간극 연접을 통해 상호 연결된 다세포 네트워크를 형성한다. 별아교세포가 그들의 보호 의무를 이행하는 것은 이 간극연접(gap junctions)에 달려있다.

뉴런이 적절하게 발화하기 위해서는 매우 정확한 세포 환경이 필요하다. 만약 이온 불균형이 발생하게 되면 세포 환경이 나빠지게 되고, 뉴런은 발화할 수 없어 침묵할 것이다. 별아교세포는 뇌의 세포 환경에서 여분의 칼륨 이온을 제거하는데, 이유는 여분의 칼륨은 신경 발화의 방해물이 되기 때문이다. 이것은 뉴런이 적절한 전하를 유지할 수 있게 해준다.

별아교세포는 방해물들을 정리해 뉴런이 적절하게 기능하도록 해 주지만, 사실 그들은 관리자 이상의 역할을 한다. 그들은 뇌 손상 시 흉터 조직을 형성하는 부상자 분류작업을 수행한다. 그들은 또한 호흡을 조절하여 우리가 학습하는 과정에 큰 영향을 미친다.

특정 종류의 뉴런이 호흡을 조절한다는 오랜 신념이 있지만, 아직 발견 되지는 않았다. 발견 된 것은 pH의 감소에 반응하여 호흡을 증가시키는 연수의 별아교세포이다(Gourine 등, 2010). 한 가지 예로, 운동은 신체가 정상보다 더 많은 이산화탄소를 생산하도록 하여 PH 수준을 떨어뜨린다. 연수내의 별아교세포는 호흡률을 증가시키기 위해 삼인산아데노신(adenosine triphosphate, ATP)을 생성 함으로써 PH변화에 반응 한다.

학습 시 별아교세포의 역할은 좀 더 복잡하다.

별아교세포는 뉴런 사이의 정보 흐름을 구별하고 통합한다. 특히, 대뇌 피질에서 발견 된 별아교세포는 감각 경험을 처리하고 통합하는데 필요한 모든 물리적, 화학적 및 구조적 구성 요소를 가지고 있다. 그들은 또한 의식과 관련된 모든 신경전달물질을 포함하고 있다. 감각 정보를 통합하는 뇌의 특정 해부학적 영역이 없으므로 원형질 별아교세포는 우리가 의식적으로 인지하는 것을 담당하는 합동 세포를 형성한다고 가설화 되었다(Robertson 2002).

또한 별아교세포는 소위 근육 기억이라고 하는 부분과 관련된 많은 신경전달물질을 생성한다. 시간이 지남에 따라 의식적으로 생각할 필요 없이 육체적으로 작업을 수행하는 방법을 기억하는 능력이다. 퇴근 후에 집에 운전해 가는 것, 일광욕을 하는 일련의 행동, 음악을 연주하는 것과 같은 것들이다. 근육 기억이 실제로 작용하는지 또는 정확한 기전이 있는지는 아무도 확신 할 수 없지만, 전두엽 피질, 일차 운동 피질, 소뇌 및 전 대뇌 피질회를 포함한 많은 영역에서 의미심장한 뇌 활동이 필요하다는 것을 알 수 있다.

별아교세포가 특정 시냅스 경로(ATP, 글루타메이트 및 기타 신경전달물질을 통해)를 억제하고 자극하여 신체 활동의 패턴, 속도 및 조절에 영향을 미치고 이로 인해 근육 기억의 형성에 필수적이라는 것을 보여주는 모델이 만들어졌다(Hassanpoor 2012).

뉴욕의 로체스터 메디컬 센터(Rochester Medical Center)의 실험실에서 지능 및 신경근 조율(neuro muscular coordination)에서의 신경아교세포의 역할이 단순한 이론 이상이라는 것이 입증되었다.

이전에 언급했듯이 일반적으로 신경 아교 세포 수 및 별아교세포 수는 생명 형태의 정교함과 지능이 증가함에 따라 기하 급수적으로 증가한다. 또한 주목해야 할 것은 우리가 진화의 사다리를 올라감에 따라 별아교세포의 크기와 속도가 변한다는 것이다.

예를 들면, 인간의 별아교세포는 쥐의 별아교세포보다 2.6배 더 크고 10배 더 길다. 그리고 칼슘의 파동은 설치류의 뇌보다 우리의 뇌에서 5배나 더 빨리 이동한다. 우리는 또한 학습, 기억 및 창조성을 포함하는 뇌 부분으로 피질을 통해 연장되는 긴 섬유를 갖는 층간 별아교세포를 포함한 별아교세포의 추가 유형을 가지고 있다(Oberheim 등. 2009).

대니얼 키에스(Daniel Keyes)의 '앨저넌에게 꽃을(Flowers for Algernon)'에서 영감을 얻은 것으로 보이는 실험에서 인간의 신경아세포(progenitor cell) 를 쥐의 뇌에 이식하여 뇌가 작동하는 방식이 바뀌는지 확인했다. 그러자 그것은 작동하였고 쥐는 더 똑똑해졌다.

수개월에 걸쳐 칼슘의 전달 속도는 3배로 빨라졌고, 뉴런과 뉴런간의 신경 전달이 향상 되었다. 더욱이 암기와 학습의 단순한 작업에서 인간의 신경아 세포를 주입한 쥐는 정상적인 쥐의 두뇌를 가진 대조군보다 지속적으로 우월했다(Han 등. 2013). 그러나 이런 종류의 '두뇌도핑(brain-doping)'을 한 쥐는 매년 개최되는 쥐 올림픽에 참가하지 못하게 된다.

아인슈타인의 뇌를 보존하다 (They kept Einstein's brain)

알버트 아인슈타인(Albert Einstein)이 1955년에 사망했을 때, 그의 뇌가 토마스 하비(Thomas Harvey)에게 도난당한 것은 유명한 일화다. 이야기는 시간이 지날수록 더 흥미롭다. 하비는 아인슈타인에 대한 부검을 수행한 병리학자였고 아인슈타인의 뇌에 대한 일련의 사진을 찍은 사람이다. 그는 뇌가 들은 병을 마분지 상자에 넣어 책상 아래에 두었다.

그는 세계 유수의 신경 과학자들이 아인슈타인을 만들었던 무언가를 발견하기 위한 연구를 할 수 있도록 뇌를 지키는 것이 자신의 의무라고 생각했다. 그는 또한 자신이 이것을 수행할 권한이 있다고 믿었다. 아인슈타인은 그가 죽은 후 그의 시신을 연구하는 것이 좋다고 말했으나 사실 그의 가족들은 의견이 분분했다. 하비는 프린스턴(미국 뉴저지주의 도시)에서 직장을 잃었지만 어떻게든 뇌를 지키고 유지하려고 하였다.

이후 30년동안, 하비는 전 세계의 연구원들에게 조각을 나누어 주었다. 그 중 하나는 버클리 대학(University of California, Berkeley)의 해부학 교수인 마리안 다이아몬드(Marian Diamond)였다.

우리는 아인슈타인의 뇌가 평균보다 작다는 것을 이미 알고 있었지만, 비대칭적 두정엽과 왼쪽 손과 관계된 대뇌 체성감각피질의 두드러진 둥근 덩어리와 같은, 몇가지 놀라운 행태적 차이가 있음을 발견했다; 음악가들 사이에서는 전혀 특이하지 않은 특징으로-아인 슈타인은 사실 엄청난 바이올리니스트 였던 것이다(Falketal 2013, Costandi 2012).

마리안 다이아몬드는 다른 아이디어를 가지고 있었다. 그녀는 아인슈타인 뇌의 신경아교세포와 뉴런의 비율을 보고 싶어했다. 그녀는 퍼듀대학(Purdue university)의 초기 후생 유전학 연구에서 경험이 풍부한 환경에서 사는 쥐들이 경험이 부족한 환경에서 사는 쥐들보다 뉴런당 더 많은 신경아교세포를 가지고 있다는 것을 알고 있었다. 신경 세포는 사람의 일생 동안 증식할 수 있기 때문에, 다이아몬드는 더 활동적인 뉴런은 덜 활동적인 뉴런보다 더 많은 수의 세포가 필요할 것이라고 추론했다. 또한 그녀는 두뇌에서 더 고도로 발달한 부분이 더 높은 신경아교세포와 뉴런 비율(glia–to–neuron ratios)을 가질 것이라고 판단했다.

이 시기에 신경아교세포간 상호작용의 개념은 생각조차 하지 않았지만 다이아몬드는 신경아교세포의 중요성을 존중했으며, 신경아교세포가 공급 요구에 분명히 반응한다고 했다.

다이아몬드는 11개의 남성 뇌에서 좌우 대뇌 전두엽 피질과 아래쪽 두정엽 피질의 작은 설탕 큐브 크기의 뇌를 수집하여 대조군으로 사용했다. 이 부위는 뇌기능 향상과 연관이 있기 때문에 선택 된 것이다. 그녀는 실험을 위해 토마스 하비를 괴롭히기 시작했다.

하비에게 3년동안 약 6개월에 한번씩 전화를 한 후, 다이아몬드가 있는 대학 앞으로 하나의 소포가 도착했다. 마요네즈 병 안에 들어 있는 알코올 용액에는 그녀가 부탁했던 네개의 큰 사이즈의 아인슈타인 뇌 조각이 떠 있었다. 그것들은 그녀의 대조 샘플과 같은 뇌 영역들이었다. 다행히도, 아인슈타인의 뇌 조각들에 플라스틱 처럼 경화되는 셀로이딘이 포함되어 있었다. 이것은 다이아몬드의 연구에 이상적이었는데 그녀는 약 6미크론(또는 6분의 1 밀리미터)의 길이로 되어 있는 조각들을 만들어야 하기 때문이었다.

그녀는 아인슈타인의 뇌 모든 샘플에서 평균보다 높은 신경아교세포와 뉴런 비율(glia–to–

neuron ratios)을 발견했지만, 왼쪽 하부두정엽을 제외하고는 통계적으로 유의하다고 생각하지는 않았다.

왼쪽 하부 두정엽은 뇌에서 매우 중요한 장소인데 그것은 청각, 시각 및 체성 감각 피질을 융합하고 여러 정보들이 처리되고 통합되는 영역 중 하나라고 생각되어진다. 그것은 개념적이고 추상적인 사고를 위한 두뇌의 영역으로 널리 간주된다. 이 영역에서 아인슈타인의 뇌는 평균 뇌보다 거의 두 배나 많은 신경아교세포를 가지고 있었다(Diamond 등. 1985, Diamond 1999).

슈반세포 (Schwann cells)

뇌와 중추 신경계 밖에서 존재할 수 있는 유일한 신경아교세포는 슈반세포이다. 슈반세포는 말초 신경계에 존재한다. 매우 활동적인 세포이며 말초 신경의 부상에 반응하여 세포 분열을 일으킨다. 슈반세포는 신경 발달의 조절 인자로 간주된다(Mirsky 등. 2002). 다른 신경아교세포와 마찬가지로 슈반세포는 이 챕터의 앞부분에서 강조한 것처럼 R. 더글라스 필즈의 칼슘 유도 실험에 비추어 그 생각이 사라졌지만 신경계에 어떠한 영향을 미치는 것으로 크게 여겨지지 않았었다.

슈반세포에는 세 가지 유형이 있다 :

말이집형성, 비 말이집형성 및 시냅스 말단. 흥미롭게도, 슈반세포의 각 유형은 서로 다른 구조와 기능을 가지고 있다. 신경 능선 세포라는 공통 조상을 공유하지만 3가지 세포 유형으로 분류되어야 한다고 주장 할 수 있다.

말이집슈반세포 (Myelinating Schwann cells)

말이집슈반세포는 작은 이슬방울들처럼 신경 섬유의 전체 길이를 덮어 섬유가 척수로 들어가는 것을 막는다. 그것들은 대단위 축삭돌기(매우 빠른 전송 시간으로 알려졌음) 만을 감싸면서 분명하게 신경 말이집형성을 담당하고, 또한 말초 신경계에서 손상된 신경의 미엘린초를 다시 형성한다.

손상된 척수를 가진 쥐의 말초신경계에서 채취한 말이집슈반세포를 직접 척수에 이식하였다. 쥐는 자신의 세포가 사용되었기 때문에, 이식 거부 가능성은 거의 없었다. 283마리의 쥐를 13가지 임상 시험을 통해 체계적으로 검토 한 결과 슈반세포 이식이 용량에 관계없이 운동 회복을 크게 개선 할 수 있음을 보여주었다. 이 경우, 용량은 이식된 세포의 실제 수가 될 것이다(Yang 등. 2015). 현재 마이애미 프로젝트는 슈반세포 이식이 인간에게도 같은 방식으로 효과가 있는지 알아보기 위해 연구 중에 있다.

민말이집슈반세포 (Nonmyelinating Schwann cells)

민말이집 슈반세포(Nonmyelinating Schwann cells)는 큰 구형의 형태를 취한다. 어떤 소구경 축삭들은 그들의 막으로부터 세포질을 감추면서 방어적인 상태를 취하는데 그것들이 실린더를 손으로 감싸 쥐는 것 처럼보여 '움켜진 주먹(fistlike)'이라고 부른다. 이 경우에, 그들은 비말이집 신경을 보호하기 위해서 땅콩을 포장하는 것과 같은 행동을 한다.

말이집형성이 효율을 향상시키는 데 아주 능숙하다면, 왜 모든 축삭돌기에 말이집이 있지 않을까? 좋은 질문이며, 그에 대한 간단한 대답은 모든 신경이 그렇게 빠를 필요는 없다는 것이다.

첫째, 모든 축삭이 길게 다 감싸져야 하는 것은 아니다. 그리고 둘째, 모든 뉴런이 자신의 일을 올바르게 수행하기 위해 그렇게 빠르지 않아도 된다. 이들은 C-섬유의 축삭돌기와 같은 특정 감각 정보를 가지고 있다. C-섬유의 축삭돌기는 지금 내 오른쪽 엉덩이의 둔한 통증에 대한 메시지를 보내고 있다(아마도 가장 최근에 앉아서 글을 쓰며 보내는 몇시간으로 인한 것일 것이다.) 그 정보는 그렇게 빨리 이동할 필요가 없다. 그것은 필요하지만 그렇게 급하지는 않다.

하지만, 차를 마시기 위해 일어나려고 몸을 일으킬 때 뜨거운 차를 엎지를 뻔 했다면, 그것을 막을 수 있어야 한다. 그러기 위해서는 정보가 빠르게 이동해야 하는데 그 신호를 전송하는 신경은 그 정보를 말이집을 따라 보낼 것이다.

연접주위 슈반세포
(Perisynaptic(terminal) Schwann cells; PCS)

마지막으로 근막에 가장 많이 있는 슈반세포는 신경계의 운동 명령이 수행되는 신경근육 접합부에 있는 연접주위 슈반세포(PSC)이다(그림 5.7). 신경 근육 접합부는 끊임 없는 변화에 적응하고 부상에 반응하는 능력 때문에 매우 가소성을 가진 것으로 간주된다. 연접주위 슈반세포는 이 시냅스 가소성의 핵심 구성 요소이다(Ko & Robitaille 2015).

앞 장에서 강조했듯이, 신경근 접합부는 골지힘줄기관(GTO)과 파시니 수용체가 근육 주위의 긴장과 진동의 신호를 전달한다. 근막 기계적 수용기의 말단은 연접주위 슈반세포에 의해 감싸진다(이것이 '종말슈반세포' 라고 불리는 이유이다). 그것들은 신경 근육 접합부에서 단기 가소성에 매우 중요하다(Colomar & Robitaille 2004).

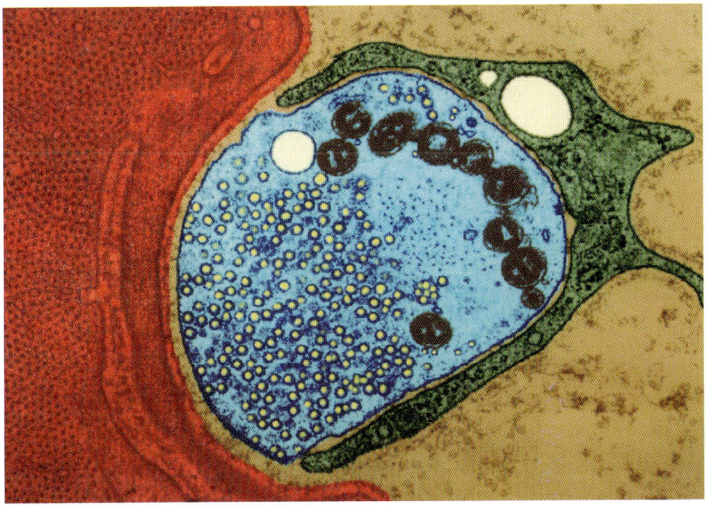

그림 5.7
슈반세포(녹색)는 근육 섬유(빨간색)와 함께 신경 말단(파란색)을 둘러싼다.
Photograph by D. Fawcett.
Reproduced with kind permission from Science Source.

신경 절제 연구(Nerve resection study)는 또한 연접주위 슈반세포가 근막의 기계적 수용기 초기 개발에 필수적임을 보여주고 있다. 초기 단계에서 제거된 경우, 골지와 파시니 수용체는 올바르게 형성되지 않거나 부상 후 재생되지 않는다. 연접주위 슈반세포가 없어도 신경이 근육과 통신할 수는 있지만 이러한 연결은 일시적인 것으로 간주된다. 연접주위 슈반세포는 기계 수용기를 생존 상태로 유지하는 데 필요하며 상호 의존적인 관계를 가지고 있는 것으로 보인다(Kopp 등. 1997).

이러한 구성 관계는 무작위적으로 될수 없다. 자연은 원칙적으로 패턴을 따르고 에너지를 보존하기를 좋아하기 때문에 이 신경아교세포, 기계 수용체 및 근막의 배열은 일부 내포된 순서를 갖는다고 가정하는 것이 합리적 설명이다. 신경아교세포가 뉴런들에 귀를 기울이고 그에 영향을 미치는 것과 같은 방식으로, 슈반세포는 골지 힘줄기관과 파시니소체에 의해 영향을 받으며 그 반대의 경우도 마찬가지로 나타날까? 내가 아는 한 잠재적인 근막 -신경아교세포 교차 영역은 현재 연구가 진행되고 있지 않은 광범위한 연구 영역이다(Fields 2012).

근막 과학과 마찬가지로, 신경아교세포 과학은 아직 초기 단계에 있지만, R. 더글라스 필즈의 이 인용구에 충격을 받지 않을 수 없다.

"습지를 우아하게 날아오르는 백로나 탁 트인 들판에서 뛰는 종마 등을 보면 민첩하고 부드러운 움직임을 위해 척추 동물들에게 허락된 신경아교세포가 무엇인지 알 수 있다."

시 자체가 결론이 아니기 때문에 '신경아교세포'라는 단어를 '근막'으로 대체해보라, 우리는 똑같은 말을 할수 있지 않겠는가?

References

Bulbena A, Gago J, Sperry L and Bergé D(2006) The relationship between frequency and intensity of fears and a collagen condition. Depress Anxiety. July; 23(7) 412–417.

Colomar A and Robitaille R(2004) Glial modulation of synaptic transmission at the neuromuscular junction. Glia. 47: 284–289.

Cornell-Bell A H, Finkbeiner S M, Cooper M S and Smith S J(1990) Glutamate induces calcium waves in cultured astrocytes: Long-range glial signaling. Science. January; 247(4941) 470–473.

Costandi M(2012) Snapshots explore Einstein's unusual brain. Nature: News. November 16, 2012. Available: http://www.nature.com/news/snapshotsexplore-einstein-s-unusual-brain-1.11836 [April 16, 2017].

Diamond M C(1999) Why Einstein's brain? Lecture given at Doe Library, January 8, 1999. Transcription available: http://education.jhu.edu/PD/newhorizons/Neurosciences/articles/einstein/ [May 12, 2017].

Diamond M C, Scheibel A B, Murphy G M Jr. and Harvey T(1985) On the brain of a scientist: Albert Einstein. Exp Neurol. April; 88(1) 198–204.

Eroglu C and Barnes B A(2010) Regulation of synaptic activity by glia. Nature. November; 468, 223–231.

Falk D, Lepore F E and Noe A(2013) The cerebral cortex of Albert Einstein: A description and preliminary analysis of unpublished photographs. Brain. April; 136(4) 1304–1327.

Fields R D(2004) The other half of the brain. Scientific American. April; 54–61.

Fields R D(2009) New culprits in chronic pain. Scientific American. November; 50–57.

Fields R D(2012) Correspondence with the author.
Fields R D(2014) Myelin—more than insulation. Science. April; 344(6181) 264–266.

Gourine A V, Kasymov V, Marina N et al.(2010) Astrocytes control breathing through pH-dependent release of ATP. Science. July; 329(5991) 571–575.

Guillot-Sestier M V, Doty K R and Town T(2015) Innate i mmunity fights Alzheimer's disease. Trends Neurosci. November; 38(11) 674–681.

Han X, Chen M, Fushun W et al.(2013) Forebrain engraftment by human glial progenitor cells enhances synaptic plasticity and learning in adult mice. Cell Stem Cell. March; 12(3) 342–353.

Hanying B(2011) Genetically modified collagen-like triple helix protein as biomimetic template to fabricate metal/semiconductor nanowires. Dissertation, City University of New York, 121 pages; 3443928.

Hassanpoor H, Fallah A and Raza M(2012) New role for astroglia in learning: Formation of muscle memory. Medical Hypothesis. December; 79(6) 770–773.

Hunka G(2012) Biodegradable transistors – made from us. Public Release. American Friends of Tel Aviv University. EurekaAlert! Available: https://www.eurekalert.org/pub_ releases/2012-03/afot-bt-030712.php [May 15, 2017].

Hunka G(2015) Email correspondence with author.
Johnston I N, Milligan E D, Wieseler-Frank J et al.(2004) A role for proinfla mmatory cytokines and fractalkine in analgesia, tolerance and subsequent pain facilitation induced by chronic intrathecal morphine. J Neurosci. August; 24(33) 7353–7365.

Kim D H, Moon Y S, Kim H S et al.(2005) Effect of Zen Meditation on serum nitric oxide activity and lipid peroxidation. Prog Neuropsychopharmacol Biol Psychiatry. February; 29(2) 327–331.

Ko C P, Robitaille R(2015) Perisynaptic Schwann cells at the neuromuscular synapse: Adaptable, multitasking glial cells. Cold Spring Harb Perspect Biol. August; 7(10) a020503.

Kopp D M, Trachtenberg J T and Thompson W J.(1997) Glial growth factor rescues Schwann cells of mechanoreceptors from denervation-induced apoptosis. J Neurosci. September; 17(17) 6697–6706.

Landhuis E(2016) Uncovering new players in the fight against Alzheimer's. Scientific American, Neuroscience blog. April. Available: https://www.scientificamerican.com/article/uncovering-new-players-in-the-fightagainst-alzheimer-s/ [April 16, 2017].

Maruyama K, Okamoto T and Shimaoka M(2012) Integrins and nitric oxide in the regulation of glia cells: Potential roles in pathological pain. J Anesth Clin Res. June; 4, 292.

Milligan E D and Watkins L R(2009) Pathological and protective roles of glia in chronic pain. Nat Rev Neurosci. January; 10(1) 23–36.

Mirsky R, Jessen K R, Brennan A et al.(2002) Schwann Cells as regulators of nerve development. J Physiol Paris. January–March; 96(1–2) 17–24.

Morone N E, Greco C M and Weiner D K(2008) Mindfulness meditation for the treatment of chronic low back pain in older adults: A randomized controlled pilot study. Pain. February; 134(3) 310–319.

Nam M H, Baek M, Lim J et al.(2014) Discovery of a novel fibrous tissue in the spinal pia mater by polarized light microscopy. Connect Tissue Res. April; 55(2) 147–155.

Nedergaard M(1994) Direct signaling from astrocytes to neurons in cultures of ma mmalian brain cells. Science. March; 263(5154) 1768–1771.

Oberheim N A, Takano T, Han X et al.(2009) Uniquely hominid features of adult human astrocytes. J Neurosci. March; 29(10) 3276–3287.

Oschman J L(2000) Energy Medicine: The Scientific Basis. Elsevier, pp. 41–58.

Pajevic S, Basser P J and Fields R D(2014) Role of myelin plasticity in oscillation and synchrony of neuronal activity. Neuroscience. September; 276, 135–147.

Robertson J M(2002) The Astrocentric Hypothesis: Proposed role of astrocytes in consciousness and memory formation. J Physiol Paris. April–June; 96 (3–4) 251–255.

Schleip R, Klingler W and Lehmann-Horn F(2006) Fascia is able to contract in a smooth muscle-like manner and thereby influence musculoskeletal mechanics. J Biomech. 39(Supplement 1) S488.

Scholz, J, Klein M C, Behrens T E and Johansen-Berg H(2009) Training induces changes in white matter architecture. Nat Neurosci. November; 12(11) 1370–1371.

Sigman M, and Dehaene S(2008) Brain mechanisms of serial and parallel processing during dual-task performance. J Neurosci. July; 28(30) 7585–7598.

Smith S J(1998) Synapses: Glia help synapses form and function. Current Biology. 8, R158–R160.

Tomaselli V P. and Shamos M H(1974) Electrical properties of hydrated collagen. II. Semiconductor properties. Biopolymers. December; 13(12) 2423–2434.

Yang L, Ge Y, Tang J. et al.(2015) Schwann cells transplantation improves locomotor recovery in rat models with spinal cord injury: A systematic review and meta-analysis. Cell Physiol Biochem. December; 37(6) 2171–2182.

Yeager A(2015) Maestros of learning and memory: Glia prove to be more than the brain's maintenance crew. Science News. August; 188(4) 19–21.

Further reading

Armati P J(2007) The Biology of Schwann Cells: Development, Differentiation and I mmunomodulation. New York, NY: Cambridge University Press.

Damasio A R(1994) Descartes' Error: Emotion, Reason and the Human Brain. New York, NY: Grosset/Putnam.

Doidge N(2007) The Brain That Changes Itself: Stories of Personal Triumph from the Frontiers of Brain Science. Penguin Group.

Fields R D(2009) The Other Brain: The Scientific and Medical Breakthroughs That Will Heal Our Brains and Revolutionize Our Health. New York, NY: Simon & Schuster.

Koob A(2009) The Root of Thought – Unlocking Glia: The Brain Cell That Will Help Us Sharpen Our Wits, Heal Injury, and Treat Brain Disease. Upper Saddle River, New Jersey: Pearson Education/FT Press.

Schwartz J M and Begley S(2002) The Mind and the Brain: Neuroplasticity and the Power of Mental Force. New York, NY: Regan Books.

Wellnesstalkradio.com(2015) Interview with R. Douglas Fields, 'The Other Brain,' conducted by Kristin Costello. Available: https://www.youtube.com/watch?v=m-oLHCS4-Kg [April 16, 2017].

근막과 장기

(Fascia and the organs)

6 장

Chapter 6

인간의 두개골 속의 뇌가 만약에 조절 될 수 있는 것이라 믿는다면, 우리의 복부속에 있는 뇌는 미지의 세계에 놓여있다. 지난 세기에 의학적으로 두번째 뇌가 세번에 걸쳐서 발견되어지고, 잊혀졌고, 다시 재발견되었다는 사실은 우리에게 신체의 비밀이 얼마나 복잡한지를 암시한다.

– 앰넌 부치바인더(Amnon Buchbinder)

내장 근막 (Visceral fascia)

내부근막이라고도 불리우는 내장근막은 복잡하지만 그 이유가 기본구조의 복잡함 때문만은 아니다. 실제로 내부 근막의 조직은 신경과 근육 근막의 근막층 배치를 반영한다. 이것은 모든것이 얽혀있고 주변 조직들과의 관계로 인해 매우 복잡하기 때문이다.

내장 근막은 처음부터 끝까지 두개골의 기저부에서 골반강 바닥까지의 영역을 덮는다. 돌려서 말하자면, 내장근막은 입에서부터 항문까지 연결되어 있다고 말할 수도 있다. 전체적으로 봤을때 그 통로는 소화관이지만, 근막의 관점에서 보면 폐, 심장 및 신장을 포함해야 한다. 그들은 소화관을 벗어난 곳에 있지만, 전체 시스템에서 여전히 그들의 일부이다.

비유를 계속 해보자. 이 장은 파리에 있는 바토버스(Paris Batobus)를 타는 것과 같을 것이다. 바토버스(Batobus)는 세느 강(Seine River)을 따라 떠다니며 도시 한가운데를 흐르는 강이 바라 보는 관점에서 빛의 도시를 전체적으로 보여준다. 바토버스는 더 많은 답사를 위해 승객들이 투어의 특정 지점에 내릴 수있게 해준다. 여행이 끝날 무렵에, 여러분은 전보다 파리에 대해 더 많이 알게 될 것이다. 많은 거리, 인근 지역, 막 다른 골목, 개선문(Arc de Triomphe)의 원형 교차로(12개의 다른 도로가 큰 다중 차선 로터리로 수렴)와 같은 특별한 장소가 있지만, 당신이 그 모든것을 보았음에도 불구하고 파리의 일부만 보았다는것을 알게 될 것이다.

이장은 이렇게 진행 될것이다. 더 많은 것들을 원하는 분들을 위해, 저는 독자분이 참고 문헌과 더 많은 독서 섹션에 나와 있는 '여행 가이드'를 이용하기를 권장한다. 그러면 이제 '바토버스'에 올라 타서 즐거운 근막 여행을 시작해 보자.

기본이론 (The basics)

내장 근막(내측근막 또는 내부근막이라고도 알려져 있음)은 몸 속 장기를 싸고 있다. 장기들은 층과 층 사이에 슬라이딩이 만들어지는 근막의 이중층으로 싸여 있다(그림 6.1). 가장 바깥 쪽의 근

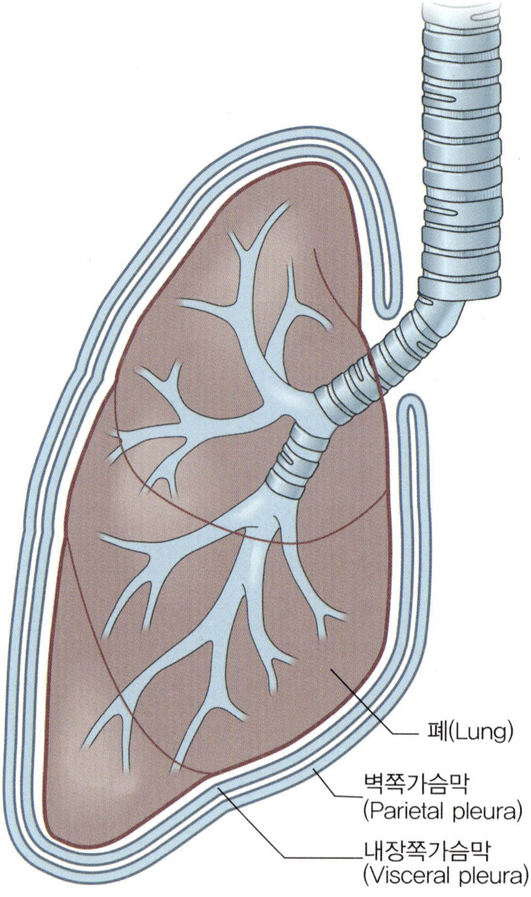

그림 6.1
폐와 함께 표현되는 '이중자루' 개념. 내장근막은 자체적으로 접혀서 두개의 층을 뚜렷이 만들지만 이는 서로 완전히 근접한 '층'이다.

막 층을 벽쪽층(parietal layer)이라고 한다. 중간 부분은 장막(serous membrane)이라고 불리며 근육 사이에 존재하는 근막의 슬라이딩 층과 유사하다.

장기의 '피부'라고도 불리는 가장 깊은 층을 내장 층이라고 한다. 이 층은 근육을 둘러싸는 근육 바깥막(epimysium)과 다소 유사하다. 이 층에는 심장 주변의 흉선을 나타내는 심낭이나 장 주위의 장간막과 같은 특정 이름 등이 사용되어 진다.

이것은 하나의 조직이며, 전체 근육에 연결된다는 것을 명심하라. 가장 간단한 말로 하자면, 이것은 모든 것을 윤활하게 하고 움직임을 유지하기 위해 미끄러지는 층이 있는 각각의 기관 주위에 있는 보호용 이중 가방이다. 또한 인대와 같은 기능을 하기 때문에 '인대'라고 불리우는 내장 근막의 특수한 두꺼운 부분이 있다(그림 6.2). 간이 몸 안에서 움직임이 없다면, 춤은 말할 것도 없고 몸을 구부리는 것도 불편할 것이다.

내장 근막의 긴장도는 중요하다. 긴장도가 낮으면 장기가 헐거워지거나 탈출할 수 있다. 긴장도가 높다면 장기의 자연스러운 생리적인 움직임을 제한하고 적절한 기능을 지연시킨다.

우리는 장기에 초점을 맞추고 있지만, 안쪽 근막에는 동맥과 정맥 그리고 땀샘을 둘러싸고 있는 근막이 포함되어 있다는 점에 주목해야 한다.

처음부터 짚어보기 (Taking it from the top)

근막조직은 코안의 입구에 있는 안면 조직에서 시작하여 입과 인두에서 만나고 두개골 밑에 붙는다. 목의 가장 깊은 근육인 긴머리근, 긴목근(longus colli, longus capitis)을 따라 연속적인 수직 배관을 타고 내려가면서 가슴우리에 도달 할때까지 하강을 계속하며, 폐 주위의 근막 피부인 가슴막을 형성 시킨다.

이것은 또한 폐 내부의 기관지 주위에 근막의

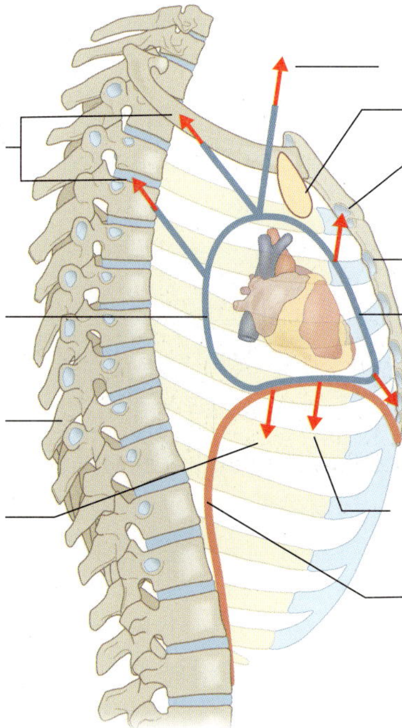

그림 6.2
심장과 심막의 지지 인대의 시상면 반데왈 모델(챕터 3 참조), 이러한 특징들은 단지 국소적인 것이고, 전체적으로 볼 때 인대는 매우 복잡한 힘으로 작용할 것이다.
Stecco L, Stecco C의 내부 기능장애를 위한 Fascial Manipulation으로부터 허락을 얻어 재현(2013) 파도바, 이탈리아 : Piccin Nuova Libraria S.p.A.

피막을 포함하는데(그림 6.3), 폐를 제거하고 평평하게 펼치면, 평균적으로 테니스 코트의 표면을 덮을 수 있을 정도이다.

폐와 가슴막 사이에는 종격막(mediastinum)이 있다. 앞쪽에서는 심장을 둘러싸지만 뒤쪽에서는 대동맥, 식도, 기관이 들어있는 결합 조직이 있다. 한편, 종격막의 중간 부위에는 심장 근육에 가장 중요한 근육바깥막(epimysium)인 심막(pericardium)이 위치한다.

근막 기관으로서의 심장
(The heart as a fascial organ)

우리는 심장이 펌프라고 배운다. 혈액 펌프는 생명에 필수적인 부분이다. 그것은 우리가 건강을 측정하기 위해 혈액의 유입과 유출을 추적 할 수 있는 펌프이다. 우리는 심장이 하나의 근육이라는 것을 잊어 버리고 그것을 장기처럼 다루기 시작하지만, 심장은 하나의 근육이다. 이것은 심장이 세포바깥바탕질(ECM)을 가지고 있음을 의미한다. 심장 세포바깥바탕질(ECM)의 주요 구성 요소는 콜라겐 Type I 및 III 이다. 과밀한 심장 콜라겐 섬유는 심근 경직뿐만 아니라 이완기 및 수축기 기능 장애와 관련이 있다(Diez 등. 2002).

심장 근육 조직은 심근이라고 하는데 심근에 가장 풍부한 세포는 섬유아세포이다. 심장 섬유아세포는 근막에 있는 섬유아세포가 수행할 것이라 예상되는 모든 기능을 수행한다.

그리고 심장이 극심한 압박을 받을 때, 섬유

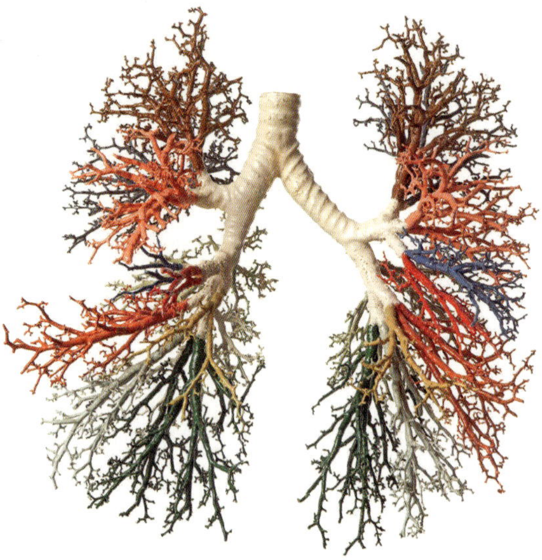

그림 6.3
인간의 기관지 구조 -폐의 근막.
영국 Dorling Kindersley 출판사 과학 그림서적.

아세포는 상피질-망상피질 전환(epithelial-mesenchymal transition; EMT)을 통해 전환성장인자(Transforming Growth Factor beta 1,TGF-β1)와 같은 기질 단백질을 생산하기 위한 큰 용적을 가지고 더 큰 수축력과 이동성을 가진 심근섬유아세포로 변형된다(Petrov 등. 2002). 세포바깥바탕질의 변환과 심장섬유아세포, 그리고 심장질환의 관계는 점차 더 많은 관심을 받게될 것이다(Fan 등. 2012).

줄기 세포를 이용한 치료법 또한 점점 증가하는 관심 분야이다. 심장이 손상되어 심장 이식을 할 수 없는 사람들에게 유일한 선택은 대개 약물 치료이다. 환자 자신의 줄기 세포를 심장에 주입해 그것이 어떻게든 치료에 영향을 미칠 수 있는지를 볼 수 있는 더 많은 실험적 선택이 있다(Mathur & Martin 2004). 이상하게도, 객관적인 실험은 일부 실험 대상자들이 줄기 세포 치료법을 사용하여 달성한 긍정적인 결과가 항상 개선된 측정값을 보여주지 않는다. 일부 연구자들은 데이터가 허위 진술되었으며(Nowbar 등. 2014), 심장 상태에 대한 줄기 세포 치료가 상업적 이유로 과장되고 있다고 우려하고 있다. 나우바(Nowbar) 등이 시행한 체계적인 검토결과, 전반적으로 긍정적인 결과를 보인 실험에서도 불일치가 가장 많았다. 현재 치료법은 유망하지만 논쟁의 여지가 있다.

줄기 세포가 긍정적인 결과를 보이는 놀랄만한 영역은 심장의 생성이다. 정확히 심장 전체이다. 현재 텍사스 심장 연구소(Texas Heart Institute)의 도리스 테일러(Doris Taylor)는 모든 세포를 제거하고 심낭을 그대로 남기는 '세포 세제'를 만들었다. 이것을 이용하여 심장의 모든 세포를 제거하고 심낭만 남긴 것을 부드럽게 표현하면 '유령심장'이라고 불린다(그림 6.4). 이것을 처음 적용하였을 때 쥐의 심장을 사용하였다. 쥐의 줄기 세포를 다시 유령심장에 주입 한 후, 8일이 지나자 정상적인 건강한 심장처럼 다시 기능을 발휘했다(Ott 등. 2008).

그 이후로 그것은 돼지와 인간의 심장에 반복되어 실험되었으며, 최종 목적은 이식을 위한 재생 심장을 제공하는 것으로, 장기들은 숙주의 세포물질이 주입되기 때문에 거부 반응을 더 잘 견딜 수 있다. 또한 피츠버그 대학이 동물 세포바깥바탕질(ECM)의 이식을 사용하여 손상된 인간 근육

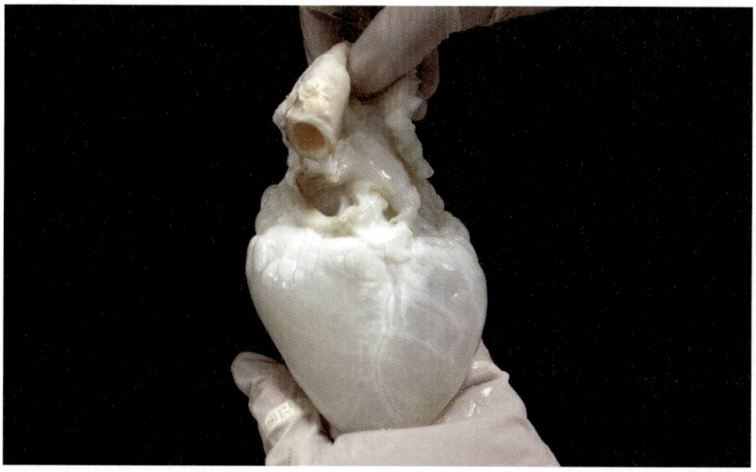

그림 6.4
이것이 그 '유령심장'이다. 심장의 모든 근육세포가 제거 되었다. 줄기세포가 이 섬유 매트릭스에 주입되어 새로운 심장으로 성장 되었다.
Dr. Doris A. Taylor, 휴스턴 텍사스 심장 연구소가 제공한 이미지.

을 재생하는 데 성공했다는 점에도 주목해야 한다(Valentin 등 2010).

마지막으로 1회 박출량 증가라고 하는 현상이 있다. 1회 박출량은 좌심실에서 박동당 혈액이 얼마나 펌핑되는지를 측정 한것이다. 1회 박출량의 증가는 운동선수들이 유산소 활동이 장기간 지속될때 관찰된다. 1회 박출량이 증가하는 동안 혈액량은 증가하지만 심장 박동수는 감소한다. 심장은 실제로 더 많은 혈액을 수용하기 위해 확장된다.

우리가 심장이 무엇인지에 대한 우리의 관점을 바꾼다면 아래의 설명이 무엇을 의미하는지 알수 있다. 독일 정골의사 군나르 스포어(Gunnar Spohr)는 심장이 '근막 기관(fascial organ)' 이라는 이론을 세웠다. 이 경우 심장을 이는곳이나 닿는곳이 명확하지 않은 근막처럼 봄으로써, 심장의 기능이 단순한 기계적 모델에서 좀 더 운동적이고 생물학적인 모델로 옮겨 가게 된다. 이는 우리가 심장 박동으로 생각하는 것이 실제로는 탄성 반동의 내재적인 근막 특성일지도 모른다는 것을 암시한다. 이러한 구조는 펌프보다 더 많은 기능을 한다(3장 참조).

중간으로 돌아가서 (Back to the middle)

투어는 아직 끝나지 않았다. 가슴막과 종격막은 가로막 상부에 있다. 내부 근막의 경우 식도를 타고 내려가 복강으로 들어가서 벽쪽 배막을 만들고, 장기 사이의 근육 내막과 신체의 복부 벽을 뒤덮는다. 소장을 둘러싸고 있는 벽쪽 배막의 이중 주머니인 장간막이 이제 기관으로 재분류 되었다는 사실에 주목할 필요가 있다(Coffey & O'Leary 2016).

벽쪽 배막도 신경, 혈관, 림프의 도관(conduit) 역할을 한다. 간은 모든 림프의 25~50%를 생산하며 광범위한 콜라겐 네트워크를 가지고 있다(그림 6.5). 최근 연구결과에 따르면 콜라겐은 골격구

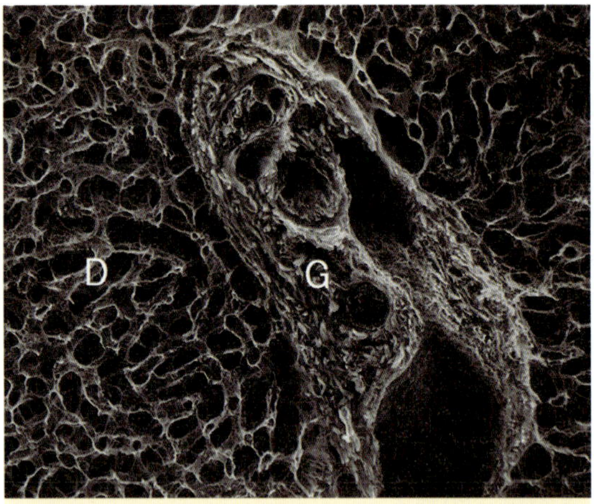

그림 6.5
간의 콜라겐 네트워크는 근육의 근주위막과 근육속막 네트워크와 놀라운 유사성을 갖는다(그림 3.13 참조). G 영역은 Glisson's 캡슐 -간문맥, 간 동맥, 담관을 위한 근막 덮개. D 영역은 간의 동모양혈관을 위한 개별 콜라겐 시트를 보여준다.
Ohtani & Ohtani 2008의 허락을 받아 재현됨.

조를 제공함과 동시에 간에서의 체액 흐름을 위한 경로를 만들어 낸다고 한다(Ohtani & Ohtani 2008).

복강 근막이라고 불리는 신장 주위 근막은 두꺼운 지방 패드를 형성한다(Gerota's Fascia라고도 함). 그리고 신장은 허리근 반대방향의 맨위에 위치하고 있다. 한편, 복강 근막은 방광과 성기를 포함한 골반 가로막과 항문올림근에서의 말단을 포함한 골반 근막으로 이어진다.

생각하는 내장 (The thinking bowel)

우리가 심장을 텐세그리티 구조(Tensegrity Structure)로 본다면 장을 감각기관으로 보는 것은 같은 논리이다. 내장을 감싸고 있는 신경 조직의 네트워크는 매우 광범위하여 어떤 사람들은 내장을 두번째 뇌라고 생각하기도 한다. 소화관을 처음부터 끝까지 일렬로 늘려 놓으면 장내 신경계에는 1억개의 신경 세포가 있다. 그것은 척추와 말초 신경계보다 더 많은 뉴런을 가지며, 장 내에는 교질세포(Glia cells)로 존재한다(Coelho-Aguiare-tal 2015). 두뇌로부터 독립적으로 기능할수 있는 '장 뇌(gut brain)' 또한 두뇌와 동일한 수의 신경전달물질을 생산한다. 중국 의학에서 복부는 흔히 '마음의 궁전'을 뜻하는 센추(Shen Ch'ue)라고 불린다.

마음의 궁전은 바이런 로빈슨(Byron Robinson, MD)이 처음으로 제시했다. 그의 책 "자율 내장 신경절과 복부와 골반 뇌(Abdominal and Pelvic Brain with Automatic Visceral Ganglia)"는 1907년에 처음 출판되었고 장에 있는 분리된 뇌의 신경을 정확하게 묘사했다. 이 책은 점차 잊혀졌지만, 로빈슨의 관찰은 1921년 처음 출판 된 요하네스 랭리(Johannis Langley)의 획기적인 작품 자율신경계(Autonomic Nervous System, 1921년에 처음 출판됨)에서 내용이 보강되었다.

랭리는 '장 신경계'라는 용어를 사용하고 자율신경계를 크게 교감 신경, 부교감 신경 및 장 신경계 체계의 세 부분으로 분류했다. 첫번째 두가지 분류는 모든 의대 학생, 치료사 그리고 의사들에게 알려져 있지만, 장 신경계 체계는 마이클 게르손(Michael Gershon, MD)의 끈질긴 노력끝에, 소화기 질환 치료에 있어서 장 내에 존재하는 신경

시스템의 중요성을 밝혀 냈다.

두 번째 뇌, 장뇌(gut brain)은 매우 복잡하여 우리가 실제로 인지적으로 추론하는 것은 어려워 보인다. 많은 과학자들은 결장(colon)을 통해 물질을 내려 보내고, 외부로 배출하기 위한 이런 복잡한 과정을 개발할 수 없다고 생각한다. 철학적, 과학적으로 장뇌(gut brain)를 두뇌가 하지 않은 방식으로 추론하고 경험하기를 제안한다. 그리고 우리가 이성에 의존하고 있음에도 불구하고, 현실에서 장뇌에 대한 관점은, 이성을 개입시키지 않을지라도, 동등한 타당성을 지니고 있다. 정신과 신체사이의 감각에 있어서 당신은 그 사이에 나타나는 것을 추론 할 수 없다. 장과 관련된 비유가 시간이 지남에 따라 계속 만들어지는 것을 감안하면(예를 들면, 장의 느낌, 장에서 오는 느낌, 창자의 움직임 등) 이러한 실제 생리학적 비유를 발견하는 것은 놀라운 일이 아니다. 장 신경계 체계가 우리의 몸과 인지적인 과정에 얼마나 많은 영향을 미치는지는 좀더 밝혀져야 한다.

References

A L et al.(2015) The enteric glia: Identity and functions. Glia. June; 63(6) 921–935.

Coffey J C and O'Leary D P(2016) The mesentery: Structure, function, and role in disease. The Lancet Gastroenterology & Hepatology. November; 1(3) 238–247.

Diez J, Querejeta R, López B et al.(2002) Losartandependent regression of myocardial fibrosis is associated with reduction of left ventricular chamber stiffness in hypertensive patients. Circulation. May; 105(21) 2512–2517.

Fan D, Talawale A, Lee J and Kassiri Z(2012) Cardiac fibroblasts, fibrosis and extracellular matrix remodeling in heart disease. Fibrogenesis Tissue Repair. September; 5(1) 15.

Mathur A and Martin J F(2004) Stem cells and repair of the heart. Lancet. July; 364(9429) 183–192.

Nowbar A N, Mielewczik M, Karavassilis M et al. (2014) Discrepancies in autologous bone marrow stem cell trials and enhancement of ejection fraction (DAMASCENE): Weighted regression and metaanalysis. BMJ. April; 348: g2688.

Ohtani O and Ohtani Y(2008) Lymph circulation in the liver. The Anatomical Record. June; 291(6) 643–652.

Ott H C, Matthiesen T S, Goh S-K et al.(2008) Perfusion-decellularized matrix: Using nature's platform to engineer a bioartificial heart. Nature Medicine. January; 14, 213–221.

Petrov V V, Fagard R H and Lijnen P J(2002) Stimulation of collagen production by transforming growth factor-beta1 during differentiation of cardiac fibroblasts to myofibroblasts. Hypertension. February; 39(2) 258–263.

Stecco L and Stecco C(2013) Fascial Manipulation for Internal Dysfunctions. Padova, Italy: Piccin Nuova Libraria S.p.A.

Valentin J E, Turner N J, Gilbert T W and Badylak S F(2012) Functional skeletal muscle formation with a biologic scaffold. Biomaterials. October; 31(29) 7475–7484.

Further reading

Barral J-P(2007) Visceral Manipulation II(Revised

Edition). Seattle, Washington: Eastland Press.

Barral J-P(1991) The Thorax. Seattle, Washington: Eastland Press.

Barral J-P and Mercier P(2006) Visceral Manipulation (Revised Edition). Seattle, Washington: Eastland Press.

BBC Productions(2010–2011) Horizon: How to mend a broken heart. Documentary.

Chila A(exec. ed.)(2011) Foundations of Osteopathic Medicine. Baltimore & Philadelphia: Lippincott Williams & Wilkins.

Fountain H(2012) Human muscle, regrown on animal scaffolding. The New York Times, September 16, 2012.

Gershon M D(1998) The Second Brain: The Scientific Basis of Gut Instinct and a Groundbreaking New Understanding of Nervous Disorders of the Stomach and Intestine. New York, NY: HarperCollins.

Langley J N(2017) The Autonomic Nervous System, Vol. 1, Classic Reprint Series. London, UK: Forgotten Books.

Marchand P(1951) The anatomy and applied anatomy of the mediastinal fascia. Thorax. December; 6(4) 359–370.

Robinson B(2017) The Abdominal and Pelvic Brain with Automatic Visceral Ganglia, Classic Reprint Series. London, UK: Forgotten Books.

Shepherd P(2012) New Self, New World: Recovering Our Senses in the Twenty-First Century. Berkeley, California: North Atlantic Books.

근막의 조건과 진단

(Diagnosing fascial conditions)

7 장

Chapter 7

'기능을 이해하고 싶다면 구조를 연구해라'

– 프랜시스 크릭(Francis Crick)

서문 (Introduction)

때는 독일의 라이프치히(Leipzig)에서 2년에 한 번 열리는 하계 근막학교(Fascia Summer School)에 다니엘 클로드 마틴(Daniele-Claude Martin)의 유능한 가르침 아래 있을 때 였다.

우리는 긴장통합구조(tensegrity structures)를 만들기 위해 나무와 고무밴드를 사용하였다. 긴장통합구조를 만드는 것이 힘들지는 않았지만 약간 까다로운 작업이었다. 한 학생의 구조물이 연속으로 세 번, 네 번에 걸쳐 산산이 분해되었을 때, 앨리슨 슬레이터(Alison Slater, 호주 출신의 물리치료사)가 구조물 너머로 몸을 기울이고 쳐다 보면서 "내 생각에 너의 구조물은 긴장도에 있어서 장애가 있는 것 같아"라고 말했다.

사실 그것은 근막 문제의 전체는 아니지만 대부분의 근막문제를 설명 할 수 있다: 긴장결함장애(Tension Deficit Disorder, TDD).

근막은 역학적인 수요와 공급에 따라 반응하게 되는데, 필요로 하는 곳에 공급하기 위해 콜라겐을 방출하고 필요로 하지 않은 곳에는 콜라겐을 제거하기 위해 효소를 분비한다.

역학적으로 과도한 스트레스를 받거나, 염증이 생기거나, 또는 고정될 때(그림 1.10 참조), 근막에 유착과 섬유화가 형성될 수 있다(Langevin 2008).

근육 수축 시 통증이나 운동범위의 감소는 흔히 콜라겐 조직의 강직이나 힘의 전달에 있어서 또 다른 조직과 관련된다(Klingler 2012). 만성적으로 구심성 수축을 하는 근육들은 콜라겐의 밀도가 높아지고 자주 잠겨진 단축 상태를 나타낸다(Myers 2009). 이것들은 시간이 지남에 따라 눈에 띄게 비틀어진 자세를 만들면서 또 다른 비대칭이나, 보상작용으로 인하여 다른 부위에 잠겨진 단축이나, 잠겨진 신장을 초래할 수 있다.

다음 목록에 있는 것들은 꼭 근막의 문제로 나타나는 것이 아닐 수도 있지만 대부분은 근막의 기능장애로 나타나는 증상들이다.

- 국소부위 또는 전반적인 운동 범위 감소–이것은 관절 주변의 연부조직뿐만 아니라 관절까지도 포함한다.
- 침대에서 구르는 것, 셔츠를 입는 것, 등과 같이 단순한 움직임을 할 때 연부조직에 통증을 느끼는 경우.

- 운동 조절의 문제나 걷기, 신발 묶기 등과 같이 일상적인 활동에서 협응력이 결여됨.
- 유연성이 감소되거나, 탄력성이 감소된 관절이 억지로 관절의 각도를 취할 수 있다고 해서 연부조직이 충분히 유연하다는 것을 의미하지 않는다.
- 나쁜 자세 또는 신체의 보상작용 패턴 그리고 변형이 있다.
- 둔하게 느껴지는 통증 또는 계속해서 다시 나타나는 통증 –대부분 환자에게 많이 듣는 말은 '내가 A치료 또는 B치료를 받고는 그날 몸이 좋았지만, 그러나 다시 아파졌다.'
- 고유수용성감각과 신체 내부감각의 감소– 이것은 종종 인식이 서투른 것처럼 나타나며 신체의 느낌과 주관적 식별력이 감소된다.

그러면 우리는 어떻게 근막의 기능장애를 분별하고 정확하게 진단할 것인가?

알다시피 치료기술은 이러한 일들을 더 쉽게 만든다. 하지만, 우선 가장 오래 사용되었던 방법들을 먼저 검토해 볼 것이다.

첫번째로 자세평가가 있고 그 다음 의학적인 면에서는 병리해부학적 분석이 있다.

근막과 종양

여전히 초기단계에 있긴 하지만, 근막과 암 사이의 관계를 연구한 발표가 늘어나고 있다(Langevin 등. 2016). 전통적인 암 연구는 암세포의 종양 변화를 막는데 초점을 맞추었지만, 최근에는 종양의 미세환경(세포수준의 환경)에 초점을 맞추기 시작했는데, 그곳은 바로 근막이 연결되는 곳이다.

이러한 제안은 1세기 전에 처음으로 발표되었으며(Mueller & Fusenig 2004), 문헌에서는 간질(근막 미세환경)로 언급되었지만, 그 핵심요소는 조직경화와 염증과의 관계에 있다. 두 요소가 실제로 종양성장을 증가시킬수 있는 신생물 변종(변이)(Albini & Sporn 2007, Whiteside 2008)을 만들 수 있는 것으로 보인다. 암 환자의 증상과 그들의 삶의 질을 향상 시키기 위해 신체 기반의 통합 요법(예 : 마사지, 요가 및 침술)이 사용되고 있는데, 이러한 요법이 암 환자의 수명을 연장시키는데 도움이 될 수 있다는 일반적인 견해도 있다.

지금까지의 연구로는 결정적인 증거가 되기는 어렵다. 세포바깥바탕질의 경직 그 자체로 종양 증식을 일으킬 수 있다는 것이 아직은 입증되지 않았기 때문이다. 그리고 종양은 때로는 경직된 부분으로부터 멀리 떨어져 있기도 하고 경직된 부분에 가까이 위치하기도 하는 것으로 보여진다(Spill 등. 2016).

그러나 2015년 11월 하버드 의과 대학(Harvard School of Medicine)이 침술, 종양학 및 근막(Fascia)에 대한 최초의 공동 학술회의를 개최하면서 이것이 충분히 흥미로운 상관관계가 있음을 보여주었다. 이 회의에는 또한 근막 도수 기법에 대한 연구도 포함되었다. 모든 프리젠테이션은 비디오로 제공되었으며 온라인에서 무료로 볼 수 있다(Osher Center 2015).

두 가지 내용은 확실하다. 하나는 종양학이 암 치료에 있어서 물리치료를 고려해야 한다는 것이며, 두 번째는 암치료에 보다 효과적으로 접근하기 위해선 신체의 분자 메커니즘을 이해하기 위한 더 많은 연구가 필요하다는 것이다.

병리해부학적 분석 (Pathoanatomical analysis)

병리해부학적 분석(Pathoanatomical analysis, PAA)은 전체적인 자세를 평가하는데, 다른 말로 '몸을 읽는 것(body reading)'이라고 한다. 병리해부학적 분석의 본질은 환자에게 나타나는 증상과 관련하여 구조적인 비대칭을 찾기 위해 몸에서 뼈의 랜드마크를 이용하여 분석하는 것이다. 흔히 신체에서 랜드마크의 불일치는 눈에 띄게 자세의 틀어짐이 만들어질 정도로 근막이 충분히 치밀해졌다 라는 신뢰성 있는 기준점을 제공한다. 이러한 뒤틀림은 주로 특정 근육이나 근육그룹을 효율적으로 사용할 수 없게 만들고 중력중심의 불균형과 압력의 패턴을 인식하지 못하도록 한다. 다시 말하면, 이러한 패턴은 그들이 어디에서 무엇을 느끼는지에 대한 이유를 이해시킬 수 있는 가설로 쉽게 환자와 이야기 할 수 있어야 한다.

이러한 방식으로 인간의 구조를 정확하게 관찰하는 것을 배우게 되면, 증상적인 기반과 더불어 해부학적 사고방식으로 인체를 이해하면서 놓치게 될 수 있는 것을 놓치지 않고 더 효과적인 치료계획을 세울 수 있다. 이 장의 뒷부분에 예제가 있는데 그것을 보기에 앞서 먼저 용어를 정의하는 것이 유용할 것이다.

나는 자세패턴을 설명하는 많은 명명법을 보았지만 토마스 마이어스(Thomas Myers 2009)의 기본적인 용어를 빌려 사용할 것이다. 그것은 단순하고 간단한 언어들을 사용하였기에 환자가 보다 쉽게 이해할 수 있다는 장점이 있다. 병리해부학적 분석에서 네가지의 특이한 비틀림을 찾는다: 이동(Shifts) 경사(tilts), 굽힘(bends), 회전(rotations).

이동 (Shift)

이동이란 한 구조물이 다른 구조물에 대해 수평으로 변위되어 있는 것을 말한다. 그림 7.1은 골반을 기준으로 가슴우리의 오른쪽 변위를 정면에서 본 것이다. 또한 이동은 그림 7.2에서와 같이 시상면에서도 일어난다. 이것은 골반에 대해 가슴우리가 후방이동 된 것을 설명한다.

경사 (Tilt)

기울기는 수평 또는 수직에서 벗어난 경사 변위이다. 즉, 신체 부위 또는 뼈의 한 쪽이 더 높은 것이다. 경사는 기울어진 방향에 의해 더 자세하게 나타난다. 그림 7.3은 골반에 대해 가슴우리의 오른쪽 기울임을 보여준다. 그림 7.4는 허리뼈 전만증에서 찾아 볼 수 있는 것 중 하나로 가슴우리에 대해 골반의 전방경사가 된 것을 보여준다.

굽힘 (Bend)

굽힘은 일련의 기울임이며 보통 곡선을 만든다. 척추 측만증과 같은 상태를 일련의 굽힘이라고 생각할 수 있으며 전반적인 굽힘은 척추에서 가장 흔하게 볼 수 있다. 그러나 측면 굽힘은 경골에서도 보여진다(그림 7.5). 이 그림은 깊은 부위 후방면 조직이 충분히 치밀하고 제한적이라는 것을 제안한다. 또한 매우 타이트한 앞정강근은 바나나모양 하퇴'(banana calf)'(그림 7.6)를 만들어 낼 수 있으며 증상이 있을 경우 정강이통증, 무릎통증, 또는 종아리 당김을 일으킬 수 있다.

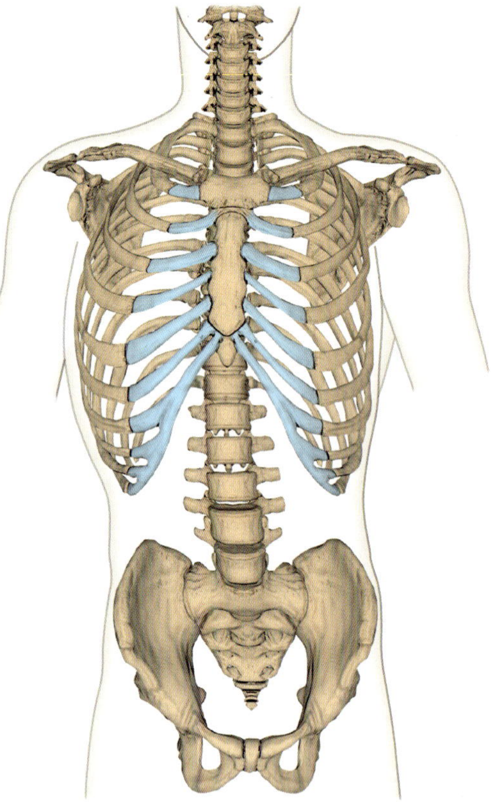

그림 7.1
골반에 대한 가슴우리의 우측 이동. 이와 같은 변위는 어깨뼈 부위를 불안정하게 할 뿐만 아니라 다리를 통하여 체중 분배를 변화시켜 발에서 골반까지 힘의 전달을 변화시킨다.

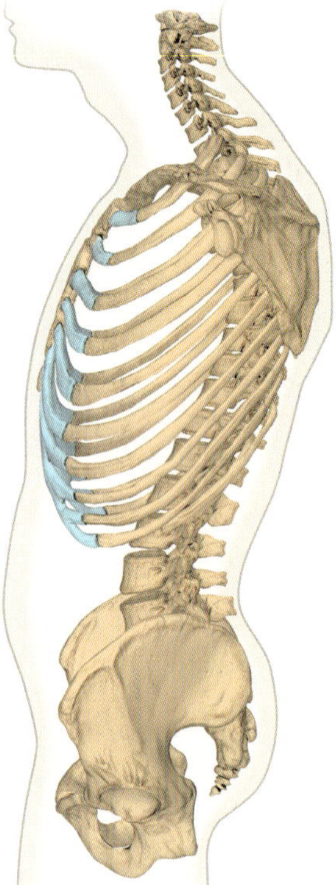

그림 7.2
시상면에서 갈비뼈는 골반에 대해 후방으로 이동했다. 이 비틀림은 요통이 있는 경우에 종종 나타나며, 신체 전면에서 얕은 호흡 또는 힘든 호흡을 호소하는 하는 경우가 많다.

회전 (Rotation)

회전은 횡단면 또는 수평면에서 발생하는 변위이다. 회전은 종종 뼈의 돌출부를 비교하여 감지 할 수 있다. 예를 들면, 하나의 봉우리돌기가 반대쪽 돌기보다 앞으로 나타나면 어깨뼈 부위에서 회전을 나타낼 수 있다. 같은 방법으로 위앞엉덩뼈가시 양측을 비교하여 엉덩이 부분의 회전을 측정할 때에도 마찬가지이다. 디지털시대의 흔한 예로 우리는 장시간 컴퓨터를 하거나 문자 메세지를 보내는 생활로 인해 위팔뼈와 어깨뼈가 내측회전되고 작은가슴 근육이 제한되어 있는 양상을 나타낸다.

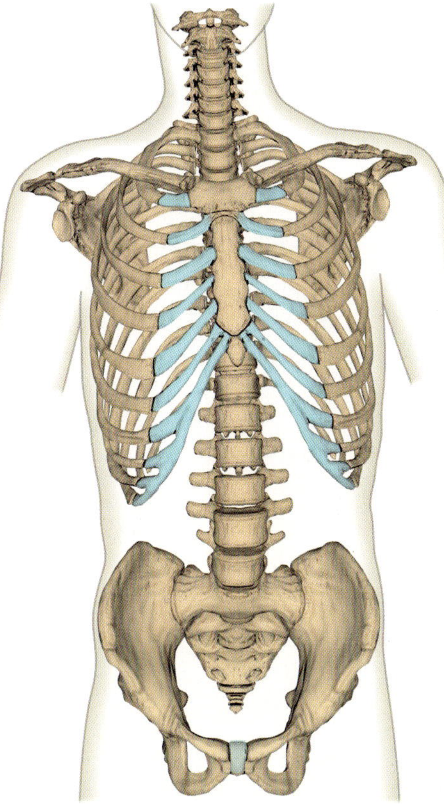

그림 7.3
골반을 기준으로 가슴우리가 오른쪽으로 기울어짐. 이와 같은 병리 현상은 요통과 기능적 다리 길이가 불일치되는 상태에서 종종 볼 수 있다.

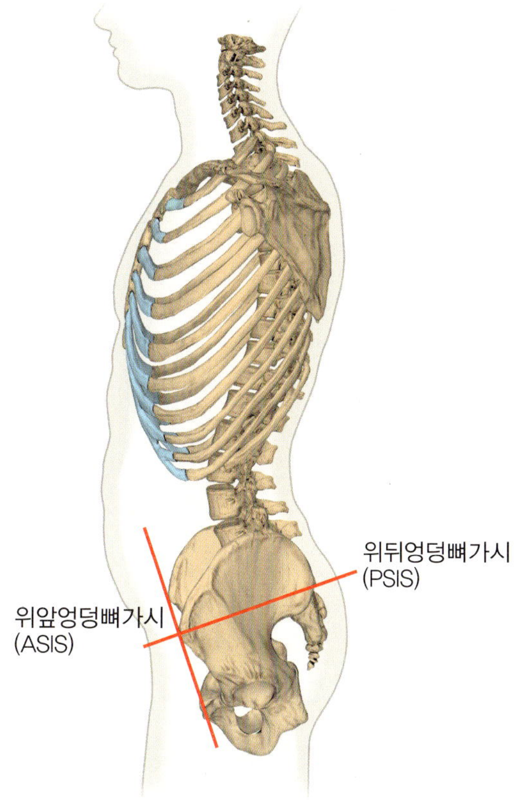

그림 7.4
골반의 전방 경사, 이것은 앞쪽에 있는 위앞엉덩뼈가시가 바닥을 바라보는 상태를 촉진하여 명확하게 확인 할 수 있다. 이 패턴은 허리 통증을 만드는 일반적인 형태이며 허리뼈전만증, 디스크 압박 및 협착의 경우에서도 마찬가지이다.

가벼운 이동, 경사, 굽힘, 회전이 복합화되면 몸 전체의 패턴이 매우 복잡해질 수 있지만 이는 효과적으로 치료할 수 있는 부위라는 것을 말한다. 하지만, 대개 이러한 환자들의 치료영역을 분석해보면 기능장애나 통증이 직접적인 영역에 근거했을 때 보다 명확하지 않게 나타난다.

사례 연구: 벤자민 (Case study: Benjamin)

약 1년 전 벤자민은 T8에서 T10까지의 영역에서 오른쪽 부위의 통증을 느끼기 시작했다. 그의 말로는 그의 척추와 갈비뼈쪽에 불편한 상태가 계속되었다고 하였다. 그는 교정을 위해 카이로프랙터에게 갔다. 그리고 그는 또한 자신의 코어를

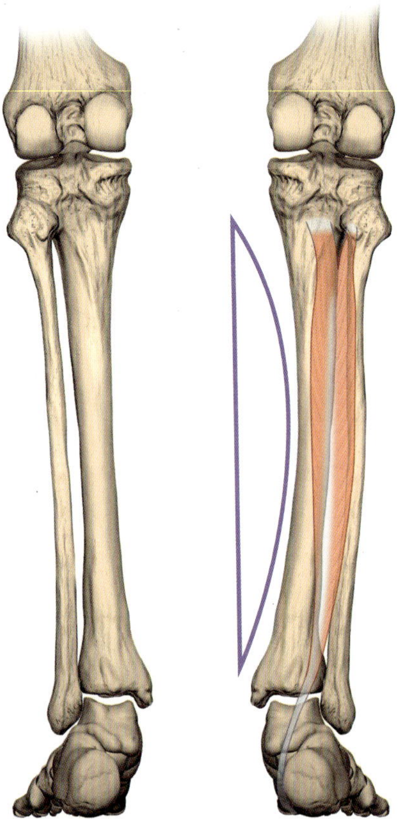

그림 7.5
시간이 지남에 따라 만성적으로 긴장된 뒤정강근으로 인해 종아리뼈와 정강뼈가 바깥으로 휘어지면서 각도가 작아질 수 있다.

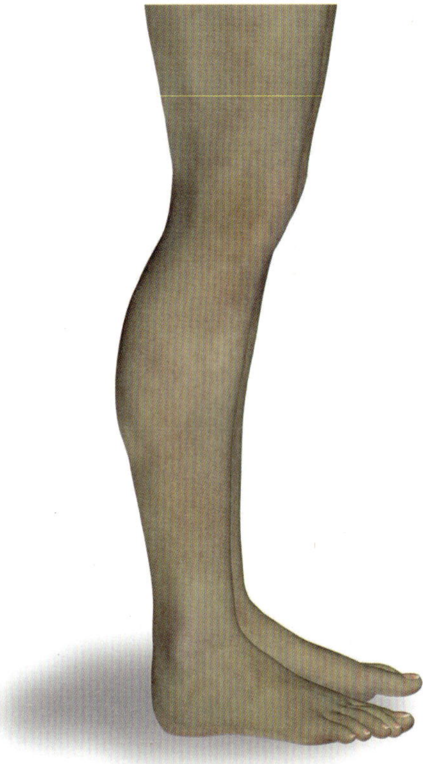

그림 7.6
만성적으로 짧아진 앞정강근으로 인한 '바나나모양 하퇴'는 장딴지근과 가자미근의 상호작용으로 바나나 모양으로 휘어지는 효과를 만든다. 이 패턴은 종종 정강이통, 무릎 변형 및 발바닥 근막염을 수반시킨다.

강화하기 위해 물리치료사에게도 치료를 받았다. 이러한 치료가 통증관리에는 도움이 되었지만 만족스럽게 해결되지는 않았다. 그는 나와 치료를 시작할 때 그 치료들을 이미 1년 동안 받고 있었다.

벤자민에게 있어서 가장 안좋은 활동은 앉는 것이었는데 그는 데이터 처리작업을 하는 사무직원이었다. 그는 직장에서 사용하는 의자를 무릎을 구부려 앉을 수 있는 의자(kneeling chair)로 바꿨는데, 그것은 어느 정도 도움이 되었다. 그러나 오랜 시간 자동차 여행을 하거나 비행기를 타는 것은 여전히 통증으로 인해 불가능하였다. 장거리 여행에 대한 생각조차도 증상의 재발에 대한 가능성 때문에 여행에 대해 불안감을 느끼게 했다. 25세인 벤자민의 전반적인 모습은 마치 건강한 사람처럼 보였다.–하지만 그것은 겉모습일 뿐이다.

병리해부학적 분석을 하는 동안 나는 그의 골반이 완벽하게 수평이라는 것을 발견하고 기뻤다. 위앞엉덩뼈가시에서 위뒤엉덩뼈가시까지 시상면에서 수평라인이 그려졌다. 하지만, 그의 가슴우리는 오른쪽으로 기울어져 엉덩뼈에 더 가깝게 되어 있었다. 갈비뼈는 왼쪽으로 회전 되어 있었고 오른쪽 갈비모서리가 튀어나와 있는 것처럼 보였다. 그에 비해 왼쪽 갈비모서리는 오목하게 들어간 것처럼 보였다.

생체긴장통합(biotensegrity) 또는 근막의 관점에서 배곧은근, 배속빗근, 배바깥빗근, 허리네모근, 허리엉덩근, 가로막에 긴장 결핍 장애가 있었다. 이 모든 요소들이 8번째 가슴뼈에서 10번째 가슴뼈까지 갈비뼈를 과도하게 잡아 당겨 몸통 하부에 회전력을 가하는 역할을 하였다. 이것이 벤자민이 느끼는 고통의 기본적인 패턴이었다.

또한 그의 등뼈 중간과 하부는 복부회전으로 인해 당겨지는 방향에 따라 오른쪽으로 약간 구부러져 보였다. 그 굽힘은 골반이 수평을 유지하는 동안 오른쪽 다리에 통증을 발생시키지 않으면서 변형을 일으켰다. 아마도 균등하지 않은 중력중심 때문에 이것이 만들어졌을 것이다. 이것은 약간 낮은 내측아치와 함께 발꿈치뼈에 대한 목말뼈의 내측이동을 만들게 될 것이다(왼발과 비교하였을 때) 또한, 그의 엉덩이 근육(gluteals)과 심부 외회전 근육(deeper rotators)은 촉진시 과긴장되어 있었다.

다시 말하자면, 벤자민의 증상은 물리 치료와 카이로 프랙틱으로 관리 되고 있었다. 그러나 통증은 사라지지 않았으며 계속해서 그의 삶의 질에 중요한 영향을 끼쳤다. 지속적인 치료결과를 얻기 위해 치료계획은 몸에서 발생되는 이러한 모든 작용을 고려해야 한다.

어떻게 이러한 상태가 나타날수 있는가? 우리는 확실히 알 수 없었지만 이 경우에는 복부에 단서가 있었다. 그의 오른쪽 갈비뼈 가장자리 약간 아래에 2~3 cm 정도 되는 켈로이드 수술흉터가 있었다. 벤자민은 증상이 나타나기 1년전에 정형외과적 절제술을 받았다. 그는 처음에 이 사실을 언급하지 않았었다.

복부의 유착은 최상의 정형외과 수술에서도 자주 나타난다. 벤자민의 병리적 측면은 이 유착으로 시작되었다고 볼 수 있고 그 유착이 그의 몸을 통해 힘의 전달에 대한 변화를 주게 되었으며, 그의 평범한 일상생활에 끊임없이 압박을 더해갔다고 볼 수 있었다. 콜라겐의 반감기가 6개월이라는 것을 감안할 때, 증상이 나타나기까지는 약 1년이 걸릴 것이다. 우리가 정확하게 알 수는 없는 것이지만 이것이 합리적인 가설 일 것이다. 우리가 아는 것은 흉터조직에 근막 도수치료를 하는 것이 이런 유형의 환자에서 효과가 있었기 때문에 그를 위한 치료계획의 한 파트로 정하였다(Bove & Chappelle 2012)

촉진 (Palpation)

촉진은 접촉을 통하여 의학적 검사를 하는 기술이며, 이것은 고대 그리스의 히포크라테스 의사들에 의해 처음 공식적으로 권장되어 진단 도구로 쓰였다. 하지만 그 이후로는 잘 사용하지 않았는데, 그 이유는 과학의 발전을 통해 주로 과학적인 방법으로 진단하였고 촉진 기술은 구식의 방법으로 여겼다.

그럼에도 불구하고 많은 유용한 정보가 촉진을 통해 수집 될 수 있다. 수집할 수 있는 정보는 다음과 같다.

- 근육의 긴장도–약화 또는 긴장
- 관절가동범위(ROM) 그리고 관절 내 움직임 (joint play)
- 조직의 유연성 및 가동성
- 경화, 섬유증 그리고 근막 구조의 밀도
- 특정근육, 근육 그룹, 신체의 영역에서 동일한 두 부분의 상대적인 차이 비교
- 온감과 냉감의 차이 비교

감각에 집중하고 탐구적인 촉진과 함께 훌륭한 해부학적 지식을 겸비하는 것은 절대적으로 중요하다. 손 아래 구조를 시각화하는 능력이 좋을수록, 촉진은 더욱 더 정확 할 수 있다. 그 결합된 능력은 인체의 구조를 정확하게 구분할수 있는 접촉이라고 말할 수 있다.

접촉을 통해 감각을 느끼는 것은 손과 손가락에 있는 다양한 기계적감각 수용기(mechanoreceptors)들로부터 정보를 얻는 것이다. 각 손가락 끝에는 3,000개 이상의 감각수용기가 있고(Hancock 1995), 그중 일부는 반응이 빠른 파시니형태(paciniform)이며, 다른 것들은 느리며 낮은 역치를 갖는 기계감각 수용기(LTMs)라고 한다(McGlone 등. 2014)

정확한 평가를 위한 것 외에도 숙련된 치료사의 접촉은 환자에게 더 많은 이점을 준다. 그것은 환자가 느끼고 긍정할 수 있게 하는 것이다. 치료사의 손가락이나 손이 정확히 특정 부위에 접촉 되었을때 환자가 '바로 그 곳이 아파요!' 라고 보이는 반응을 결코 과소 평가해서는 안된다. 접촉에 의해 촉진된 영역이 실제 문제가 있는 곳일 수 있으며, 환자의 머릿속에서 인지하지 못하고 있는 부분일수도 있다. 이것이 작은 부분일지라도 치료를 하는 부분에 있어서 환자의 통증을 경감시켜주는 플라시보 효과가 일어날 수 있다. 그렇다면 당신은 어떻게 할 것인가?

촉진 기술 (Palpation technology)

통각계 (The algometer)

압력통각계(pressure algometer, 그림 7.7)는 압력과 통증에 대한 민감도를 측정하기 위한 저가의 기계 장치이다. 측정 깊이는 5~6 cm정도 까지 신뢰 할 수 있으며(Park 등. 2011), 통각계는 유발점(trigger points)치료 전 후의 측정을 위해 쉽게 사용될 수 있다. 측정 결과는 매우 신뢰할만한 것으로 나타났다(Aird 등. 2012).

마이오톤 프로 (The MyotonPRO)

고가의 정교한 장치(그림 7.8), 마이오톤 프로(Myotone Pro)는 급격히 진동하는 기계식 센서를 사용하여 강직성과 탄력성같은 조직 특성에 대한 수치를 데이터로 기록한다. 측정 결과는 매우 신

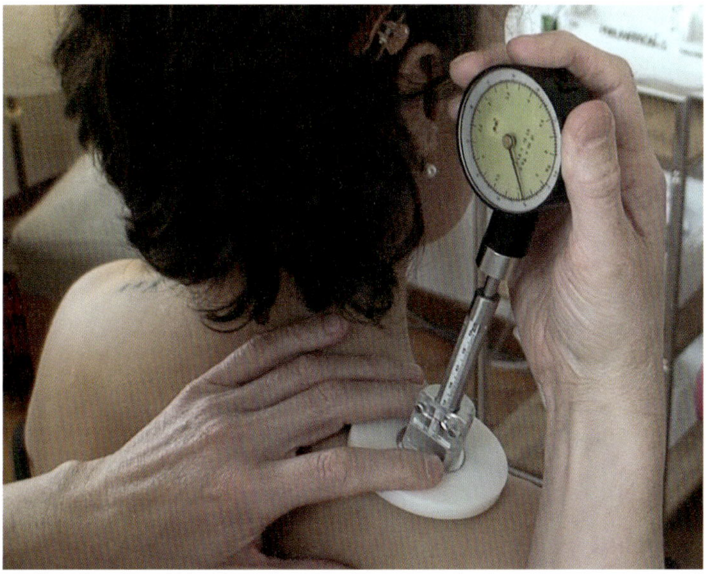

그림 7.7
근육측정을 압력통각계로 측정함.
크리스토퍼 고든(Christopher Gordon)의
허락을 통해 게시됨.

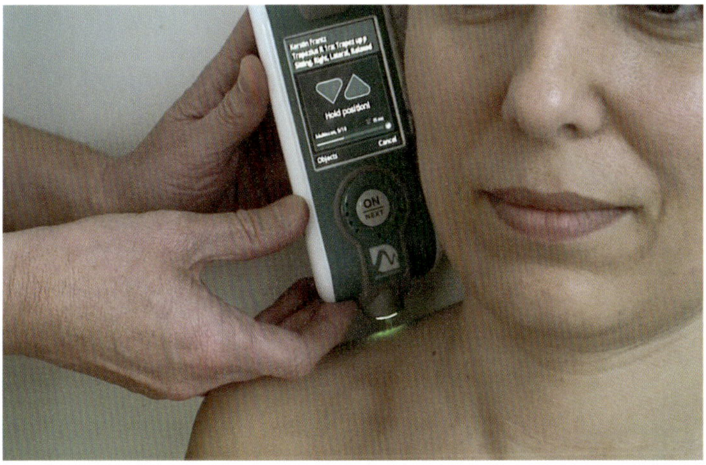

그림 7.8
근육측정을 MyotonPRO로 측정함.
크리스토퍼 고든(Christopher Gordon)의
허락을 통해 게시됨.

뢰할만한 것으로 나타났다(Aird 등. 2012). 기계 자체는 사용하기가 아주 쉽고 압력과 각도의 변화를 나타내기에 충분히 민감하며, 조작하는 사람의 잘못으로 인해 데이터 오류를 만들 가능성이 사실상 없다.

영상 기술 (Imaging technology)

초음파 (Ultrasound)

근막은 X-ray와 MRI에서 이미지가 나타나지 않지만 초음파에서는 관찰 할 수 있다. 우리들 대부분은 고주파를 사용하여 신체의 장기와 구조를 감지하고 측정할 수 있는 초음파에 익숙해야 할 것이다. 초음파는 표층 및 깊은근막을 시각화하고 정량화 할 수 있어 훌륭한 진단 장치가 된다. 예를 들어 등허리근막의 후면층에서 가장 표층인 부분이 건강한 사람들보다 요통이 있는 사람들에게서 25% 더 두꺼운 것을 초음파로 볼 수 있었다 (Langevin 등. 2011).

마찬가지로, 만성적인 목통증에 대한 또 다른 초음파 연구는 목갈비근과 목빗근 근막에 상당한 차이가 있는 것을 발견하였다(Stecco 등. 2014). 이부분은 앞으로 근막의 두께가 1.5 mm 이상 차이가 나타나는 것에 있어서 목부위 근막통증을 진단하는 기준이 되는 것으로 밝혀졌다.

초음파를 이용하면 각 근막층들을 비디오를 통해 실시간으로 볼 수 있다(그림 7.9). 같은 연구인 랑제방(Langevin, 2011)의 '전단변형(Shear strain)'에서 두 그룹이 두드러지게 다른 것을 볼 수 있다-요통 환자들에게서는 근막 층 각각의 미끄러지는 능력이 현저하게 다르게 나타났다. 유착이 있는 케이스에서는 다른 층끼리 서로 미끄러지지 않거나 들러 붙은것이 있었는데 이는 허리를 천천히 굽힘하고 신전하는 때에 상당히 두드러지게 나타났다. 흥미로운 것은 해당 부분에 치료를 적용한 후 동일한 초음파 검사를 하였더니 근막층에서 미끄러지는 기능의 향상을 측정 할 수 있었다.

이렇게 실시간으로 확인하는 기능으로 인해 일부 치료사들은 근막 손상 문제를 보다 잘 평가하고 환자의 근육 변화를 기록하기 위해 초음파를 사용하고 있다.

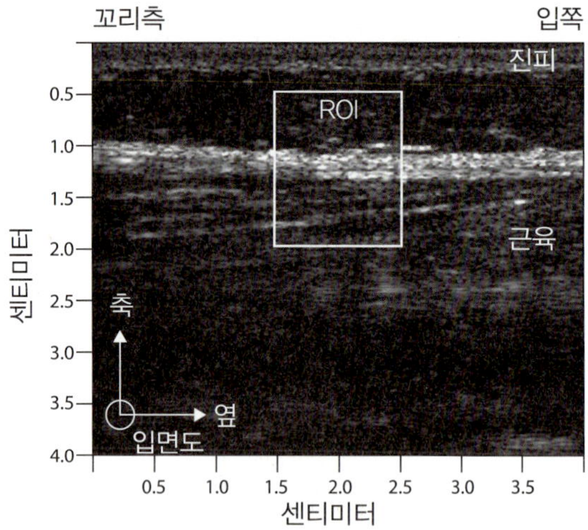

그림 7.9
조직 탄성에 대한 초음파 영상.
관심 영역(region of interest, ROI)의 중간에 있는 흰색 밴드는 근육바깥막(epimysium)과 일치한다.
근육조직 위 그리고 표층 근막 아래를 주목하라.
Langevin 등. BioMed Central 의 허가를 받아 복제.

지금 이 분야에서 새롭게 부상하고 있는 것이 초음파 탄성 검사(ultrasound elastography)이다 (Drakonaki 등. 2012). 초음파 탄성검사는 전통적인 초음파의 모든 장점을 가지고 있으며 또한 조직의 탄성(stiffness)을 측정하고 컬러 이미지를 생성하는 능력을 가지고 있다(그림 7.10). 울룸대학의 근막 연구 그룹(Fascia Research Group)은 이 기술을 사용하여 건강한 사람들의 많은 샘플을 가지고 탄성을 측정하고 데이터를 분석함으로써 근육 탄성의 정상 범위를 결정하는 야심찬 프로젝트에 착수했다.

현재 초음파와 초음파 탄성검사 장비는 대부분

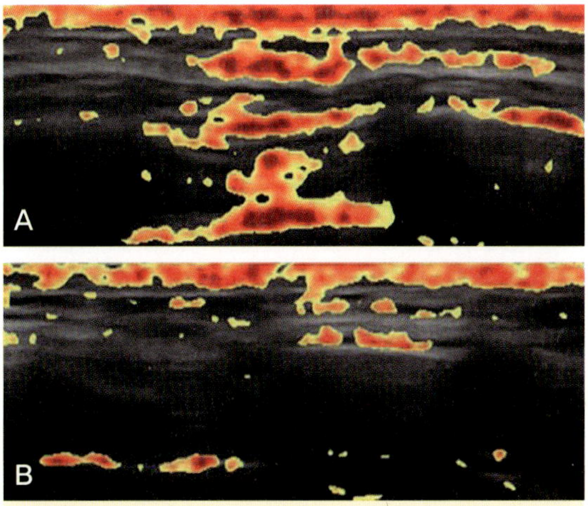

그림 7.10
조직의 뻣뻣함이 더 큰 부위는 초음파 탄성검사에서 빨간색으로 나타남. 최상층인 피부가 더 큰 뻣뻣함을 나타냄. 이 두 그림은 치료 전(A)과 치료 후(B) 등허리근막의 동일한 영역을 보여줌.
Wolfgang Bauermeister 박사의 허락을 받아서 게시함.

임상에 포진되었다. 이것은 두 기술이 모두 가격이 저렴해짐에 따라 변화하고 있는것이며 초음파 제조회사들은 임상시장에서 급성장하고 있는 부분에 대해 더 많이 인식하고 있다.

연구관점에서 볼 때, 이러한 측정기술의 발전은 근본적인 근막 병변을 파악하고 근막 도수치료의 효과를 더욱 좋게 만든다.

참, 그리고 벤자민은 상태가 매우 좋아졌다.

References

Aird L, Samuel D and Stokes M(2012) Quadriceps muscle tone, elasticity and stiffness in older males: Reliability and sy mmetry using the MyotonPRO. Arch Gerontol Geriatr. September–October; 55(2) e31–e39.

Albini A and Sporn M B(2007) The tumour microenvironment as a target for chemoprevention. Nat Rev Cancer. February; 7(2) 139–147.

Bove G M and Chapelle S L(2012) Visceral mobilization can lyse and prevent peritoneal adhesions in a rat model. J Bodywork Mov Ther. January; 16(1) 76–82.

Drakonaki E E, Allen G M and Wilson D J(2012) Ultrasound elastography for musculoskeletal applications. Br J Radiol. November; 85(1019) 1435–1445.

Hancock E(1995) A handy guide to touch. Johns Hopkins Magazine Electronic Edition. April. Available: http://pages.jh.edu/jhumag/495web/touch.html [May 7, 2017].

Klingler W(2012) Chapter 7.18 Temperature effects on fascia, in Schleip R, Findley T W, Chaitow L and Huijing P A(eds) Fascia: The Tensional Network of the Human Body. Churchill Livingstone, Elsevier, pp. 421–424.

Langevin H M(2008) Chapter 6 Potential role of fascia in chronic musculoskeletal pain, in Audette J F and Bailey A(eds) Integrative Pain Medicine. Humana Press, pp. 123–132.

Langevin H M, Fox J R, Koptiuch C et al.(2011) Reduced thoracolumbar shear strain in human chronic low back pain. BMC Musculoskeletal Disorders. September; 12, 203. Available: http://www.biomedcentral.com/1471-2474/12/203 [May 7, 2017].

Langevin H M, Keely P, Mao J et al.(2016) Connecting (T)issues: How research in fascia biology can impact integrative oncology. Cancer Res. November; 76(21) 6159–6162.

McGlone F, Wessberg J and Olausson H(2014) Discriminative and affective touch: Sensing and feeling.

Neuron. May; 82(4) 737–755.

Mueller M M and Fusenig N E(2004) Friends or foes – bipolar effects of the tumour stroma in cancer. Nat Rev Cancer. November; 4(11) 839–849.

Myburgh C, Larsen A H and Hartvigsen J(2008) A systematic critical review of manual palpation for identifying myofascial trigger points: Evidence and clinical significance. Arch Phys Med Rehabil. June; 89(6) 1169–1176.

Myers T W(2009) Anatomy Trains: Myofascial Meridians for Manual and Movement Therapists, 2nd edn. Churchill Livingstone, Elsevier, p. 21; p. 254.

Osher Center for Integrative Medicine(2015) Joint Conference on Acupuncture, Oncology and Fascia. Video presentations. Available: http://oshercenter.org/joint-conference-2015-video-presentations/ [May 18, 2017].

Park G, Kim C W, Park S B. et al.(2011) Reliability and usefulness of the pressure pain threshold measurement in patients with myofascial pain. Ann Rehabil Med. June; 35(3) 412–417.

Schleip R(ed.)(2015) Fascia in Sport and Movement. Edinburgh, UK: Handspring Publishing.

Spill F, Reynolds D S, Ka mm R D, Zaman M H(2016) Impact of the physical microenvironment on tumor progression and metastasis. Curr Opin Biotechnol. August; 40, 41–48.

Stecco A, Meneghini A, Stern R et al.(2014) Ultrasonography in myofascial neck pain: Randomized clinical trial for diagnosis and follow-up. Surg Radiol Anat. April; 36(3) 243–253.

Whiteside T L(2008) The tumor microenvironment and its role in promoting tumor growth. Oncogene. October; 27(45) 5904–5912.

Further reading

Ingber D E(2008) Can cancer be reversed by engineering the tumor microenvironment? Semin Cancer Biol. October; 18(5) 356–364.

근막-지향적 치료법
(Fascia-oriented therapies)

8 장
Chapter 8

도수치료 분야는 여러 학회들의 존재에 의해 매우 강력하게 좌우되었다. 이 학회들은 대개 매우 카리스마 있는 창립자를 중심으로 발전했다.
예를 들어 우리 학회에는 이다롤프(Ida P. Rolf)가 있었고, 정골의학에는 앤드류 테일러 스틸(Andrew Taylor still)이 있었다. 이 창시자들은 매우 심도있는 임상 경험을 가지고 있었으며 그들이 연구한 것을 기반으로 그들이 할 수 있는 가능한 최고의 방법으로 그 학문들을 설명하려고 애썼다.

– 로버트 슐라입(Robert Schleip, 2012)

아인슈타인에 대한 재미있는 이야기가 있는데, 확인할 방법이 없기 때문에 사실인지 아닌지 알 수는 없다. 그 내용은 다음과 같다. 아인슈타인은 강의를 하거나 인터뷰를 할 때 '당신은 확실하게 알고 있습니까?'라는 질문을 받으면 아인슈타인은 잠시 멈춰서 있다가 '무엇인가 움직이고있다' 라고 말하였다고 한다.

무엇이 움직이고 있는가?
(So, what is moving?)

오랜 시간동안 근막치료에서는 조직을 지속적으로 압박하면 열을 발생시켜 근막의 변화를 만드는 긍정적인 결과를 일으킨다고 믿어왔다. 다시 말하면, 치료사는 압력을 사용하면 근막이 녹을 때까지 손으로 열을 일으킬 수 있다라고 생각하였고 통증이 감소될 때 그렇게 이완이 만들어진다고 느꼈다. 그러나 그 이론이 정확하지 않다는 것이 제기되면서 열을 발생시켜서 근막을 녹인다라는 표현은 잘못되었다고 할 수 있다(Chaudry 등. 2008).

당신의 스타일에 주름을 만들어라.
(Put a crimp in your style)

우리가 확실하게 이해하고 있는 중요한 것은 근막은 양방향이고 건축학 측면으로 봤을 때 격자 구조이다. 나일론 양말의 날실과 씨실을 생각해보자, 이 나일론 양말은 신축성과 내구성을 모두 제공한다. 격자가 규칙적일수록 좋은 주름을 가진 콜라겐 섬유이다. 주름은 각 콜라겐 섬유의 물결 모양대로 압박과 당김이 발생함에 따라 압축과 신장을 허용하는 탄력성을 가진다(2장 참고). 건강한 양방향 격자 형성은 젊은 사람들의 움직임에서 찾을 수 있는데, 이는 보다 큰 탄력성과 신축성을 가진다. 우리가 나이가 들어가거나 정적인 시간을 많이 보내면서 탄력성을 잃는 것은 주름이 무질서하고 무작위로 형성되기 때문이다(그림 8.1).

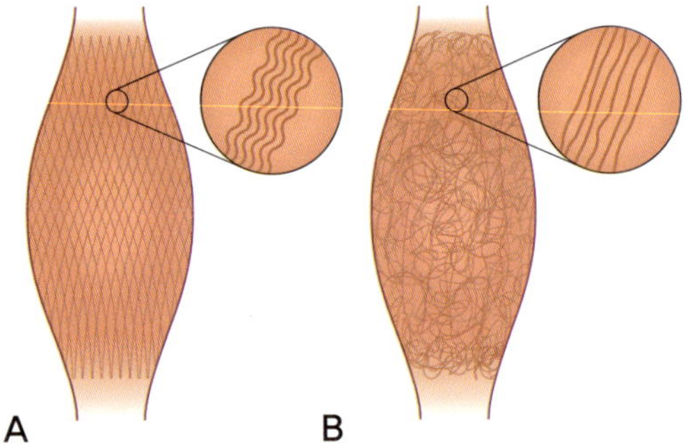

그림 8.1

콜라겐의 형태는 부하에 반응한다. 젊은 사람들의 근막에서 콜라겐 섬유는 보다 명확한 양방향(격자) 구조를 나타낸다. 또한, 각 콜라겐 섬유는 더 강한 주름을 형성하는 것으로 보인다. 동물 연구에
의해 입증 된 바와 같이, 적절한 운동의 적용은 주름의 형성을 증가시켜 구조의 변화를 유도 할 수 있다. 반면에 운동 부족은 다 방향 섬유 네트워크를 유도하고 주름 형성을 감소시키는 것으로 나타났다(B).
fascialnet.com의 허가를 받은 그림.

동물연구(Jarvinen 등, 2002)에서 부동성은 근막 조직에 교차결합을 촉진하며 본질적으로 그것들을 들러붙고 엉클어지게 만드는 것을 보여준다. 이 상태의 조직은 미끄러지는 능력을 상실한다. 운동을 통한 섬유아세포의 적절한 자극은 건강한 주름과 미끄러짐의 회복을 촉진할 수 있다고 생각한다(Müller & Schleip 2012). 나는 또한 우리의 도수치료 방법에서도 마찬가지라고 추측 한다.

큰범위에서 작은범위로: 세포 수준의 근막이완 (Macro to micro: Fascial release at the)

이전 챕터에서는 근막의 메커니즘과 그 기능에 대해 많은 것을 살펴보았는데, 근막이완(MFR)을 시도하는 흥미로운 실험 중에 하나는 세포단위의 수준에서 수행 되었다(Meltzer 외, 2010). 세포 골격을 구성하는 모노필라멘트(monofilaments), 중간필라멘트(intermediate filaments), 미세소관(microtubules)은 기계적인 힘으로 활성화되며 스트레스에 반응하였다. 멜저(Melzer)의 실험에서, 인간 섬유아세포의 활성 세포 배양조직을 진공 구동된 유연한 페트리 접시 장치를 사용하여 8시간의 반복운동변형(repetitive motion strain, RMS)을 적용하였다. 그런 다음 같은 장치를 60초(시간)의 지속기간 동안 단축 스트레칭으로 압력자극을(하중) 제공하여 근막이완과 비슷하게 되도록 재구성하였다.

반복운동변형에 적용된 섬유아세포는 신장된 라멜리포듐, 세포의 분산, 세포질 응축 그리고 세포에서 세포 접촉의 감소가 보였다. 가장 중요한 것은 스트레스를 받지 않은 또 다른 그룹 대조군과 비교했을 때 반복운동변형군에서 섬유아세포의 세포 사멸(apoptosis)이 30% 증가한 것이었다(그림 8.2).

60초의 근막이완을 받은 반복운동변형 섬유아세포는 스트레스를 받지 않은 대조군 보다 약간 아래수준으로 세포사멸이 감소될 뿐아니라 아니라, 대부분 다른 부정적인 요인들을 스트레스가 제공되기 전 수준으로 회복시켰다.

분명 뭔가 일어나고 있다. 우리는 아직 모든 것을 이해하지는 못했지만 분명히 보다 건강하고 활력이 있는 방향으로 좋아지는 것을 알 수 있다.

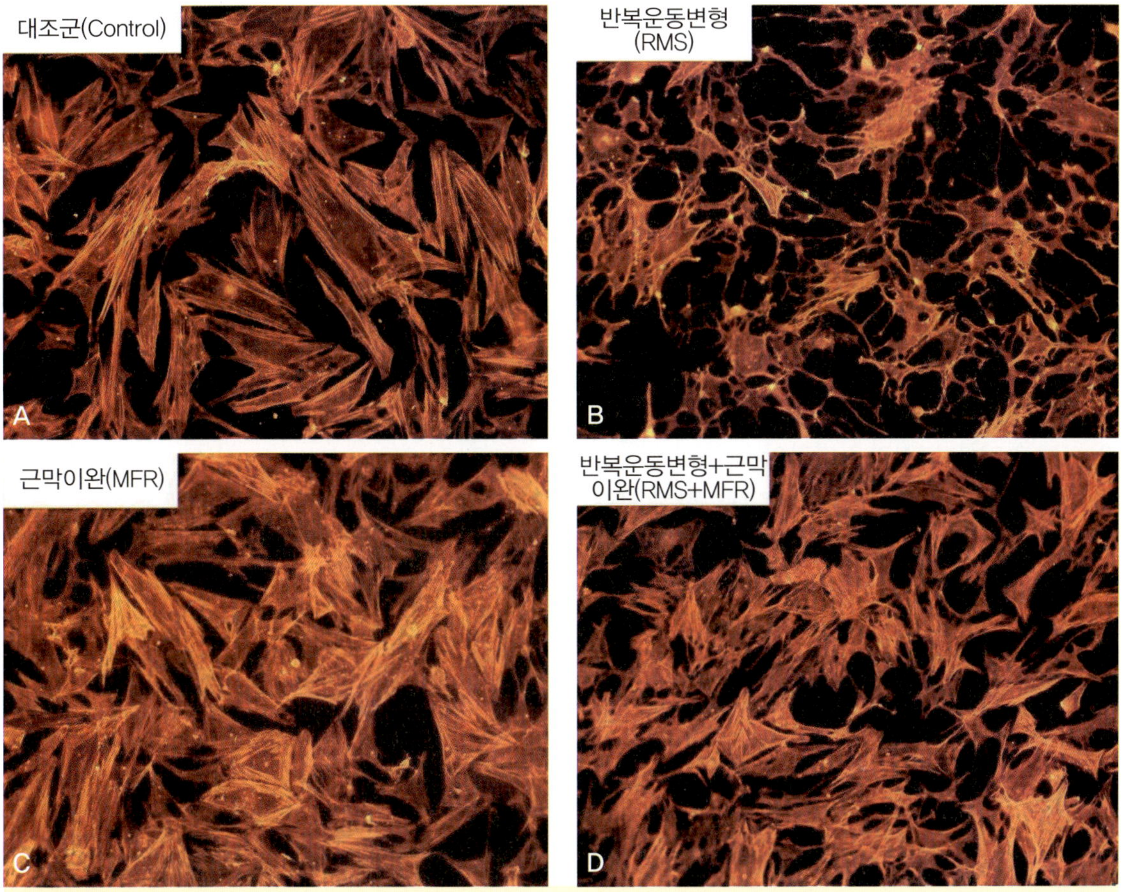

그림 8.2
세포수준에서 근막이완을 관찰하기 위해 실험한 결과이다.
(A) 대조군 그룹은 건강한 섬유아세포와 액틴구조가 보인다. (B) 반복운동변형이 적용된 그룹이다.
(C) 근막이완은 근막이완치료를 받은 건강한 그룹이다.(D) 반복운동변형+근막이완 이미지는 반복 운동변형과 근막이완이 모두 적용된 그룹이다.
Meltzer 등.의 승인을 받아 재구성되었음. 2010.

근막양상 (Fascia modalities)

다음은 치료사에게 친숙하게 알려진 근막과 관련된 여러 방면의 기초지식들이다. 이러한 모든 치료법이 근막에 긍정적인 영향을 미칠 수 있다고 일반적으로 받아 들여지지만, 여기에 포함하고 있는 것은 전부 임상실험을 하거나 근거에 입각하여 결론적으로 입증된 것은 아니다. 이것은 치료의 결과를 통해서 명성을 얻었기 때문에 포함하였다. 레온 체이토우(Leon Chaitow)의 말 : '효과에 대한 증명 부족이 효과가 부족하다는 증거는 아니다.'

침요법 (Acupuncture)

시작(Origins) : 고고학적 증거에 따르면, 침술은 신석기 시대로 거슬러 올라간다. 기원전 10,000~2,000 년 사이이며, 원래의 바늘은 석재로 만들어졌다(Deng & Cheng 1996). 여기에서, 우리의 연구 목적에 부합하기 위해서는 2001년 헬렌 랑제방(Helene Langevin)의 실험실로 상당한 시간을 거슬러 올라가야한다. 랑제방 교수는 오랫동안 침술과 관련하여 'grasping'에 오랜 시간동안 호기심을 느끼고 있었다. 이것은 사람의 몸 조직에 바늘을 넣는 의사의 손에서 느껴지는 생리학적 감각이다. 이것은 최근 2001년까지 생물학적 설명이 없었다(Langevin 등. 2001).

현미경으로 관찰 된 것은 느슨한 결합 조직이 침 주위를 감싸는 것이었다. 매번 바늘에 느슨한 결합조직이 포크 주변의 스파게티처럼 휘감겼다(Langevin 2013). 또한 이런 현상은 살아있는 조직에서만 일어난다(Langevin 등. 2004). 이것은 기계적 에너지 변환(물리적인 힘이 화학적 변화를 일으키는 것)의 활성화를 일으키고 섬유아세포 주변의 모양에 영향을 주는 정밀한 조직 신장의 한 종류이다(Langevin 등. 2011).

방법(Methods) : 침술을 할 때 인간의 머리카락 폭 크기의 아주 미세한 바늘이 피부에 삽입된다. 침의 삽입은 무작위로 하는 것이 아니다: 몸에 경선이라고 불리는 경혈점이 몸의 특정 20개 라인을 따라 포인트가 존재한다. 경선은 중국의 전통의학에서 Qi의 운송장치이며 '치'(ch)라고 발음한다. Qi는 인체의 필수 에너지이다. Qi는 조직과 기관의 기능적 활동을 통해 생명의 모든 것을 유지한다.

경선자체는 근막과 깊은 연관성이 있는 것으로 보이며, 그것들은 근막면을 따라 위치 하는 것으로 보인다. 팔에 있는 혈점의 80% 이상이 근막면을 따라 위치하고있다(Langevin & Yandow 2002).

치료(In practice) : 침술 치료는 주로 목적이 자가면역, 전신계통 그리고 근골격계의 다양한 변화의 결과를 달성하는데 중점을 둔다. 침술 치료는 항암요법과 관련된 구토와 특발성 두통에 효과가 있는 것으로 나타났다(Ernst 2009). 손목의 맥박은 경선의 과잉과 결핍을 다양한 특성으로 나타내며 느껴지게 된다. 혀를 육안으로 검사하는 것 또한 흔하게 활용된다. 이 정보는 경선과 침술에서 자극될 포인트를 결정하기 위한 증상의 표시와 상관관계가 있다.

바늘 삽입시 환자는 바늘을 느끼지 못할 수도 있으며; 그들에게 찌르는 느낌이 잠깐 나타날 수도 있다. 그러나 그 감각은 금방 지나간다. 많은 사람들이 삽입 지점에서 따뜻하고 무거운 감각을 보고한다. 바늘은 15~30분 동안 넣은 상태로 있는다. 지속적인 결과를 얻기 위해 필요한 치료 횟수는 상태에 따라 다르다.

더 많은 정보 : International Academy of Medical Acupuncture, Inc. At: http:// iama.edu/ 국제 의학 침술 아카데미

근막피트니스 (Fascial Fitness®)

시작(Origins) : 근막피트니스(Fascial Fitness, FF)는 운동과 스포츠 세계에 근막 연구를 직접적으로 적용하는 방법으로 '연속된 움직임'을 가르치는 디보 뮬러(Divo Müller)와 로버트 슐라입간의 협

력으로 시작되었다(Schleip & Muller 2013). 예를 들어, 캥거루 힘줄의 높은 운동저장 능력과 높은 점프능력의 상관관계(Kram & Dawson 1988), 그리고 초음파 검사에서 인간의 아킬레스건과 관계된 널힘줄에서 비슷한 탄력조직의 용량이 보여지는 것 등이다(Sawicki 등. 2009). 근막피트니스의 목표는 전체 근막의 탄력성을 높이고 부상을 최소화하는 것이다.

방법(Methods) : 근막피트니스에는 네 가지 주요 구성 요소가 있다. 이것들은 탄력 반동, 근막 신장, 근막 이완 및 고유수용성감각 개선이다.

탄력반동(Elastic recoil) : 탄력 반동에는 적절한 예비 대항운동이 필요하다. 화살이 표적을 맞추기 위해 적당한 양의 긴장이 활시위에 필요한 것 처럼, 예비 대항 운동은 보다 높은 에너지 효율과 탄력을 위해 반대방향으로 예비적인 대항운동으로 작용하여 근막을 팽팽하게 한다. 그런 운동들은 주로 케틀 벨이나 율동적으로 튀어 오르는 동작 등에서 일어난다.

근막신장(Fascial stretch) : 근막 스트레칭은 흐름에 관여하며, 정적으로 하기보다는 몸 전체의 근막체인을 따라 신장시킨다. 여러 가지 면에서 신장은 동물이 본능적으로 하는 동작과 비슷하며, 애완동물을 키우는 사람들은 항상 이것을 볼 수 있을 것이다. 이런 자연스러운 신장은 기지개 펴기와 같은 것으로 알려져 있다(Bertolucci 2011).

근막이완(Fascial release) : 다른 점성을 가진 폼롤러(roller)와 매우 느린 움직임을 사용하는 근막이완은 굳은 근막조직을 다시 액체화(수화) 시키고 이완하기 위해 사용한다.

반대로, 빠른 롤링(rolling)은 운동 전 수행 능력을 향상시키고 고유수용성감각을 자극하는데 사용 될 수 있다.

고유수용성감각 개선(Proprioceptive refinement): 이것은 빠르거나 느린 모두의 미세한 움직임에서 유도된다. 때로는 가볍게 진행하기도 한다. 이것의 핵심 구성요소는 탐구적인 의식과 움직임에 대해 집중 하는 것이다.

치료(In practice) : 근막피트니스 훈련은 워밍업부터 시작해서 최대노력을 요구하는 단계까지 진행한 다음 부드러운 정리운동으로 이어지는 형태로 다른 여느 좋은 운동들과 같은 형태로 구성되어있다. 이러한 방식으로 근막을 자극하고 콜라겐 대사를 순환시키기 때문에(Kjaer 등. 2009, Magnusson 등. 2010), 너무 많은 근막 훈련은 역효과를 가져올 수 있다. 따라서 이 훈련은 일주일에 두 번만 하기를 권장한다. 그리고 FF의 운동 원리를 충분히 이해하게 되면 어떤 운동이나 스포츠 활동에도 적용할 수 있다.

더 많은 정보 : http://fascial-fitness.de/ en/ welcome-to-fascial-fitness/

근막 도수치료 (Fascial Manipulation®)

시작(Origins) : 근막도수치료(Fascial Manipulation® : FM)는 이탈리아의 물리치료사인 루이지 스테코(Luigi Stecco)에 의해 개발되었다. 운동조절 그리고 자세조절에서 근막의 역할은 충분히 고려되어야 하기 때문에 루이지의 자녀인 칼라(Carla)와 안토니오(Antonio)는 의사가 되어 아버지의 발자취를 따라 가족이 함께 근막 연구에 뛰어들었다. 그들은 근막의 해부학과 신경지배, 조직학을 세심히 연구한 덕분에 근막 과학 분야를 더욱 발전시켰다.

방법(Methods) : 근막도수치료(FM)는 몸을 14개의 기능적 부분으로 나누었다(그림 8.3). 각 기능적 부분은 6개의 근막단위(myofascial units, MFUs)에 의해 관리된다. 근막단위는 각 부분의 움직임을 제어하는 기능적 단위이다. 근막단위는 다음과 같이 이루어져 있다:

- 단관절과 다관절의 근섬유 운동단위
- 근섬유 수축시 일축성 움직임이 일어나는 관절
- 인대, 건, 관절, 관절주머니 그리고 연골을 연결시키는 근막섬유
- 수축에 관여하는 신경.

각각 근막단위는 다른 두 영역으로 또 나뉘어 분류된다. 첫 번째는 협응중심점(center of coordination, CC)이라고 하며 근막단위의 능동적 요소이다. 협응중심점은 근섬유가 수축 하였을 때 근육이 볼록해지는 곳으로 깊은근막층에 작은 위치로 존재한다. 근막단위의 수동적인 요소로 지각중심점(center of perception, CP)이라고 불리는 부분이 존재한다. 지각중심점은 수축 섬유로부터 견인력이 지각되는 부분으로 관절주머니, 인대 또는 건에서 찾을 수 있다. 지각중심점은 환자가 증상을 나타내는 위치와 거의 대부분 상관관계가 있다.

이 방법에서는 또한 자연스러운 움직임을 설명하기 위한 고유 명명법을 사용한다. 이것은 환자와 치료시행자 모두를 위해 간소화시킨 간단한 전문용어를 사용한다.

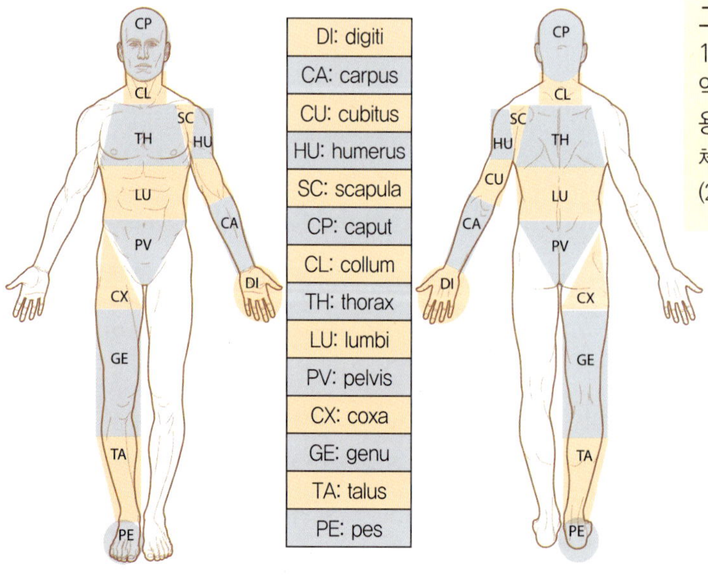

그림 8.3
14 개의 기능적인 부분은 라틴어 이름과 약어가 연합되어 Fascial Manipulation® 용어로 사용된다.
체이토우의 허가를 받아 그림이 제공되었다 (2014).

치료(In practice) : 평가는 증상의 이력을 표기하고, 손상의 후유증을 가장 잘 이해하기 위한 상세한 과거력을 청취하여 자료로 삼으며 증상을 나타내는 보상작용을 관찰하여 치료계획을 세우는데 활용한다. 그런 다음, 움직임과 촉진평가는 기능적인 분절의 움직임과 협응중심점이 병리적인지 결정하기 위해 사용되어진다.

교차섬유에 대한 심부마찰치료(deep crossfiber friction)는 밀도가 높은 협응중심점에 적용된다. 목표는 탄력성과 적절한 슬라이딩을 회복하기 위한 것이다(히알루론산의 국소적인 증가로 인한). 즉각적인 목표는 통증을 완화하는 것이고, 장기적인 목표는 가능한 적은 치료로 기능장애를 해결하는 것이다.

더 많은 정보 : http://www.fascial manipulation.com/

승리를 위한 근막신장 치료 (Stretch to Win® Fascial Stretch Therapy)

시작(Origins) : 승리를 위한 근막신장 치료(Stretch to Win® Fascial Stretch Therapy, FST)는 앤(Ann)과 크리스 프리드릭(Chris Frederick)이 공동으로 개발하였다. 앤의 운동학에 대한 교육은 어머니의 무용 스튜디오에서 4세부터 시작되었다. 전문 댄서이자 댄스강사인 앤은 1995년부터 미국의 애리조나 대학교(Arizona State University)에서 근막신장치료를 개발하기 시작했다. 1996년 그녀는 미국 남성 올림픽 레슬링 팀을 위해 근막신장치료를 창안했다.

세계적인 물리치료사이면서 전문 발레 댄서인 크리스는 1998년 앤과 함께 근막신장치료를 연구하기 시작하였고, 그는 그녀와 결혼하여 같이 근막에 대해 많은 연구를 하며 행복한 시간을 보냈다. 그들은 함께 근막신장치료를 오늘날의 정교한 신경근막치료와 움직임 재교육 시스템으로 진화시켰다.

방법(Methods) : 근막신장치료의 기본은 신장과 함께 관절주머니와 근막에 느린 진동자극과 지속적인 견인을 하며 여러면으로 움직임을 만드는 원회전을 포함한다. 종종 다리는 부드러운 여러 가지 스트랩으로 편안하게 고정시켜서 보다 정확하게 특정 관절이나 신경근막단위를 목표로 근막 스트레칭 효과를 증가시킨다. 'No pain, no pain'은 FMS의 구호인데, 긍정적인 효과는 힘이 아닌 세밀한 조절에 의해 만들어질 필요가 있다고 말한다.

이 방법에서 또 다른 포인트 중 하나는 신장 웨이브(Stretch wave)이다. 신장 웨이브 컨셉은 치료시행자가 환자에게 적절한 호흡과 함께 조절된 움직임에서 일련의 파동으로 스트레칭 하는 것을 이해하도록 돕는 것이다. 적절한 호흡은 근막신장치료에서 치료시행자와 환자 모두에게 중요하다.

치료(In practice) : 평가는 보통 병력과 객관적인 검사를 숫자로 표현하여 나타내며 동적촉진 및 정적촉진을 포함한다. 다른 척도로는 자세, 걸음걸이, 일상생활 관찰 및 다른 움직임 패턴들도 포함되나 이에 국한되지는 않는다. 간단히 말해서, 근막신장치료 시행자는 치료를 위해서 무엇을 단축시킬 것인지 또는 신장시킬 것인지 또는 안정화 시킬 것인지를 찾아야 한다. 근막신장치료 시간은 15분에서 120분까지 할 수 있다. 근막신장치료는 만성 통증과 기능적 문제를 해결 하는 것 뿐만 아니라 전문운동 선수의 경기력 향상을 위한 프로토콜로도 사용된다. 근막신장치료는 재활 치료에도 사용될 수 있으며 불균형을 교정하거나 운동선수의 활동에 부상을 방지하기 위해 사용할 수 있어서 환자의 요구에 맞게 프로그램을 조정할 수 있다.

더 많은 정보 : http://stretchtowin.com/

존 반스의 근막 이완 접근 (John F. Barnes 'Myofascial Release Approach®)

시작(Origins) : 존 반스(John Barnes)는 젊어서 물리치료사로 일하던 시절 역도 사고로 인해 허리 디스크에 여러 분절에 걸친 손상을 입었다. 그는 치료를 위해 허리뼈 융합 수술을 받았고 이후로 물리치료를 계속하였지만 치료의 효과가 없었다. 존은 매일 통증에 시달리며 직장과 집을 오가야 했다.

그에게 편안함을 주는 유일한 방법은 바닥에 누워 자신의 체중을 이용하여 통증을 느끼는 부위에 압력을 가하는 것이었다. 그는 몇 분 동안 지속된 압력을 유지하는 것이 고통을 덜어주며, 반복적인 압력을 통해 통증이 감소되는 시간이 길어지며, 그것의 누적 지속 시간이 길어지면 길어질수록 통증이 완화된다는 것을 발견하였다. 그는 자신이 이런 효과를 느끼기 시작하면서 그의 물리치료 환자들에게 같은 압력의 원리로 도수치료를 적용하는 방법을 개발하기 시작하였다.

방법(Methods) : 반스의 접근에는 구조적인 접근, 풀림을 유도, 반동을 만드는 법 등의 3가지 측면이 있다.

구조(Structural) : 구조적인 접근방법은 근막제한 부위에 적용하는 도수치료 방법으로 압박을 필요로 한다. 치료사는 손을 이용하여 근육 구성요소의 늘어남을 만들어 콜라겐 섬유의 제한된 장벽을 느낀다. 그런 다음 최소 3분에서 5분까지 치료 부위에 압력을 유지 시킨다. 신체의 더 깊은 부분에 존재하는 조직이 더 신장되도록 유도하고 이완을 더 촉진시키기 위해 종종 시간을 더 길게 적용하기도 한다.

풀림(Unwinding) : 풀림 또는 근막의 움직임 촉진은 중력의 영향을 제거하기 위해 신체의 영역 또는 사지를 완전히 받쳐주는 것이다. 이것은 종종 신체를 원래의 위치로 되돌려 주거나 또는 부상 중에 발생된 인장력 상태를 되돌린다. 근막의 풀림은 종종 자발적으로 발생한다. 치료사는 풀림이 멈출때 까지 저항이 가장 적은 경로를 따라 고유한 움직임에 맞추어 적용한다. 모든 생리학적 움직임이 중지되었을 때 이것을 닿는점(still point)이라고 부른다. 종종 닿는점에서 체성감정이완이 일어날 수 있다.

반동(rebounding) : 근막의 반동은 유체역학의 작용을 포함하는데 근막에 탄력반동 특성을 이용하여 근막에 진동을 유도하면 혼란과 혼동이 일어나는데 이것은 신경 시스템 요소에 재설정을 돕는다. 이 관점에서 볼 때 안구 운동 감각저하(Eye Movement Desensitization, EDMR) 치료와 유사하다고 말 할 수 있는데, 이것은 신경 시스템이 스

트레스 정보를 처리하여 변경시키는 방법으로 외상후 스트레스 장애(of post-traumatic stress disorder, PTSD)(Servan-Schreiber 2005)를 치료하는데 사용되어 왔다.

치료(In practice) : 이 치료는 항상 일련의 평가로 시작한다: 자세, 관절가동범위, 보행, 등. 치료계획은 일주일에 30~60분 정도 2회로 구성한다. 정기적인 평가는 각 치료를 진행하면서 시행한다. 세 번째 치료마다 볼, 롤러, 길게 뻗는 신장방법 등으로 자가 운동에 중점을 두어 진행하게 되는데, 환자는 치료사로부터 독립하려는 근본적인 목적을 가지고 진행함으로써 환자 스스로 더 좋아질 수 있다.

더 많은 정보 : https://myofascialrelease.com/

멜트기법 (MELT Method®)

시작(Origins) : 종종 필요성은 발명품의 어머니라고 하는데 '멜트기법(MELT, Myofascial Energetic Length Technique)'의 창시자 수 히츠만(Sue Hitzmann)에게도 마찬가지이다. 도수치료사이면서 그룹운동강사이자 건강전문가인 수 히츠만은 그녀의 만성통증, 특히 발바닥 널힘줄염의 해결책을 찾고 있었다. 그녀는 또한 그녀의 환자들을 위해 흔히 하는 스트레칭과 강화운동 그리고 안정화 운동들보다 더 명확한 목표를 가진 '자가운동방법'을 찾고 있었다. 임상에서 수년간의 연구와 개발이 이루어지면서 히츠만은 두 가지 목표를 모두 달성 하였다.

방법(Methods) : 멜트기법(MELT Method, MM)을 실행하는 시행자는 크기와 점도가 다른 여러종류의 볼을 사용하여 도수 치료의 효과와 동일한 결과를 불러올 수 있다. 이 치료방법에서는 탈수가 발생한 근막조직을 식별하고 조직의 효과적인 변화를 촉진하기 위해 어떻게 롤러와 볼을 적절하게 사용하는지 배우게 된다. 전반적인 목표는 유체의 흐름을 복원하고 근막 시스템의 안정성을 향상시키는 것이다. 멜트기법은 만성통증과 운동능력의 향상 등 모든부분에 있어서 적절한 방법으로 간주된다.

치료(In practice) : 멜트기법은 소규모 클래스 또는 개인치료로 진행하게 된다. 멜트기법 프로그램을 진행하는 사람들은 규칙적으로 자가운동(self-care)을 통해 그들이 스스로를 치료 할 수 있도록 격려한다. 마찬가지로, 멜트기법은 예방치료로도 권장되는데, 시행자는 멜트기법을 하는 사람들에게 문제가 발생될 때까지 기다리지 말고 멜트기법을 사용하여 통증과 기능장애가 처음부터 일어나지 않도록 해야 한다.

최근 멜트기법에 대한 연구가 완료되었는데 그것은 멜트기법을 사용한 만성요통환자 22명을 대상으로 연구를 한 것이었다. 멜트기법을 사용하지 않은 대조군과 사용한 사람들과 비교를 하였는데 멜트기법을 사용한 그룹에서 상당한 통증의 감소가 나타났으며 허리근막의 두께가 감소하고 유연성이 증가되었다고 보고되었다.

더 많은 정보: https://www.meltmethod.com/

매리튜 근막의 움직임 (Merrithew™ Fascial Movement)

시작(Origins) : PJ 오 클레어(PJ O'Clair)는 1980년

대 중반부터 피트니스 업계에 종사했다. 그녀는 2000년대 초반 보스턴 터프스병원 해부 연구소에서 길헤드리(Gil Headley)와 토드 가르시아(Todd Garcia)와 함께 일할 때 처음으로 근막에 대해 흥미로움을 가졌다. 그녀의 손과 메스 아래에 있는 미끄러지는 조직층에 흥미를 가지게 되면서, 그녀는 근막의 관점에서 운동수업을 만들기 위한 생각을 하기 시작했다. 존경받는 필라테스 강사이자 요가 강사였던 그녀는 그 두가지 중 어느 것과도 같아 보이지 않는 새로운 기술을 통합해야 한다고 생각하였다. 그녀는 또한 음악이 마음의 움직임에 중요한 역할을 한다는 것을 알고 있었다.

이를 위해 그녀는 라틴 그래미상을 여러번 수상한 작곡가 키케 산탄데르(Kike Santander)와 함께 작업을 하였다. 산탄데르의 목표는 그의 음악이 그녀와 그녀의 팀이 만든 안무와 함께 피트니스 업계에 선보이는 것이었다. 이 협력 작업은 ZEN · GA®로 알려진 정신 운동(Mindful Movement) 프로그램으로 발전되었다.

매리튜의 근막움직임(Merrithew™ Fascial Movement)은 다음과 같이 발전된 프로그램이다. ZEN · GA는 근막의 질을 보다 부드럽게 이완하는데 중점을 두지만 매리튜 근막움직임은 근막에 인지력과 탄력을 높이기 위해 최신 연구를 결합하였다. 매리튜 근막움직임은 근막을 복원할 뿐만 아니라 근막을 강화할 수도 있다.

방법(Methods) : 매리튜 근막움직임의 기반은 반동(bounce), 감각(sense), 확장(expand) 및 수화(hydrate)라는 근막움직임의 네 가지 변수를 포함한다.

반동(Bounce) : 반동은 리드미컬한 가벼운 움직임과 용수철과 같은 움직임을 발달시키기 위한 것이다. 무긴장(Pretension), 반동(recoil) 및 신장-단축 주기(stretch-shortening cycle)는 모두 근막의 표층부터 내장의 심층까지 기능을 촉진하는데 사용된다. 음악도 역시 중요한 역할을 한다. 운동할 때와 휴식 시 모두 적용한다.

감각(Sense) : 소도구 운동기구와 다양한 감촉을 가진 도구, 진동, 다른 점탄성을 가진 밴드는 감각적으로 보다 많은 신경학적 구성요소를 가지도록 하고 고유수용성감각 및 내부감각 모두에 자극을 준다. 호흡에 대한 인식 또한 중요한 역할을 한다.

확장(Expand) : 확장은 힘의 전달을 활발하게 하며 조직의 미끄러짐과 유체의 흐름을 증진시킨다. 호흡의 인식은 중요하게 작용하는데, 특히 수압의 확장을 통하여 코어의 안정성을 보다 활성화 하기 때문이다. 몸을 전체적으로 뻗는 방법들이 사용되어진다.

수화(Hydrate) : 수화는 조직의 미끄러짐을 향상시켜 힘의 전달을 최적화 시키고 움직임의 동작을 보다 원활하게 만들어준다. 또한 수화는 모세혈관의 흐름을 촉진하여 동맥혈 및 정맥 혈류를 개선시킨다.

치료(In practice) : 매리튜 근막움직임은 그룹과 일대일 수업으로 진행된다. 강사의 관점으로 부터, 매리튜 근막움직임 교육은 수많은 프로그래밍 옵션으로 인해 특별한 교육을 진행할 수도 있다. 매리튜 근막움직임의 핵심 개념을 이해하게 된다면, 다양한 수준의 운동과 피트니스 그리고 스포츠 활동에도 이를 통합하여 적용 시킬 수 있다.

더 많은 정보 : https://merrithew.com/

근막통증유발점 치료 (Myofascial Trigger Point Therapy)

시작(Origins) : 근막통증유발점 치료(Myofascial Trigger Point Therapy)는 자넷 트레벨(Janet Travell)박사에 의해 개발되었다. 그녀가 젊은 의사였던 시절에 그녀가 치료했던 많은 수의 폐 질환 환자들은 극심한 어깨와 팔 통증을 호소하였다. 어깨와 팔, 가슴을 꼼꼼히 촉진하면서 트레벨 박사는 통증 유발점이 존재하는 것을 발견하였다(Travell 1968).

그녀는 통증이 있는 부위에서 통증유발점을 하나씩 찾아 나갔다-자극에 대해 과잉적으로 느껴지는 감각의 포인트는 골격근조직의 팽팽한 띠(taut band) 안에 위치하였고(Travell & Simons 1999a). 이를 근육매듭(muscle knots)이라 일컫는다.

트레벨 박사는 곧 이러한 근육 매듭의 원인에 집중하기 위해 심장학을 그만 두었다. 데이비드 시몬스(David Simons) 박사와 함께 이 두 사람은 통증 유발 지점과 그 패턴의 연구에 대한 내용을 기록하였다(통증 유발점에 인접한 영역에서의 통증). 이것은 근막통증과 기능장애(Myofascial Pain and Dysfunction)라고 하는 2권으로 된 2000페이지 이상의 논문에서 찾아 볼 수 있다(Travell & Simons 1999a, 1999b).

통증유발점은 잠복기가 있을 수 있다. 즉, 누군가는 통증을 경험할 수도 있고 경험하지 못할 수도 있다(디스크 문제는 있지만 사실 그 통증은 느끼지 못하는 것처럼). 통증, 염증 및 세포 간 신호 전달과 관련된 생화학 물질이 활성 트리거 포인트 근처에 존재한다는 것이 밝혀졌다(Shah & Gilliams 2008).

방법(Methods) : 근막 통증유발점 치료(Myofascial Trigger Point Therapy)의 기본 방법은 치료사의 팔꿈치, 팔, 손, 손가락에 의한 허혈성 압박으로 수행된다. 초기 저항이 느껴지는 지점에 압력을 가한 다음 통증유발점이 부드러워질때까지 적용한다. 부드러워지면서 녹는 느낌은 종종 환자와 치료사가 모두 느낄 수 있다. 통증유발점 치료는 침요법과 유사한 방식으로 치료되는데, 이것을 드라이 니들링(dry needling)이라고 한다.

치료(In practice) : 많은 통증 유발점 치료사들은 종종 다른 치료 방법을 보조적으로 사용하는데, 그들은 일반적으로 매우 뛰어난 촉진 방법을 보유하고 있다. 그들은 팽팽한 띠와 압통점의 정확한 위치를 찾을 수 있으며, 또한 치료 과정에서 많은 고통을 주지 않으면서 원하는 효과를 이끌어 내기 위한 적절한 양의 압력을 제공 할 수 있기 때문이다. 신장에 기반을 둔 여러 치료방법들은 또한 재활치료 과정의 일부가 된다.

더 많은 정보 : National Association of Myofascial Trigger Point Therapists. At: http://myofascialtherapy.org/

구조 통합 (Structural Integration)

시작(Origins) : 구조통합(Structural Integration, SI)은 이다 롤프(Ida Rolf)에 의해 개발되었다. 이다(Ida)가 어렸을 때 말 옆에 있다가 치명적인 말의 발차기를 맞은 이후에 극심한 열과 함께 폐렴에 걸렸었다. 그녀는 몬타나 지역의 정골 의사로부터 척추를 치료 받은 후 건강을 회복하였다(Love 2011). 이다는 미국 여성으로 투표권을 부여 받은지 불과 1년 후인 1921년 콜롬비아 대학에서 유기화학 박사 학위를 취득했다. 그녀는 록펠러 재단(Rockefeller Foundation)(Jacobson 2011)에서 연구를 할 수 있는 자격을 갖은 최초의 여성이 되었다(Jacobson 2011).

이다는 뉴욕 나야크(Nyack)에 있는 클락스타운 컨트리 클럽에서 하타요가를 발견하였는데, 그 후 평생을 열성적인 애호가로 살았다. 그녀는 유럽에서 동종요법(homeopathy)을 연구했으며 윌리엄 서덜랜드(William Sutherland)를 포함한 다수의 정골의사와 그리고 소마틱(Somatic) 창시자 알프레드 코르지브스키(Alfred Korzybski) 와 허버트 고다르(Hubert Godard)로 부터 영향을 많이 받았다. 1950년대 그녀는 잉글랜드 메이드 스톤에 있는 유럽대학 정골의학 학부에서 구조역학(structural dynamics) 수업을 처음 시작하였다. 이후 그녀는 이 과정을 '구조통합(Structural Integration)'으로 이름을 바꾸었다.

방법(Methods) : 구조통합과정은 사람이 중력을 가진 환경에서 보다 좋은 균형과, 올바른 정렬, 움직임의 편의성을 가질 수 있도록 하기 위해 사람을 중력에 놓여 있는 상태에서 재편성 하는데 중점을 둔다. 다시 말해, 중력이 당신을 바닥으로 당기는 상태가 아닌 중력에 의해 당신의 몸이 들어 올려지는 상태로 몸을 회복시키는 것이다. 이 과정의 기본원칙은 구조의 중요한 기관인 근막을 인시하는 것이다. 그러기 위해 정적 자세검사를 기본적으로 시행한다.

구조통합은 정해진 순서대로 반복하여 적용하는 치료법으로 알려진 '레시피(The recipe)'를 기반으로 구성 되어있다. 10개로 만들어진 세션(치료)은 특별한 생리학적 목적을 두고 이다 롤프가 디자인하였다. 각 세션(치료)의 순서는 개인의 상태나, 신체의 비대칭에 따라 조금씩 달라진다. 10개 세션의 중요한 목표는 몸의 바이오텐세그리티(biotensegrity)를 회복시켜 균형잡힌 긴장도를 만드는 것이다. 이다 롤프는 도로시 놀트(Dorothy Nolte)와 쥬디스 애스턴(Judith Aston)과 협력하여 구조통합을 보완하기 위한 움직임 기반의 실습을 개발하였다.

근막의 변화는 도수치료에 의해 서서히 발생되며 이때 신체 일부분에 대한 움직임을 유도하는 방법과 함께 스트레칭을 천천히 적용하는 것 또한 포함된다.

치료(In practice) : 실제로 구조통합 치료방법에는 다양한 이점이 있다. 일부 치료사들에게 구조통합은 인체를 단계적으로 재정렬 시키고 인체의 근본적인 움직임을 재교육 할 수 있는 과정으로 여겨진다. 또 다른 치료사들은 다양한 만성 통증과 근 골격계 장애를 치료하기 위한 기본적인 출발점(jumping-off point)으로 이 치료방법을 적용한다.

다른 학교에서는 이에 대한 다른 접근법들도 갖고 있다. 예를 들면, 헬러워크(Hellerwork)는 환자의 심리와 감정적인 측면뿐만 아니라 생체 역학적인 부분을 같이 다루기 위해 고안된 치료 체계를 가지고 있다. 운동성 근막통합(Kinesis Myofascial Integration, KMI)은 근막 경선(Anatomy Trains)의 힘 전달 모델을 기반으로 하여 해부학적인 규칙에 따라 치료적 접근을 한다.

또한 '구조통합'(Structural Integration)은 일반적인 용어라는 점에 주목 해야 한다. 롤핑(Rolfing®), 헬러워크(Hellerwork®), 또는 운동성 근막통합(KMI) 과 같은 이름은 구조통합의 영향을 받은 치료법이다. 기반은 동일하고 치료방법들은 비슷하지만 각각의 치료접근법은 조금씩 달라 질 수 있다.

더 많은 정보 : International Association of Structural Integrators®. At: http:// www.theiasi.net/

내장기 도수치료 (Visceral Manipulation)

시작(Origins) : 내장기 도수치료(Visceral Manipulation, VM)는 프랑스 정골의사이자 물리치료사인 장 피에르 바랄(Jean-Pierre Barral)에 의해 개발 되었다. 치료사로 일하던 젊은 시절, 장기를 주무르는 것을 통해 간단한 통증을 완화 할 수 있음을 발견하였다(Barral 2008). 그 당시 정골의사들은 척추교정에 주로 관심을 많이 가졌으며 내장기 도수치료에는 관심이 없었다. 그래서 바랄에게 이 분야는 아주 넓게 펼쳐진 영역이었다.

그의 적용방법과 결과는 철저히 기록되었는데 그의 연구는 만성 소화불량, 요실금, 편두통, 역류성 식도염, 과민성 대장증후군 등과 같은 증상을 치료하는데 집중하였고 점진적으로 치료의 좋은 결과를 얻었다. 바랄이 개척한 치료 방법들은 지금 유럽의 모든 정골의학 대학에서 표준 교과 과정으로 사용하고 있다.

방법(Methods) : 내장기 도수치료(Visceral Manipulation, VM)는 장기의 자연적이고 고유한 생체학적 움직임이 건강하게 기능하도록 돕는 것을 기본으로 한다. 내장 가동성(Visceral mobility): 내장 가동성이란 자발적인 움직임(걷기, 달리기, 몸 구부리기, 호흡 시 가로막의 움직임 등)에 대한 반응으로 내장의 움직임이 만들어지는 것이다. 만약 장기의 인대가 손상되거나 또는 장막의 미끌어짐이 일어나지 않으면(복부 수술 후에 흉터조직이 만들어 졌을때) 기능은 저하 될 수 밖에 없다. 내장의 제한은 또한 신경근 통증으로 나타날 수 있는데, 오른쪽 어깨의 만성적인 통증은 간낫인대와 관련을 가지는 경우가 있다(Barral 1991)

내장 가동성(Visceral motility) : 내장 가동성이란 기관의 본질적인 활동을 말한다. 운동 주기는 신체의 정중선에서 멀어지는 방향과 가까워지는 방향 두 가지로 이루어진다. 가동성은 느리고 진폭이 작은 운동으로 매우 민감한 촉진으로 평가 되어진다. 바랄은 가동성을 인정하지만, 아직은 이에 대해 과학적인 설명이 부족하다, 하지만 임상에서 얻은 40년간의 촉진 관찰을 통해 그는 알고 있다. 그는 그것이 부교감 신경의 리듬과 관련이 있다고 추측한다. 내장기 도수치료는 부드러운 압력을 사용하여 손으로 수행한다. 가끔 느리게 스트레칭을 유도하는 방법도 있는데 이것 역시 테크닉의 일부이다.

치료(In practice) : 내장기 도수치료치료는 민감한 조직을 다루기 때문에 일반적으로 매우 부드럽게 시행한다. 보통 치료는 45~60분간 진행하며 몇주로 나눠서 간격을 두고 시행한다. 매우 만성적인 환자의 경우 치료의 빈도를 높여서 적용할 수 있으며, 때로는 환자에게 자가 관리를 가르치는 것이 적합한 방법이 될 수도 있다.

더 많은 정보 : http://barralinstitute.com/

인 요가 (Yin yoga)

시작(Origins) : 서양에 인 요가(yin yoga)가 알려진 것은 1970년대 후반이었으며 무술가인 폴린징크(Paulie Zink)가 창조하였다. 그것은 전통요가 하타(hatha) 스타일보다 더 긴 시간동안 좌법(asanas)[요가자세]을 하는 도교의 요가(Taoist yoga)에 뿌리를 두고 있다. 이 형태의 요가는 폴 그릴리(Paul Grilley)와 사라 파워(Sarah Powers)에 의해 미국에서 더 널리 보급되었다. 폴은 해부학적 기반에 더 중점을 두고 연구했으며 사라는 중국 전통의학 개념을 가져와 경선을 통하여 기의 흐름을 강화시키기 위한 방법을 설계 하였다.

방법(Methods) : 근막을 움직이게 하는 대부분의 자세는 활력이 있어서 이것을 음양의 관점에서 볼 때 양으로 간주한다. 인 요가는 보다 느린 속도로 진행하며, 명상적인 느낌을 더 많이 가지고 있다. 느린 속도는 다른 정신적 목표들 중에서도 내면의 고요함을 조장하는 것으로 여겨진다. 좌법(asanas)은 다른 형태의 요가와 비슷한데, 종종 그것들은 다른 이름을 가지며 가능한 한 최소의 근육 활동으로 수행하도록 수정 되어졌다. 자세를 지속하면서 결합조직에 유익한 효과를 일으키며 근막의 수화 작용을 돕게 한다.

치료(In practice) : 인 요가(Yin yoga)수업은 다른 요가 수업과 매우 유사하다. 그러나 좌법(asanas)은 일반적으로 5분 또는 더 길게 자세를 유지한다. 이에 따라 다른 하타를 지향하는 요가들보다 자세의 수가 적다. 자세의 목표는 길이의 신장과 유연성을 만드는 것이다.

더 많은 정보 : See Further reading.

References

Barral J-P(1991) The Thorax. Seattle, Washington: Eastland Press.

Barral J-P(2008) Has your liver been liberated? TIME Magazine, May 16.

Bertolucci L F(2011) Pandiculation: Nature's way of maintaining the functional integrity of the myofascial system? J Bodyw Mov Ther. July; 15(3) 268–280.

Chaitow L(ed.) 2014 Fascial Dysfunction: Manual Therapy Approaches. Edinburgh, UK: Handspring Publishing.

Chaudry H, Schleip R, Ji Z, et al.(2008) Threedimensional mathematical model for deformation of human fasciae in manual therapy. J Am Osteopath Assoc. August; 108(8) 379–390.

Deng L Y, and Cheng X(1996) Chinese Acupuncture and Moxibustion, 4th Printing. Foreign Language Press, Beijing, China.

Ernst E(2009) Acupuncture: What does the most reliable evidence tell us? J Pain Symptom Manage. April; 37(4) 709–714.

Jacobson E(2011) Structural integration: Origins and development. J Altern Complement Med. September; 17(9) 775–780.

Järvinen T A, Józsa L, Kannus P et al.(2002) Organization and distribution of intramuscular connective tissue in normal and i mmobilized skeletal muscles. An i mmunohistochemical polarization and scanning electron microscopic study. J Muscle Res Cell Motil. 23(3) 245–254.

Kjaer M, Langberg H, Heinemeier K et al.(2009). From mechanical loading to collagen synthesis, structural changes and function in human tendon. Scand J Med Sci Sports. August; 19(4) 500–510.

Kram R and Dawson T J(1998) Energetics and biomechanics of locomotion in red kangaroos (Macropus rufus). Comparat Biochem Physiol. Part B, 120, 41–49.

Langevin H M(2013) The science of stretch. The Scientist. May 1. Available: http://www.the-scientist.com/?articles.view/articleNo/35301/title/The-Scienceof-Stretch/ [May 9, 2017].

Langevin H M, Bouffard N A, Fox J R et al.(2011) Fibroblast cytoskeletal remodeling contributes to connective tissue tension. J Cell Physiol. May; 226(5) 1166–1175.

Langevin H M, Churchill DL and Cipolla M J(2001) Mechanical signaling through connective tissue: A mechanism for the therapeutic effect of acupuncture. FASEB J. October; 15(12) 2275–2282.

Langevin H M, Konofagou E E, Badger G J et al. (2004) Tissue displacements during acupuncture using ultrasound elastography techniques. Ultrasound Med Biol. 30(9) 1173–1183.

Langevin H M and Yandow J A(2002) Relationship of acupuncture points and meridians to connective tissue planes. Anat Rec. December; 269(6) 257–265.

Love R(2011) The Great OOM: The Mysterious Origins of America's First Yogi. London, UK: Penguin Books, pp. 286–287.

Magnusson S P, Langberg H and Kjaer M(2010) The pathogenesis of tendinopathy: Balancing the response to loading. Nat Rev Rheumatol. May; 6(5) 262–268.

Meltzer K R, Cao T V, Schad J F et al.(2010) In vitro modeling of repetitive motion injury and myofascial release. J Bodyw Mov Ther. April; 14(2) 162–171.

Müller D G and Schleip R(2012) Fascial fitness: Suggestions for a fascia-oriented training approach in sports and movement therapies. In: Schleip R, Findley T W, Chaitow L, Huijing P A(eds) Fascia: The Tensional Network of the Human Body. Elsevier, pp. 467–468.

Sanjana F, Chaudhry H and Findley T(2016) Effect of MELT method on thoracolumbar connective tissue: The full study. J Bodyw Mov Ther. January; 21(1) 179–185.

Sawicki G S, Lewis C L and Ferris D P(2009) It pays to have a spring in your step. Exerc Sport Sci Rev. July; 37 (3) 130–138.

Schleip R(2012) Plenary lecture, Third International Fascia Research Congress, Vancouver, BC.

Schleip R and Müller D G(2013) Training principles for fascial connective tissues: Scientific foundation and suggested practical application. J Bodyw Mov Ther. January; 17(1) 103–111.

Servan-Schreiber D(2005) The Instinct to Heal: Curing Depression, Anxiety and Stress Without Drugs and Without Talk Therapy. Rodale Books.

Shah J P and Gilliams E A(2008) Uncovering the biochemical milieu of myofascial trigger points using in vivo microdialysis: An application of muscle pain concepts to myofascial pain syndrome. J Bodyw Mov Ther. October; 12(4) 371–384.

Staubesand J, Baumbach K U K and Li Y(1997) La structure fine de l'aponévrose jambière. Phlebol. 50: 105–113.

Travell J G(1968) Office Hours: Day and Night: The Autobiography of Janet Travell, M.D. New York: World Publishing Co.

Travell J G and Simons D G(1999a) Myofascial Pain and Dysfunction: The Trigger Point Manual, Volume 1: The Upper Body. Baltimore, MD: Lippincott, Williams & Wilkins.

Travell J G and Simons D G(1999b) Myofascial Pain and Dysfunction: The Trigger Point Manual, Volume 2: The Lower Body. Baltimore, MD: Lippincott, Williams & Wilkins.

Further reading

Avison J(2015) Yoga: Fascia, Anatomy and Movement. Edinburgh, UK: Handspring Publishing.

Barral J-P and Mercier P(2006) Visceral Manipulation, 1st revised edition. Seattle, Washington: Eastland Press.

Clark B(2012) The Complete Guide to Yin Yoga: The Philosophy and Practice of Yin. White Cloud Press.

Earls J(2014) Born to Walk: Myofascial Efficiency and the Body in Movement. Chichester, UK: Lotus Publishing and Berkeley, California: North Atlantic Books.

Frederick A and Frederick C(2014) Fascial Stretch Therapy™. Edinburgh, UK: Handspring Publishing.

Gawande A(2003) Complications: A Surgeon's Notes on an Imperfect Science. New York, NY: Picador.

Grilley P(2012) Yin Yoga: Principles & Practice, 10th Anniversary Edition. Ashland, Oregon: White Cloud Press.

Miller J(2014) The Roll Model. Las Vegas, Nevada: Victory Belt Press.

Powers S(2009) Insight Yoga. Boston, Mass.: Shambhala Publications.

Rolf I P(1989) Rolfing: Reestablishing the Natural Alignment and Structural Integration of the Human Body for Vitality and Well-Being. Rochester, Vermont: Healing Arts Press.

Schleip R(ed.)(2015) Fascia in Sport and Movement. Edinburgh, UK: Handspring Publishing.

Street V P(2014) Janet Travell, M.D.: White House Physician and Trigger Point Pioneer. Blurb®.

편집후기

AFTERWORD

근막은 조직이자 시스템입니다. 이 포괄적인 개념내에는 많은 구조가 존재합니다. 예를 들어 대동맥 판막, 심장 동맥, 심근 및 심방은 심장의 서로 다른 구조입니다. 하지만, 구조나 기능에 대한 어떠한 명시를 하지 않고 심장에 대한 새로운 치료 효과를 기술하는 것은 우리의 이해를 제한되게 만들고 결국엔 치료의 발전을 방해하게 합니다. 그래서 우리는 근막의 구조나 그 기능을 '근막' 이상으로 정의해야 합니다 (Langevin, HM Huijing, PA 2009).

여기에 장별로 근막에 대한 생각을 정리했습니다.

제1장. 근막은 어느 방향으로나 같은 성질을 띄는 것이 아니기 때문에 서로 다른 방향으로 당겨지면 다른 특성을 나타냅니다. 포장 테이프에서 볼 수 있는 강한 섬유 형태처럼 근막층에서도 평행한 방향으로 주행하는 섬유를 볼 수 있습니다. 사람, 소, 염소에서 피부 아래에 층간 이루는 55°의 섬유 각도가 발견되어집니다(정원에 있는 호스가 탄력성을 유지하면서 압력을 유지할 수 있는 것처럼). 다른 각도는 다른 목적을 위해 사용되어집니다. 우리는 이러한 섬유가 이루는 각도에서 기능적인 부분을 유추할 수 있습니까? 그렇더라도 우리는 근막을 염두에 두고 인체가 어떻게 구성되어 있는지 다시 생각해봐야 합니다.

제2장. 인간의 뼈가 압박에 저항하는 유일한 구조는 아닙니다. 우리는 세포 내에 미세 소관을 가지고 있으며 충전재와 같은 밀봉된 근막 구획을 가지고 있습니다. 근막 기관은 몸 전체에 걸친 근막 장력 네트워크로 구성됩니다. 세포 바깥 바탕질에서 인테그린 수용체를 거쳐 세포막과 핵에 이르는 섬유의 연속성이 있습니다. 운동 후 적용하는 도수 마사지는 세포 핵에 미치는 힘 전달 경로를 활성화시키고, 몇 시간 내에 유전자 전사 변화도 관찰할 수 있습니다(Crane, et al 2012). 근막을 통해 연결된다는 근골격계에 대한 전통적인 관점보다는 신체는 근육과 뼈의 연결을 이루는 근막 네트워크로 구성되어 있다는 생각이 신체를 이해하는데 더 유용한 개념입니다.

제3장. 인간은 어깨 주변 조직에 에너지를 저장시키는 형태의 움직임을 통해 시속 160 km/h 이상의 속도로 던질 수 있으나, 그렇지 못한 영장류는 단지 30 km/h 정도의 속도로만 던질 수 있습니다. 근육의 사전 수축은 결합조직을 신장시키고, 그것으로 폭발적인 힘을 방출하여 근육의 힘만으로는 충분하지 않은 운동을 수행하도록 합니다. 에너지의 저장은 아직 정확하게 정의되지 않았지만 결합조직의 네트워크를 통해 확산되며, 투수가 공을 던지기 전 '와인드 업' 자세는 신체 전체가 관련되어 있음을 나타냅니다.

제4장. 신체 전체에 퍼져 있는 근막 연속체는 고유수용성 감각에 중요한 역할을 하는 기계적 감각 신호 시스템으로 기능할 수 있습니다. 근방추는 근육을 감싸는 근막에 있어서 힘을 전달시키는 영역에 집중되어 있고, 그 안에 포함된 작은 수축성 섬유를 통해 조직의 신장에 대한 반응을 조절 할 수 있습니다.

제5장. 정보가 감각섬유에 의해 전달되는 속도는 초당 2~100 m 속도이며, 근막을 통해 전달되는 기계적 진동 감각은 초당 1,500 m 속도(음속)입니다.

제6장. 소성 결합조직에 15 L 정도의 간질액이 존재합니다. 세포 바깥 바탕질의 친수성 기저물질을 둘러싸는 피부 섬유의 장력은 삼투압이 모세 혈관 밖으로 유체를 끌어 내지 못하게 합니다. 이 섬유들이 이완되면 기저물질인 글리코사미노글리칸이 팽창하여 액체를 흡수하게 됩니다. 조직이 손상되면 수 분 이내에 모세혈관 바깥 유체 흐름이 100배 증가하여 부종을 일으킬 수 있습니다.

두껍고 저항있는 근막 층의 근육 수축은 이부위의 압력을 증가시키고 혈액과 림프액을 중력에 대항하여 심장쪽으로 짜내어 줄 뿐만 아니라 구획내에 존재하는 다른 근육의 수축 효율을 15%입니다. 수영선수들이 착용하는 타이트한 수용복은 이 원리에 기초합니다.

제7장과 8장은 우리가 알고 있는 가장 중요한 곳에 우리를 신속히 데려갑니다. 그것은 근막적 진단과 치료의 특성을 이해하는 우리의 능력에 따라 달리 나타날 수 있습니다. 스트레치, 압박, 전단, 비틀림, 진동 중에 어떤 힘을 적용해야 할까요? 그리고 어떤 방향으로 적용해야 할까요? 힘의 적용은 짧게 또는 길게 적용해야 할까요? 우리는 조직의 즉각적인 변화 또는 고유 수용성 감각의 변화를 목표로 해야 할까요? 아니면 둘 다일까요? 우리는 나중을 위해서 지금의 잘못된 체형을 교정해야 합니까? 우리는 구조 또는 기능을 다루고 있습니까? 미래의 부상 위험을 줄이려는 것이 우리의 목표입니까?

운동선수들은 운동 생리학자와 트레이너들을 통해 운동능력을 향상시키고 부상을 예방하기를 기대합니다. 특정동작에서 운동 수행능력을 향상시키기 위한 최고의 훈련은 몸 전체를 포함한 신체 움직임입니다(단일 근육의 독립적인 강화 운동과는 대조적으로). 이것은 우리를 구조뿐만이 아니라 시스템으로서 근막을 다루게 합니다.

Tom Findley

Montclair, New Jersey

June 2017

References

Crane JD, Ogborn DI, Cupido C, et al (2012) Massage therapy attenuates inflammatory signaling after exercise-induced muscle damage. Sci Transl Med. February; 4 (119) 119ra13.

Langevin HM and Huijing PA (2009) Communicating about fascia: history, pitfalls, and recommendations. Int J Ther Massage Bodywork. December; 2 (4) 3-8.

용어 해설

GLOSSARY

이 단어들은 근막연구에 사용되는 용어로 근막연구회로부터 얻어졌습니다.

액틴(actin)은 많은 진핵세포 유형에서 흔하게 발견되는 단백질입니다. 이것은 수축성, 운동성, 세포질 분열, 식세포 작용, 유착, 세포형태 그리고 구조적 지지 제공 등을 조절하는 기능적 배열을 형성하기 위해 미세섬유로 중합됩니다.

유착(adhesion)은 몸 안의 두 표면 사이에 형성되는 흉터 같은 조직의 띠입니다.

점액낭염(adhesive capsulitis)은 어깨의 움직임을 제한하는 염증성 질환으로 일반적으로 '동결견' 이라고 합니다.

알파-1-항 트립신(alpha-1-antitrypsin)은 일반적으로 다양한 프로테아제(단백질 분해 효소)를 억제하는 혈청 트립신 억제제로 알려진 당 단백질입니다. 이것은 염증세포, 특히 엘라스타제(엘라스틴의 가수 분해를 촉매하는 효소) 효소로부터 조직을 보호하며 급성 염증시 농도가 상승 할 수 있습니다. 만약 이것이 부족하면, 엘라스타제가 엘라스틴을 파괴할 수 있습니다.

알파 민무늬 근육 액틴(alpha smooth muscle actin)은 평활근 세포에 전형적으로 나타나는 동형단백질이며 6가지 유형으로 알려진 액틴 중 하나입니다. 장기조직에 존재하는 것 외에도 알파 민무늬 근육 액틴은 근섬유아세포에서도 확인되었으며, 국소 부착 성장 및 세포 운동성 억제에 중요한 역할을 합니다.

건막(aponeurosis)은 근육을 뼈나 다른 근육에 붙이고 근육 주위에 시트를 형성하는데 중요한 근막의 확장 부위로 얇고 평평한 형태입니다.

세포사멸(apoptosis)은 세포의 수축, 염색질의 응축, 세포질 덩어리의 형성, 그리고 세포가 식균작용에 의해 제거되는 막으로 결합된 세포 사멸체로 단편화 되는 단일 세포에 영향을 주는 세포 사멸의 형태학적패턴입니다. 이것은 세포군의 조절에서 세포를 제거하는 메커니즘입니다.

별아교세포(astrocyte)는 섬유성, 원형질성 또는 혈장섬유성 과정을 특징으로 하는 외배엽 기원의 신경아세포이다. 종합적으로, 이러한 세포를 별아교세포라고 합니다.

ATP는 근육 수축 및 당 대사를 비롯한 다양한 생화학적 과정을 위해 많의 양의 에너지를 공급하는 아데노신 유도체입니다.

기저막(basement membrane)은 상피세포의 기저 표면에 잔류하는 시트 형태로 무정형 세포외 물질입니다. 기저막과 관련된 다른 세포는 근육세포, Schwann 세포, 지방세포 및 모세혈관입니다. 막은 세포성분과 그아래에 있는 결합조직 사이에 존재합니다. 이것은 기저판과 망막판의 두층으로 이루어져 있으며, IV형 콜라겐(기저막 특유의 형태), 라미닌, 피브로넥틴 및 헤파란 황산 프로테오글리칸으로 구성되어 있습니다.

기저판(basal lamina)은 인접한 세포 층의 기저표면 옆에 놓여있는 기저막의 층으로 전자 밀도가 높은 치밀층과 전자 밀도가 낮은 투명층으로 구성됩니다.

양성 관절 과운동성 증후군(benign joint hypermobility syndrome)은 3번째 형태의 Ehlers-Danlos syndrome의 다른 이름으로 상 염색체 우성 형질로 유전되며 피부의 최소화된 비정상형태를 동반한 관절의 과운동성을 특징으로 합니다.

브라디키닌(bradykinin)은 다양한 염증성 조건에서 키닌 시스템의 활성화에 의해 생성된 비 펩타이드입니다. 이것은 강력한 혈관 확장제이며 또한 혈관 투과성을 증가시키고 통증 수용체를 자극하며 혈관 이외에 다양한 평활근의 수축을 유발합니다.

칼시토닌 유전자 관련 펩타이드(calcitonin gene-related peptide)는 강력한 혈관 확장제 및 신경전달물질로서 작용하는 칼시토닌 유전자에 의해 암호화된 37-아미노산 폴리 펩타이드입니다. 중추 신경계와 말초 신경계에 널리 분포하며 부신 수질과 위장관에도 존재합니다.

칼데스몬(caldesmon)은 액틴과 트로포미오신에 결합하여 액틴-미오신 결합을 방해하여 근육 수축을 억제할 수 있는 평활근에서 발견되는 단백질로 고분자량 형태의 동형으로 존재합니다. 그리고 이것은 비 근육 조직에서 발견되는 저 분자량 형태 및 마이크로 필라멘트 네트워크를 조절하는데 중요한 역할을 하는 세포를 포함합니다.

캡사이신(capsaicin)은 피부와 점막을 자극하는 알칼로이드입니다. 국소 반감제 및 진통제로 사용되는 고추의 매운 활성 성분입니다.

연골(cartilage)은 배아에서 일시적으로 골격의 대부분을 형성하며, 대부분의 뼈가 발달하고 유기체의 성장 메커니즘의 중요한 부분을 구성하는 모델을 제공하는 전문화된 섬유 결합조직입니다. 이것은 여러가지 유형이 존재하는데 유리연골, 탄성연골, 섬유성연골 등이 가장 중요합니다.

세포 이동(cell migration)은 다세포 생물의 발달 및 유지에 있어서 핵심적인 과정입니다. 배아발달, 상처 치유와 면역반응 동안의 조직형성은 특정 위치에 대한 특정 방향으로 세포의 조율된 이동을 필요로 합니다.

세포 신호전달(cell signaling)은 세포가 세포막의 특정 수용체에서 정보를 수신하고 세포막을 가로 지르는 신호를 세포와 세포내로 전달하는 등 호르몬과 같은 외부 화학적 또는 물리적 신호를 수신하고 그에 따라 작용하는 과정입니다. 다른 신호 전달 분자의 세포내 사슬을 유도함으로써 특정 세포 반응을 자극합니다.

연골모세포(chondroblast)는 미성숙 연골 세포로 연골 기질을 생성합니다.

콜라겐(collagen)은 근막의 주성분을 구성하는 풍부한 단백질로서 강도와 유연성을 제공합니다. 나선형 모양을 공유하는 트로포콜라겐 단위로 구성되어 있지만, 서로 다른 조직, 단계 또는 기능에 따른 특성을 가지고 있어서 유형간에 구성이 다소 다른 최소 14가지의 타입이 존재합니다. 가장 일반적인 1형을 포함하는 일부 유형의 경우, 트로포콜라겐 막대는 원섬유 또는 섬유를 형성하기 위해 연결됩니다. 다른 유형에서는 막대가 원섬유가 아니고 원섬유 콜라겐과 결합되어 있는 반면, 다른 섬유에서는 비 섬유질, 비 주기성이지만 구조화된 네트워크를 형성합니다.

콜라겐아세포(collagenoblasts)는 섬유아세포에서 발생하는 세포이며, 성숙하게 되면 콜라겐 생성과 관련이 있습니다. 이것은 성숙후 다른 종류의 성숙한 조직으로 바뀌면서 연골과 뼈를 형성합니다. 그리고 만성 염증 부위에서 증식합니다.

구획증후군(compartment syndrome)은 구획 내의 신경 및 혈관의 압박을 수반하며, 혈류 장애와 근육 및 신경 손상을 초래합니다.

코넥신(connexin)은 갭 접합부의 기능 단위인 코넥손의 주요 단백질 성분입니다.

크리프(creep)는 설정된 수준에서 스트레스가 적용되고 유지된 결과로 조직이 영구적으로 변형되는 것으로 시간 의존적 경향을 나타냅니다.

사이토카인(cytokines)은 면역 반응이 발생될 때 세포 매개체로서 작용하는 특정 항원과 접촉하여 하나의 세포 집단(예: 초회감작된 T 림프구)에 의해 방출되는 비-항체 단백질에 대한 일반적인 용어입니다.

세포골격(cytoskeleton)은 세포의 세포질에서 눈에 띄는 내부 보강재로서 장원 섬유, 말단 망 또는 기타 마이크로 필라멘트로 구성됩니다.

깊은 근막(deep fascia)은 신체의 근육, 뼈, 신경 및 혈관을 상호 침투하고 둘러싸는 조밀한 섬유성 근막입니다.

변형(deformation)은 모세 혈관을 통과할 때 적혈구의 모양이 바뀌는 것처럼 모양이나 형태에 적응하는 과정입니다. 이상형태학에서 변형은 비 파괴적인 기계적 힘에 의해 야기되는 신체 부분의 비정상적인 형태 또는 위치를 특징으로 하는 일종의 구조적 결함을 의미합니다.

분화된 근섬유아세포(differentiated myofibroblast)는 알파 평활근 액틴을 발현 할 수 있는 근섬유아세포를 만듭니다.

Ehlers–Danlos **증후군**은 임상적, 유전적, 생화학적 증거에 근거하여 적어도 10가지 유형으로 발생하는 결합조직의 유전적 질환으로, 경증에서 치명적이고 심각한 상 염색체 열성, 상 염색체 우성 또는 X-linked 열성 형질이 존재합니다. 주요 증상은 과신장성 피부 및 관절, 쉽게 멍들고, 출혈성 조직 파열 및 상처 치유 불량, 석회화된 피하 용적체 및 가성 종양을 포함합니다. 이는 심혈관, 위장관, 정형외과 및 안과적 결함이 있는 일부 유형에서 다양하게 존재합니다.

엘라스틴(elastin)은 황색 탄성 결합 조직의 필수 구성 요소인 황색 경화 단백질입니다. 이것은 촉촉하고 유연하지만, 건조할 때 부서지기 쉽습니다.

전자 현미경(electron microscopy)은 전자를 사용하여 표본 이미지를 조명하고 생성하는 이미징 기술입니다. 그것은 광학 현미경보다 훨씬 더 높은 배율과 분해능을 가지고 있습니다(전자현미경 배율은 약 2백만 배, 광학 현미경 배율은 약 2000배). 유리 렌즈를 사용하여 빛을 집중시키는 광학 현미경과 달리 전자 현미경은 정전기 및 전자기 렌즈를 사용하여 시료의 조명 및 이미징을 제어합니다.

근육속막(endomysium)은 하나의 근육 섬유를 묶는 근막 층입니다.

신경속막(endoneurium)은 말초 신경의 가장 안쪽 근막층이며, 신경집 외부의 각 개별 섬유 주위에 사이질층을 형성합니다.

힘줄속막(endotenon)은 각 콜라겐 원섬유, 콜라겐 섬유를 감싸고 1차, 2차, 3차 섬유 다발을 함께 감싸는 힘줄 내의 얇은 근막입니다.

내피(endothelium)는 심장의 cavities, 혈액 및 림프관의 lumina, 신체의 장액 cavities를 덮는 상피 세포 층입니다.

엔케팔린(enkephalins)은 뇌와 척수의 여러 위치에서 신경 전달 물질이나 신경 조절 물질로 작용하며 통증 인식, 운동, 기분, 행동 및 신경 내분비 조절에 관여하는 단일 펜타-펩티드 중 하나입니다. 이것은 또한 신경총 및 위장관의 외분비 샘에서 발견됩니다.

호산구성 근막염(eosinophilic fasciitis)은 호산구 증가, 부종 및 부종과 관련된 사지 근막에 발생하는 염증입니다. 원인은 알려져 있지 않지만 심한 운동 후에 빈번히 발생되며, Shulman 증후군이라고도 합니다.

근육바깥막(epimysium)은 근육 전체를 감싸는 근막층입니다.

신경바깥막(epineurium)은 말초 신경의 가장 바깥쪽 근막 층으로, 전체 신경을 둘러싸고 혈관과 림프관을 포함합니다.

힘줄바깥막(epitenon)은 힘줄 길이 전체에 걸쳐서 덮고 있는 세밀하고 느슨한 결합조직입니다.

세포바깥바탕질(extracellular matrix)은 세포에 의해 생성되고 조직 내의 세포 외 공간으로 배출되는 임의의 물질을 지칭합니다. 이것은 기저물질과 섬유의 형태를 취하고 주로 섬유질 요소, 세포 접착과 관련된 단백질 및 글리코사미노글리칸 및 기타 분자로 구성됩니다. 이것은 조직을 함께 지지해주는 비계 역할을 하며 형태와 구성을 통해 조직의 특성을 결정하는 데 도움을 줍니다. 상피세포에는 기저막이 포함됩니다.

근막(fascia)은 결합 조직 시스템의 연부조직 구성 요소입니다. 이것은 근육, 뼈, 기관, 신경, 혈관 및 다른 구조물로 스며들고 둘러쌉니다. 근막은 내부에서 외부로, 전방에서 후방으로, 머리에서 발끝까지 조직의 중단됨 없이 이어지는 3차원 망입니다. 그렇기에 이것은 구조적으로 무결성을 유지해야 합니다. 근막은 지지 및 보호, 충격 흡수 역할과 혈류역학 및 생화학적 과정에 필수적인 역할을 하며 세포간 통신을 가능하게 하는 기저물질을 제공합니다. 부상 후, 조직 수리를 위한 환경을 만드는 것은 근막입니다. 근막은 관절주머니, 기관 주머니, 근육 중격, 인대, 지지대, 건막, 힘줄, 근막, 신경막 및 기타 섬유성 콜라겐 조직뿐만 아니라 조밀한 평면 근막 시트(넙다리 근막 같은)를 제공합니다.

근막유전자의(fasciagenic) 라는 것은 근막에서 기인하거나 근막에 의해 유발되는 상태를 말합니다.

근막절개술(fasciotomy)은 근막의 외과적 절개 또는 가로절단으로 구획 증후군의 압력을 풀기 위해 종종 시행됩니다.

섬유아세포(fibroblasts)는 편평한 타원형의 소포 핵을 가지고 있으며, 각 말단에서 세포질 과정을 갖는 평평하고 길쭉한 근막 세포입니다. 연골아세포, 콜라겐아세포, 골아세포 그리고 근섬유아세포 등으로 분화하는 섬유아세포는 힘줄, 건막을 포함한 섬유조직을 형성하고 모든 종류의 지지 조직을 연결합니다.

섬유근육통(fibromyalgia)은 섬유조직, 근육, 힘줄 및 기타 결합조직에 광범위하게 발생되는 통증이 특징인 만성 류마티스 증후군으로 근력 약화 없는 근육통을 유발합니다. 이 질환의 원인은 잘 알려져 있지 않지만 수면의 질이 좋지 않기 때문에 발병기전에 있어서 중요한 요소로 보입니다.

섬유결합소(fibronectins)는 접착성 당단백과 관련되어 있습니다. 하나는 그 형태가 혈장내에서 순환하고, 옵소닌으로 작용하며, 다른 하나는 세포 접착 상호 작용을 매개하는 세포 표면 단백질로 콜라겐에 가교 결합을 만들고 혈소판 응집에도 관여하는 근막의 중요한 부분입니다.

섬유연결체(fibronexus)는 세포막을 가로 지르는 액틴을 세포바깥바탕질에서 섬유결합소와 콜라겐 같은 분자와 연결시키는 근섬유아세포의 접착력입니다.

섬유증(fibrosis)은 실질성 요소의 수리 또는 교체에서처럼 진행되는 섬유조직의 형성입니다.

틈새이음(gap junction)은 통로 이온 및 작은 분자가 통과하는 중앙 루멘(connexon) 주위의 막-스패닝(membrane-spanning) 단백질의 육각형 배열로 구성된 채널 또는 구멍을 포함하는 세포 간 공간의 좁은 부분(약 3mm)으로 세포간 접합부의 유형이며, 아미노산, 뉴클레오타이드, 비타민, 호르몬, 사이클릭 AMP등이 있습니다. 전기적 흥분성 조직에 있어서 이러한 갭 접합부는 이온 전류를 통해 전기 자극을 전달하는 역할을 하며, 전기동 시냅스(electrotonic synapses)로 알려져 있습니다.

글리코사미노글리칸(glycosaminoglycans)은 N-아세틸헥소사민 및 헥소오스 또는 헥사론산을 함유하는 이당류의 반복된 단위를 갖는 몇몇의 고분자량 선형 헤테로 다당류 중 하나이며; 그 중 하나 또는 모두가 황산염화 될 수 있습니다. 이러한 종류의 화합물에는 콘드로이틴 황산, 데르마탄 황산, 헤파란 황산 및 헤파린, 케라틴 황산 및 히알루론산이 포함됩니다. 헤파린을 제외하고는 모두 프로테오글리칸에서 발생됩니다.

골지 수용체(Golgi receptors)는 적절하게 조밀한 근막, 인대(Golgi end organs), 관절낭 및 근힘줄 접합부(Golgi tendon organ) 주변에서 발견되는 기계 감각 수용체입니다.

고니오미터(goniometer)는 관절의 축과 움직임의 범위를 측정하는 도구입니다.

육아조직(granulation tissue)은 상처 치유에서 섬유소 덩어리를 대체하는 관류된 결합조직 매트릭스입니다. 육아조직의 세포바깥바탕질은 섬유아세포에 의해 생성되고 변형됩니다.

히알루로난(hyaluronan)은 활액, 유리체액, 연골, 혈관, 피부 및 탯줄의 세포바깥바탕질 일부인 글리코사미노글리칸입니다. 이것은 윤활제와 함께 세포외 매트릭스의 점도를 유지하여 특정 조직의 윤활을 가능하게 합니다.

히알루론산(hyaluronic acid)은 히알루로난(hyaluronan)과 같은 용어입니다.

과가동성(hypermobility)은 관절이 정상범위보다 큰 움직임을 가지는 것을 의미하며, 정상인에게서 자연적으로 발생하거나 관절의 불안정성의 징후가 될 수 있습니다. 그리고 느슨함(laxity)으로도 알려져 있습니다.

과긴장(hypertonia)은 수동적인 스트레치에 대한 저항력을 증가시키는 골격근의 과도한 긴장을 말합니다. 비대화(hypertrophy)는 구성세포의 크기 증가로 인한 장기나 장기 일부분의 확장 또는 과잉증식입니다.

이력현상(hysteresis)은 가해지는 힘에 즉시 반응하지 않고 천천히 반응하거나 원래 상태로 완전히 되돌아가지 않는 속성을 말합니다.

인테그린(integrins)은 세포와 세포사이 또는 세포와 세포 외 기질을 연결해주는 다리 역할을 합니다. 세포 밖에서의 화학적 또는 기계적 변화를 세포 안으로 전달하여 세포내 신호 전달 반응이 일어나게 해 주고 그에 따라 세포 주기 또는 세포 모양, 움직임 등이 변화하게 됩니다. 반대로 세포 안의 변화를 세포 밖으로 전달해주기도 합니다.

인터루킨(interleukin)은 다양한 림프절과 비림프성 세포에 의해 생성되고, 림프구 시스템 내에서 최소한 부분적으로 영향을 미치는 다기능 사이토카인 집단을 지칭하는 일반적인 용어로 원래 주로 백혈구에 의해 생산되고 행동하는 것으로 알려져 있습니다.

사이질액(interstitial fluid)은 대부분 조직의 세포를 감싸고 있지만 혈액이나 림프관의 경계 내에 있지 않는 것으로 체강액은 아닙니다. 사이질액은 혈관을 통한 여과에 의해 형성되며 림프관으로 배출됩니다. 세포 외 액의 전체 용량에서 림프, 혈장, 체강액의 용량을 뺀 것입니다.

키닌(kinin)은 특정 근육의 수축에 영향을 주고, 혈압에 영향을 줍니다(특히 저혈압). 몸 전체에 혈류의 흐름을 증가시키며, 작은 모세혈관의 침투성을 증가시키며, 통증 수용체를 자극하는 혈액 내 단백질입니다.

라멜리포듐(lamellipodia)은 세포기질과 일시적인 접착을 형성하고 부드러운 파동을 통해 기질을 따라 세포로 이동하게 하는 세포질의 섬세한 시트 모양의 연장입니다.

라미닌(laminin)은 기저막의 주요구성분인 세포접착성 당단백질입니다. 라미닌은 헤라판황산염과 콜라겐 4타입 및 특정 세포표면 수용체와 결합하며 기초 결합조직에 상피세포를 부착하는 것과 관련이 있습니다.

인대(ligament)는 뼈를 연결하거나 내장기를 지지하는 근막띠입니다. 어떤 인대는 뚜렷한 섬유구조로 되어 있고, 또 어떤 인대는 근막의 접힘 또는 불포화 경피질의 형태를 나타냅니다. 나머지는 태아의 혈관 또는 장기들의 섬유물입니다.

라이실 산화효소 유사 단백질1(lysyl oxidase-like protein 1)은 탄성섬유 교차와 라이실 산화효소와 가까운 면역반응을 담당하는 동종 효소입니다. 모탄력소(tropoelastin)와의 상호작용을 중재하여 효소 침적을 탄성섬유로 유도하는데 중요한 역할을 합니다. 활동적인 섬유질 질환과 유방암의 초기 이상 반응에서 세포 외 기질 리모델링과 관련이 있습니다.

마르판 증후군(marfan syndrome)은 키가 크고 마른 사람에게서 전형적으로 발생되는 골격계의 결함을 발생시키는 결합조직의 장애입니다. 마르판 증후군을 가진 사람은 긴 팔다리와 거미 같은 손가락, 체간의 이상, 척추의 만곡 그리고 높은 아치형 구개와 복잡한 치아를 가진 얼굴의 특징을 나타냅니다.

기계적수용기(mechanoreceptors)는 기계적 압력이나 변형에 반응하는 감각수용기입니다. 파치니소체(pacinian corpuscles), 마이스너소체(촉각소체: Meissner's corpuscles), 메르켈원반(촉각원반: Merkel's discs), 루피니소체(Ruffini corpuscles), 그리고 일부 사이신경종말(interstitial nerve endings)이 포함됩니다.

기계적전환(mechanotransduction)은 세포들이 기계적 자극을 화학적 활동으로 전환하는 메커니즘입니다. 메피라민(mepyramine)은 근섬유아세포를 함유한 조직의 체외 수축제로 자주 사용되는 항히스타민제

약리학적 물질입니다.

형태발생(morphogenesis)은 특정장기나 신체 일부분의 형상 발달처럼 종속 형태의 진화와 발달입니다.

형태학적 분석(morphometric analysis)은 생물학의 '형태 추종 기능' 측면을 연구하기 위해 형상으로부터 측정을 추출하는 방법이며, 그 기능에 관련된 유기체의 형상 변화를 맵핑 합니다.

근막통증증후군(myofascial pain syndrome)은 국소 또는 방사통, 운동범위의 감소, 자율신경계증상, 손상된 근육의 국소경련 반응, 위축을 동반하지 않은 근육의 근력약화 등과 관련된 만성 근골격계의 통증 질환입니다.

근섬유아세포(myofibroblasts)는 민무늬근육세포와 섬유아세포의 초미세구조물과 결합하는 비정형 섬유아세포입니다. 이 세포들은 민무늬근육세포의 알파 액틴을 포함한 스트레스 섬유다발의 발현과 세포막에 강하게 접착된 부위 때문에 일반적인 섬유아세포 보다 훨씬 높은 수축 가능성을 가지고 있습니다.

미오신(myosin)은 주로 A밴드에서 존재하며, 근육에서 가장 단백질이 풍부합니다. 액틴과 함께 근육의 수축과 이완을 책임집니다. 미오신은 ATPase의 역할을 하는 효소적 특성을 가지고 있으며, 근육 섬유의 두꺼운 필라멘트를 이루는 주성분입니다.

신경매트릭스(neuromatrix)는 뇌에서의 신경세포 네트워크에 대한 가설로서, 감각 자극에 반응하는 것 외에 신체가 건강한 상태에서도 자극에 반응하는 특정적인 패턴인 신경특징(neurosignature)에 지속적으로 작동한다는 것입니다.

신경병증(neuropathy)은 말초신경계의 기능장애나 병리학적 변화입니다.

신경가소성(neuroplasticity)은 경험의 결과로서 뇌의 조직에서 일어나는 변화를 말합니다.

통증수용체(nociceptors)는 물리적, 기계적, 열적, 전기적 또는 화학적 자극에 의해 활성화되는 통증의 수용기관입니다.

골아세포(osteoblasts)는 섬유아세포로부터 발생하며 뼈의 생성과 관련이 있는 세포들입니다.

골형성부전증(osteogenesis imperfecta)은 1 형 콜라겐에 영향을 미치는 유전적 결함으로 인해 극도로 약해진 뼈를 야기하는 선천성질환입니다. 'brittle bone disease' 이라고도 불립니다.

옥시토신(oxytocin)은 시상하부의 큰세포 신경세포에 의해 분비되어 바소프레신(항이뇨호르몬)과 함께 신경 뇌하수체에 저장됩니다. 자궁 수축, 모유 생성을 촉진하고, 분만 2기에 기여하며, 남녀 모두 성관계시 오르가즘에 의해 방출됩니다. 뇌에서 옥시토신은 체온, 활동수준, 각성 등 24시간 동안 항상성을 조절하며 사회적 인식, 결합, 신뢰 형성에도 관여합니다

파치니소체(pacinian corpuscles)는 근막에 위치한 주름 또는 주름진 큰 캡슐화 된 신경종말로 압력, 진동, 운동의 가속에 민감합니다.

근다발막(perimysium)은 각각의 개별 근섬유를 묶어 놓은(10개~100개 이상) 근막층입니다.

신경다발막(perineurium)은 말초신경에 있는 근막의 중간층이며, 신경섬유의 각 묶음을 둘러싸고 있습니다.
힘줄주위조직(peritenon)은 힘줄 바깥을 싸고 있는 근막이며, 윤활집을 포함하고 있습니다.

페로니병(Peyronie disease)은 근막의 굳어짐에 의해 발생되는 것으로 발기 시 남성성기의 모양이 왜곡(굽어지는)되는 불균형한 상태가 됩니다.

압전(piezoelectric)이란 가해진 기계적 스트레스에 반응하여 전위를 생성하는 일부 물질의 능력입니다.

족저근막염(plantar fasciitis)은 발바닥 근막의 염증성 상태를 말합니다.

발바닥섬유종증(plantar fibromatosis)은 한 개 또는 다수의 결절 종창형태를 나타나며, 발바닥 근막의 깊은 층에서부터 올라온 종양 유사 결절을 말합니다. 압통이 발생하는 경우가 있지만, 구축이 발생되는 경우는 적습니다.

압력계(pressure algometer)는 기계적 통각 역치를 측정하는 도구입니다.

프리-스트레스(pre-stress)는 내부 긴장을 뜻합니다.

전아교질(procollagen)은 전구체 분자이며, 섬유모세포와 뼈모세포에서 합성되고 세포외로 콜라겐을 형성하기위해 분해됩니다.

프로테오글리칸(proteoglycans)은 다당류 단백질이며 일반적으로 다당류 사슬, 특히 글리코사미노글리칸 뿐만 아니라 다른 프로테오글리칸, 히알루론산, 섬유질 매트릭스의 큰 복합체에 구성되며 근막의 세포외 기질에 존재합니다. 이것은 또한 양이온(예: 나트륨, 칼륨 및 칼슘)과 물을 결합시키고 또한 매트릭스를 통하여 분자의 이동을 조절합니다. 그리고 매트릭스 내에서 단백질과 신호분자의 활성과 안정성에 영향을 줄 수 있습니다.

원형근섬유모세포(proto-myofibroblasts)는 알파 평활근 액틴을 함유하고 있지 않지만 스트레스 섬유의 존재에 의해 섬유모세포와 구별될 수 있는 근섬유모세포입니다.

위족(pseudopodium)은 아메바 또는 다른 아메바 모양의 유기체 또는 세포가 음식을 먹기 위해서 움직이는 일시적인 세포질의 변화입니다. 위족의 4가지종류: 유축위족(axopodia), 사상위족(filopodia), 엽상위족(lobopodia), 망상위족(reticulopodia).

그물섬유(reticular fibers)는 림프망 시스템과 골수조직을 형성하는 콜라겐 타입3이며 또한 샘기관의 사이질 조직과 피부의 유두층 및 다른 곳에서도 존재하고 있습니다.

지지띠(retinaculum)는 기관 또는 조직을 제 위치에 유지시키는 근막의 두꺼운 밴드입니다.

루피니종말(Ruffini endings)은 지속적인 압력에 대한 감각에 천천히 적응하는 층판소체의 일종입니다.

경화(sclerosis)는 단단해짐 또는 굳어짐이라하며 염증, 근막의 두꺼워짐, 간질 질환에 의해 발생될 수 있습니다.

세로토닌(serotonin)은 모노아민 혈관수축 물질이며, 크롬친화성 세포 또는 중추 또는 말초신경세포에서 합성되며, 장관점막, 송과체, 중추신경계를 포함한 많은 신체조직 내에 고농도로 존재합니다.

연축 사경(spasmodic torticollis)은 목에 있는 근육, 특히 목빗근과 등세모근의 연축과 간헐적 근긴장이상으로 나타납니다. 이것은 목의 뒤틀림과 머리의 부자연스러운 자세를 초래합니다. 또한 이것을 기울어진 목이라고도 말합니다.

P물질(substance P)은 신경전달물질과 신경조절물질로 작용하는 짧은 폴리펩디드 사슬입니다.

얕은근막(superficial fascia)은 느슨한 성근조직과 지방조직으로 주로 구성되며, 신체의 모양을 결정하는 첫 번째 층입니다. 피부 밑뿐만 아니라 얕은근막은 기관과 샘 그리고 신경혈관다발을 둘러싸며, 다른 부위에서도 많이 볼 수 있습니다.

힘줄(tendon)은 근육에 부착된 근막의 섬유성 끈입니다.

힘줄집(tendon sheath)은 힘줄을 감싸는 막 모양의 슬리브이며 마찰이 적은 환경을 만들어 움직임이 쉽게 일어나게 합니다.

텐세그리티(tensegrity)는 긴장과 압박의 조화에 의해 강한 힘을 만드는 특성이 있습니다.

틱소트로피(thixotropy)는 시간에 따라 점도의 변화를 나타내는 물질의 특성입니다.
전단력을 오래 받을수록 점도가 낮아집니다.

전환분화(transdifferentiation)는 비줄기 세포가 다른 타입으로 분화될 때 혹은 이미 분화된 줄기세포가 확립된 다른 세포로 분화되어 만들어지는 생물학적 과정입니다.

전환성장인자(transforming growth factor, TGF)는 형질전환세포에 의해 분비되는 여러 단백질을 말하며, 정상세포의 성장을 자극하지만 형질전환은 일으키지 않습니다.
TGF-α α는 표피성장인자 수용체에 결합하고 또한 미세혈관 내피성장인자를 자극합니다.
TGF-β β는 모두 조혈조직에서 발견되며 여러 타입으로 존재합니다. 치유를 촉진시키고, 생체 외에서는 림프구 형성이나 골수 형성의 길항작용을 합니다.

트로포콜라겐(tropocollagen)은 콜라겐 섬유의 기본 구성 단위입니다; 3개의 폴리펩티드 사슬로 된 꽈리 구조로 각 사슬은 1000개의 아미노산으로 이루어져 있으며, 서로 감싸져서 나선형 모양을 형성하고 공유 결합에 의해 안정화됩니다. 이것은 글리신, 프롤린, 하이드록시프롤린 그리고 하이드록시라이신이 풍부합니다. 하이드록시프롤린과 하이드록시라이신은 다른 단백질에서는 거의 발생하지 않습니다.

모탄력소(tropoelastin)는 엘라스틴의 전구물질입니다.

트로포미오신(tropomyosin)은 트로포닌과 함께 근육 미세섬유인 액틴과 미오신의 길이를 조절합니다. 근육섬유에 신경자극이 없으면 트로포미오신은 액틴과 미오신 사이의 교차결합을 차단합니다.

초음파 탄성도검사(ultrasound elastography)는 연부조직의 변형 또는 조직의 경직에 대한 생체역학적인 정보나 조직 형태의 이미지를 제공하는 비침습적 영상 기법입니다.

액포(vacuoles)란 세포의 원형질 안에 생긴 작은 공간 또는 강을 말합니다.

비멘틴필라멘트(vimentin filaments)는 세포뼈대의 중간 필라멘트로 세포의 완전성을 유지합니다. 그것들은 세포의 골격 구조로 작용하며, 유사 분열의 역할을 하며, 특히 핵 주위에 밀집되어 그 위치를 제어하는데 도움을 줍니다. 중간 필라멘트가 하나 이상 함유된 세포에서는 비멘틴필라멘트가 항상 존재합니다.

점탄성(viscoelastic)은 소성 변형을 겪을 때 점성 및 탄성의 특성을 모두 나타내는 것을 말합니다. 꿀과 같은 점성물질은 전단력에 저항하며, 스트레스가 적용되면 시간에 따라 선형으로 변형됩니다. 탄성물질은 신장을 시키면 순간적으로 변형이 되고 힘이 제거되면 원래 상태로 빠르게 돌아갑니다. 점탄성 물질은 이 두 가지 특성을 모두 가지며, 시간 종속적 변형을 나타냅니다.

비트로넥틴(vitronectin)은 혈청과 다양한 조직에서 발생하며 인테그린, 콜라겐, 헤파린, 보체 성분 및 퍼포린과 결합부위를 가지는 다기능적인 접착성 당단백질입니다. 그 기능은 혈액응고, 섬유소용해, 보체연쇄반응을 조절하여 지혈, 상처 치유, 조직 개조 등의 활동에서 그 역할을 합니다. 이것은 플라스미노겐 활성제 억제제를 작용하지 못하게 합니다; 조직손상 부위에서 발생하는 염증 반응 및 복구반응을 중재합니다; 세포의 유착, 확산, 이동을 촉진합니다.

울프의 법칙(Wolff's law)은 19세기의 해부학자이자 외과의사인 줄리어스 울프(Julius Wolff)에 의해 개발된 이론으로 건강한 사람 또는 동물의 뼈는 그것에 놓이는 하중에 적응을 한다는 것입니다. 만약 특정 뼈에 하중이 증가하게 되면 그 뼈는 시간이 지남에 따라 하중에 저항하기 위해 보다 강해지면서 스스로 변화가 된다고 합니다. 반대의 경우도 마찬가지입니다. 만약 뼈에 하중이 감소하게 되면 그것을 유지하기 위한 대사작용이 감소하기 때문에 뼈는 약해집니다. 그것은 뼈의 질량을 유지하기 위해 요구되는 뼈의 지속적인 재형성을 위한 자극이 없다는 것입니다.

찾아보기

INDEX